Chakra
Praxisbuch

Kalashatra Govinda

Chakra Praxisbuch

Spirituelle Übungen für Gesundheit,
Harmonie und innere Kraft

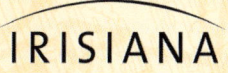

Inhalt

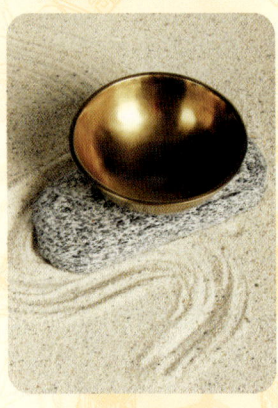

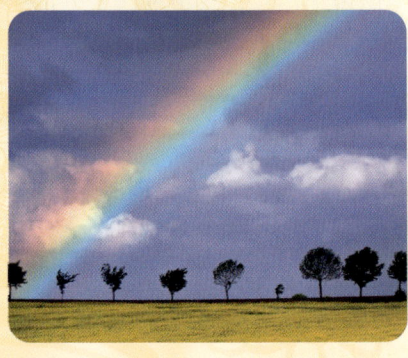

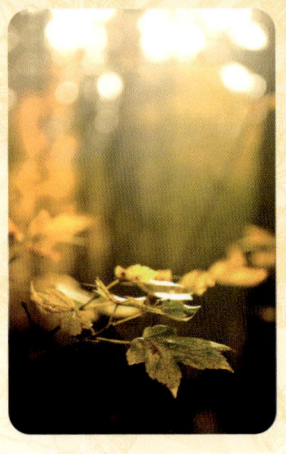

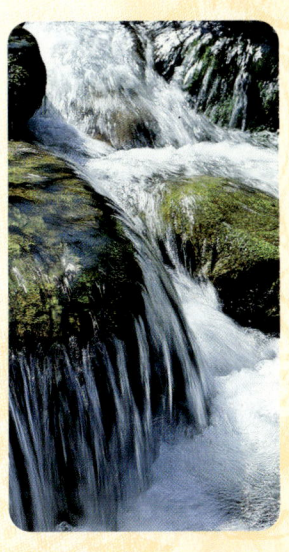

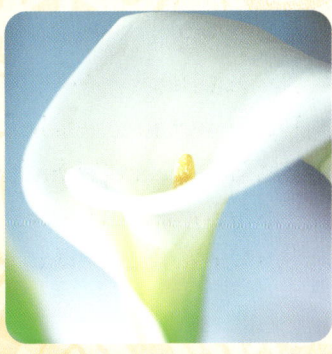

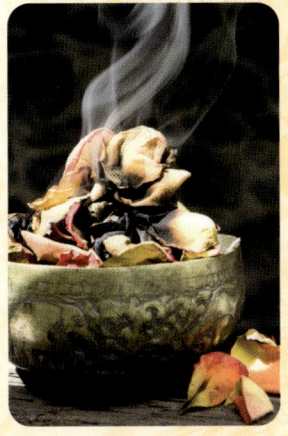

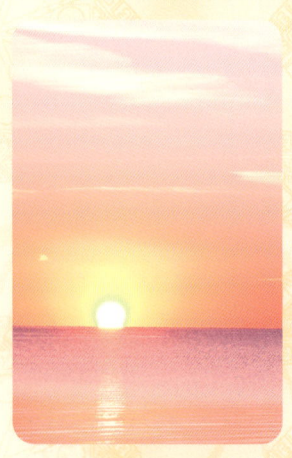

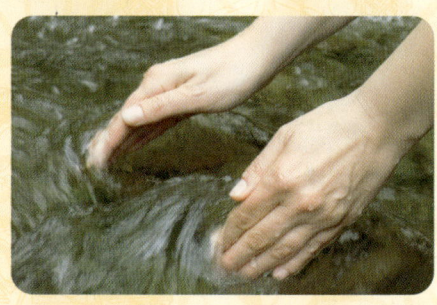

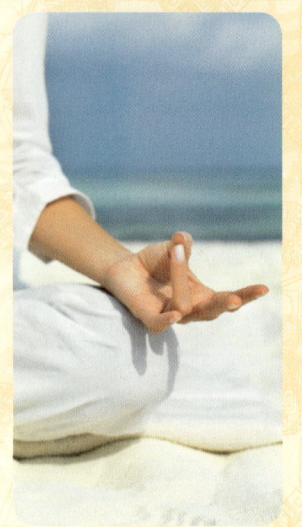

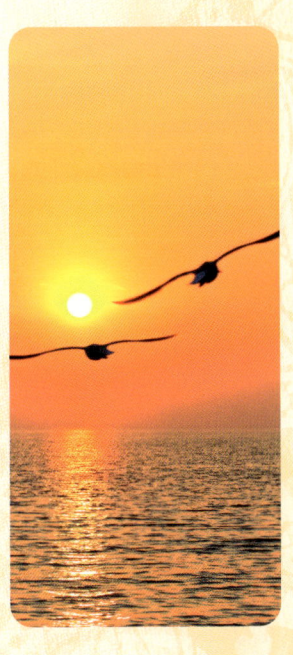

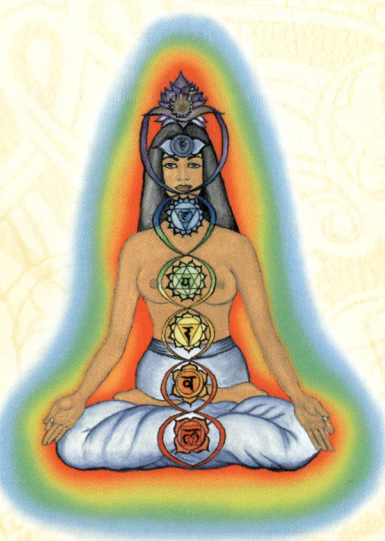

Die Bedeutung der CHAKRA-Arbeit

Die Lehre von den Chakras, den Energie- und Bewusstseinszentren des Menschen, ist jahrtausendealt. Wir verdanken sie den Rishis, Heiligen und Sehern im Alten Indien. Die Rishis und Yogis beschäftigten sich intensiv mit den verborgenen Energien im Menschen. Mit außergewöhnlicher Sensitivität lenkten sie ihr Bewusstsein nach innen, versetzten sich in tiefe Meditation und richteten ihren Blick von der Welt der äußeren Erscheinungen auf die verborgenen Kräfte, die in jedem Menschen wirken. Im Lauf der Generationen entwickelte sich so das Wissen über die Chakras.

Obwohl die Lehre von den Chakras aus Indien stammt, findet man in vielen anderen Kulturen ganz ähnliche Erkenntnisse.

Ganzheitlich heilen

Noch vor kurzem war der Begriff »Chakra« in unserem Kulturkreis nur wenig geläufig. Heute gilt der Chakra-Lehre großes Interesse: Viele Menschen haben davon gehört oder selbst Erfahrungen gesammelt. Nicht nur im Yoga, auch in der Aroma- oder Edelsteintherapie, in der alternativen Medizin und in der Psychotherapie spielen Chakras eine Rolle.

Das Interesse an der Chakra-Lehre erklärt sich vor allem durch ihre wirksamen Lösungen für viele unserer heutigen Probleme. Übungen, die die Chakras aktivieren, führen schnell zu positiven Veränderungen. Jeder kann sie an Leib und Seele erfahren. Ein anderer Grund für die zunehmende Verbreitung der Chakra-Lehre ist das wachsende Interesse an ganzheitlichen Heilmethoden. Und die Erkenntnis, dass wirkliche Heilung nicht durch das Unterdrücken von Beschwerden zu erzielen ist: Je subtiler und ganzheitlicher die Methoden, umso wirkungsvoller sind sie. Psychologisch ausgerichtete Therapien der Chakra-Lehre gehen darüber hinaus den seelischen Ursachen der Beschwerden auf den Grund. Sie können noch heute mit einfachen Chakra-Übungen beginnen. Jeder kann mit seinen Chakras arbeiten – Alter, Geschlecht oder Religionszugehörigkeit spielen keine Rolle. Sie brauchen nur etwas Zeit, um möglichst regelmäßig zu üben, einen ruhigen Ort, an dem Sie ungestört sind, Offenheit und Experimentierfreude. Durch die Übungen wird sich Ihr Leben angenehm verändern, denn jede Verbesserung im Bereich Ihres Energiesystems hat weit reichende Folgen für Ihre Gesundheit und Ihr Wohlbefinden. Sie haben es in der Hand, ob Sie sich von Tag zu Tag besser fühlen wollen.

So arbeiten Sie mit diesem Buch

Die praktischen Übungen stehen im Zentrum dieses Buches. Sie werden mit den Grundlagen der Chakra-Lehre vertraut werden und erfahren, wie Sie sie zeitgemäß und der westlichen Kultur entsprechend einsetzen können. Darüber hinaus erhalten Sie ein umfassendes Wissen über Chakras und die feinstofflichen Energien Ihres Körpers. Die Kenntnis der theoretischen Hintergründe wird Ihnen helfen, die Übungen zu verstehen und umzusetzen. Und so geht es:

- Die Grundlagen der Chakra-Lehre bieten den Einstieg in die Praxis.
- Zuordnungen zu Farben, Aromaölen, Planeten, Mantras und Symboltieren helfen, die tieferen Bedeutung der Chakras zu erfassen.
- Zahlreiche Tests zeigen Ihnen, welche Chakras bei Ihnen besonders aktiv sind und welche einer besonderen Zuwendung bedürfen.
- Sie lernen die Grundzüge der Chakra-Psychologie kennen. Sie eröffnet ein tieferes Verständnis für Probleme und bietet Lösungen an.
- Chakra-Harmonie-Programme helfen Ihnen, den Energiefluss in Ihren Chakras durch sanfte Heilmittel auszugleichen, Ihre Gesundheit zu stärken und Ihr Wohlbefinden zu erhöhen.
- Sie erfahren die feinstofflichen Hintergründe der Chakra-Lehre, lernen die Bedeutung von Begriffen wie »Prana«, »Astralkörper«, »Kundalini« oder »Aura« in Theorie und Praxis kennen.
- Erstmals wird in diesem Buch ein großes Chakra-Yoga-Programm angeboten, durch das Sie Ihre Chakras gezielt aktivieren können.
- Sie lernen, Ihre Hand- und Fußchakras zu erwecken.
- Sie lernen, Ihre sexuellen Energien zu aktivieren und Ihre Chakras gemeinsam mit Ihrem Partner zu entwickeln.

Alle Chakra-Übungen sind sanfte, fließende und harmonische Methoden, bei denen Sie ohne Gewalt oder Anstrengung verborgene Energien in Ihrem Körper wecken und lenken.

Alle Methoden sind sanft und völlig ungefährlich. Bei den spirituellen Übungen geht es darum, Energien zu wecken und zu lenken – mit dem Effekt, dass dabei auch der Körper harmonisiert wird. Die Aktivierung der Chakras ist eine einfache und wirkungsvolle Möglichkeit, Körper, Seele und Geist zu heilen. Nehmen Sie sie wahr!

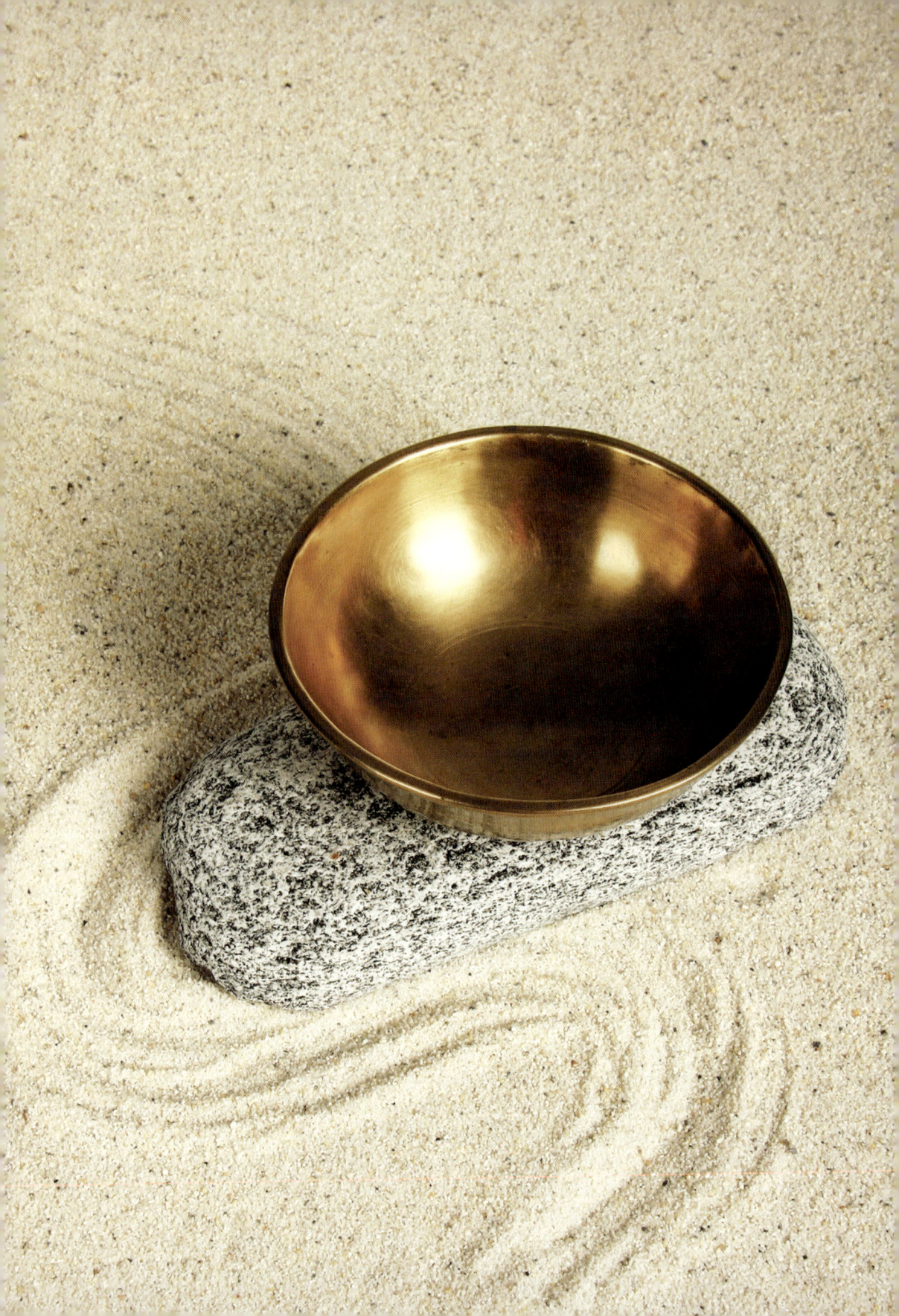

Die CHAKRA-Lehre

Chakra-Arbeit ist eine der subtilsten Heilmethoden. Die Chakras sind wichtige Energiezentren im menschlichen Körper, die Sie mit bestimmten Techniken aktivieren und harmonisieren können – mit positiven Auswirkungen auf Ihre körperliche und seelische Gesundheit, Ihre Stabilität und innere Ruhe.

In diesem Buch werden Sie viele Wege kennen lernen, um mit Ihren Chakras und Ihren feinstofflichen Energien in Verbindung zu treten. Sie können einen einzelnen Weg beschreiten oder mehrere parallel verfolgen – was die Erfolgsaussichten erhöht. Sie können die Methoden und Programme auch nur als Anregung für Ihren eigenen, ganz persönlichen Weg nützen. Lassen Sie sich bei der Chakra-Arbeit immer von Ihrer Intuition leiten, und hören Sie auf Ihre innere Stimme.

Der Ursprung der Chakra-Lehre

Die Chakra-Lehre entstammt dem ältesten System zur Entwicklung des ganzen Menschen – dem Yoga. Der Yoga ist ein aus Indien stammendes Philosophie- und Meditationssystem, bei dem es um die Beherrschung von Körper und Geist geht. Er ist mindestens 5.000 Jahre alt.

Höchstes Ziel des Yoga ist die Befreiung von Leiden und die Vereinigung mit dem göttlichen Selbst. Viele so genannte Yogis (männlich) oder Yoginis (weiblich), die sich über lange Jahre intensiv dem Yoga widmen, entwickeln dabei – eher nebenbei – übersinnliche Fähigkeiten. Der ausschließliche Sinn der körperlichen und geistigen Yogaübungen ist die Erkenntnis unseres Höheren Selbst.

Wenngleich wir die Chakra-Lehre letztlich der Überlieferung innerhalb der Yogatradition verdanken, ist das Phänomen der Chakras auch in vielen anderen Kulturen beobachtet worden. Erste Hinweise finden sich in den mehr als 3.000 Jahre alten *Veden*, den ältesten religiösen Schriften der Inder. In den *Upanishaden*, besonders esoterischen Teilen der Veden, die um 500 v. Chr. verfasst wurden, tauchen bereits konkrete Hinweise zur Aktivierung der Chakras auf – so etwa in der *Schandilya Upanishad* oder der *Cudamini-Upanishad*.

Zu allen Zeiten haben Menschen beeindruckende Erfahrungen mit der heilenden Kraft der Chakra-Arbeit gesammelt.

Die Chakras im Überblick

Die Chakras sind Bewusstseins-Zentren im menschlichen Körper – energetische Zentren, keine materiellen oder anatomischen. Sie haben ihren Ursprung im feinstofflichen Energiesystem des Menschen, durchstrahlen jedoch entsprechend ihrer Lage auch den physischen Leib.

In meditativer Versenkung erlangten Seher und Seherinnen Wissen über die feinstofflichen Energiezentren.

Die Chakras beeinflussen die Zellen, die Organe und das gesamte Hormonsystem und wirken sich auf die Gefühle und Gedanken aus; sie sind also auch psychoenergetische Zentren.

Der Begriff »Chakra« stammt aus dem Sanskrit, der altindischen Gelehrtensprache. Er bedeutet so viel wie »Rad« oder »Wirbel«. Tatsächlich befinden sich die Chakras in einer ständigen Drehbewegung. Durch das Kreisen ziehen sie Energie von außen an und verteilen diese im Feinstoffleib – dem Astralkörper, auf den wir noch zu sprechen kommen. Über die Chakras nehmen wir Energie aus unserer Umwelt auf.

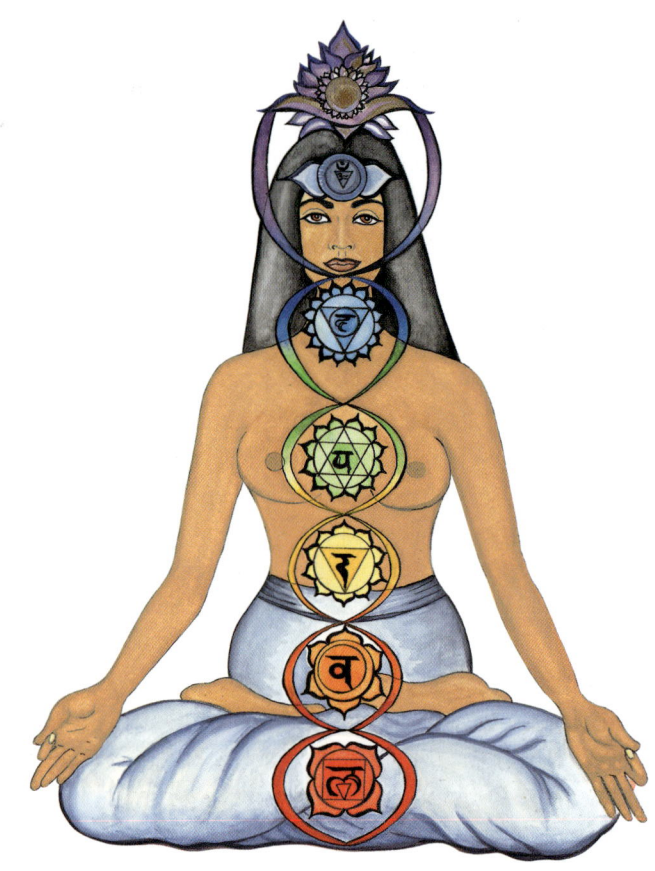

Die sieben Hauptchakras durchstrahlen den Körper vom Beckenboden bis zum Schädeldach.

Wie Seherinnen und Seher Chakras wahrnehmen

Von Seherinnen und Sehern werden die Chakras häufig als trichterförmige Zentren beschrieben, die einem Blütenkelch ähneln. Daher wurden die Chakras in Indien ursprünglich als Lotosblüten dargestellt. Doch nicht alle sensitiven Menschen sehen die Chakras als geöffnete Blütenkelche – einige beschreiben sie auch als leuchtende Zentren, die den Körper wie kleine Sonnen durchstrahlen.

Beide Anschauungen deuten auf wichtige Funktionen der Chakras hin: Die Chakras nehmen Energien aus der Umgebung in sich auf, aus der Natur, aus der Aura der Pflanzen, Tiere und Mitmenschen, aus Sonne, Mond, Gestirnen, dem ganzen Kosmos: daher die Symbolik der trichterförmigen Blütenkelche. Zum anderen lassen die Chakras die kosmische Lebensenergie (Sanskrit: *Prana*) in den ganzen Menschen hineinstrahlen: daher das Bild der sonnenähnlichen Zentren.

Jedes Chakra bildet den Mittelpunkt für Tausende von feinstofflichen Energiebahnen (Sanskrit: *Nadis*), über die Energie in den ganzen Körper weitergeleitet wird. Die Chakras dienen somit als Transformationszentren, in denen die aufgenommene Energie gesammelt, umgewandelt und für körperliche, seelische und geistige Prozesse zur Verfügung gestellt wird. Darüber hinaus kann der Mensch über seine Chakras auch positive Kräfte nach außen strahlen und Einfluss auf seine Mitwelt nehmen. Die Chakras ermöglichen also den Austausch zwischen Innen und Außen.

Haupt- und Nebenchakras im Körper

In den traditionellen Schriften lesen wir, dass es bis zu 88.000 Chakras geben soll. Für die Praxis sind jedoch nur die sieben Hauptchakras von Bedeutung. Einige Schulen sprechen von fünf, andere von neun Hauptchakras, wieder andere von anderen Anzahlen der Hauptchakras. Wir werden uns in diesem Buch jedoch mit den sieben Chakras der traditionellen und inzwischen allgemein verbreiteten Chakra-Lehre beschäftigen, die entlang der Wirbelsäule angeordnet sind.

Eine Ausnahme bilden dabei die Hand- und Fußchakras, denen ein eigenes Kapitel gewidmet ist (Seite 211ff.). Die Tausende von Nebenchakras im Körper haben keinen größeren Einfluss auf die ganzheitliche Entwicklung, wenngleich ihre Funktion beim Aktivieren der Hauptchakras quasi automatisch mit verbessert wird.

Die Zahl Sieben gilt in der fernöstlichen Esoterik als heilige Zahl; man spricht also nicht zufällig von den sieben Hauptchakras.

In der Esoterik werden die Chakras traditionell bestimmten Farben, Symbolen, Mantras (Klanglauten), Elementen und Gottheiten zugeordnet, die den energetischen Schwingungsfrequenzen dieser Chakras jeweils entsprechen (siehe hierzu Tabellen Seite 302 ff.).

Diese Schwingungsfrequenzen werden durch die unterschiedliche Anzahl an Blütenblättern in den Chakra-Symbolen ausgedrückt: Das unterste Chakra (Wurzelchakra) wird mit nur vier Blüten dargestellt, das höchste Chakra (Kronenchakra) mit 1.000 Blüten. Diese Blütenblätter repräsentieren die verschiedenen Bewusstseinsebenen des Menschen, um deren Entwicklung es bei der Chakra-Arbeit letztlich geht.

Indem man seinen Geist auf seine Bewusstseinszentren lenkt und sich für gute Kräfte öffnet, kümmert man sich liebevoller um sich und seine Umwelt.

Das Kapitel »Die sieben Chakras und ihre Bedeutung« (siehe Seite 21 ff.) bietet Ihnen einen Überblick über die einzelnen Chakras. Die jeweiligen Zuordnungen zu Farben, Mantras, Blütenblättern, Symbolen, Elementen usw. sind hilfreich, da dadurch unser Unterbewusstsein die verborgene Bedeutung der Chakras intuitiv erfassen kann.

Was ist Chakra-Arbeit?

Chakra-Arbeit ist der Überbegriff für alle Techniken, die im Bereich der Chakras und ihrer Energiekreisläufe ansetzen. Dazu gehören die klassischen Chakra-Yogaübungen, die die Chakras gezielt entwickeln, aber auch Maßnahmen, die die Chakras durch Naturheilmittel, Farben, Düfte, Klänge usw. harmonisieren und so unser Wohlbefinden erhöhen.

Die Chakra-Arbeit dient der Aktivierung der sieben Hauptchakras im menschlichen Körper. Im Mittelpunkt stehen eine Vielzahl von Übungen und Anwendungen. Trotz des Begriffes »Chakra-Arbeit« sind die Techniken nicht anstrengend: Alle Chakra-Übungen, die Sie in diesem Buch beschrieben und erklärt finden, sind ohne Vorbereitung durchführbar; sie sind sanft und ganz ungefährlich.

Die Beschäftigung mit den Chakras ist auch spirituelle Arbeit. Sie erfordert den Entschluss, ihr möglichst regelmäßig Zeit zu schenken, und verlangt die Sammlung des Geistes und volle Konzentration.

Gehen Sie gelassen und innerlich ruhig vor. Die besten gesundheitlichen, seelischen und spirituellen Wirkungen erzielen Sie, wenn Sie sich beim Üben in einen meditativen Zustand versetzen. Das geht nicht mit Willenskraft oder Leistungsdruck, sondern nur durch die richtige Mischung aus Wachheit und Entspannung.

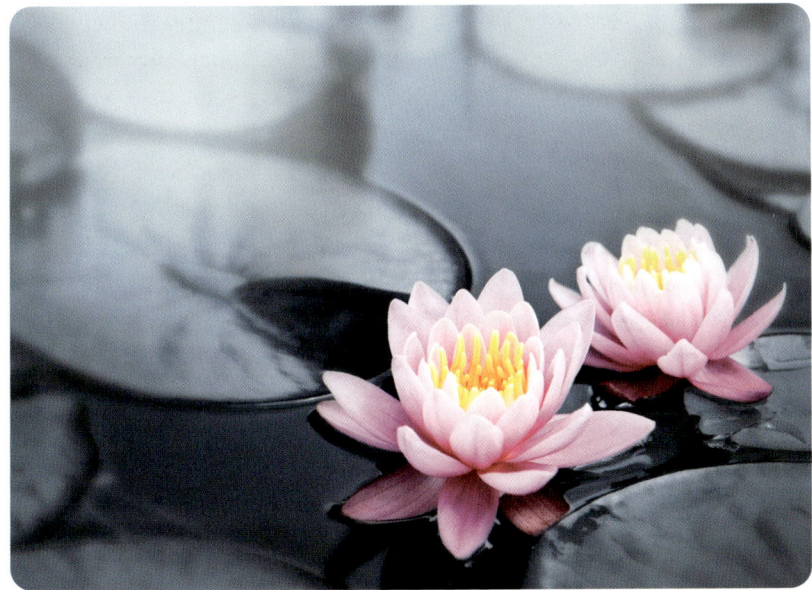

Die Lotosblüte symbolisiert das Aufsteigen von der Dunkelheit ins Licht und gilt auch als Symbol für die Chakras.

Chakra-Arbeit und andere Methoden

Für manche Menschen, die einen traditionellen Yogaweg gehen, ist es schwierig, sich mit anderen esoterischen Methoden anzufreunden und diese in die Chakra-Arbeit einzubeziehen. Die Erfahrungen zeigen aber, dass sich diese unterschiedlichen Ansätze sehr gut ergänzen. Edelsteine, Düfte und Farben wurden in alten Kulturen als Heilmittel eingesetzt und gehören zu den traditionellen Therapieformen. Lediglich die Kombination dieser Methoden mit der Chakra-Arbeit ist neu.

Sie können Ihre Chakras nicht nur durch Atemtechniken und *Asanas* (Yoga-Körperstellungen) aktivieren, sondern ebenso mit Hilfe von Aromaölen oder Heilsteinen. Wichtig ist einzig die konzentrierte und sensitive Arbeit mit den Chakras.

Wie Sie Ihre Chakras aktivieren möchten, bleibt ganz Ihnen überlassen. Manche Menschen wenden so genannte Visualisierungen, innere Bilder, an. Andere schwören auf Chakra-Yoga und halten wenig von Bachblüten oder Edelsteinen. Suchen Sie sich die Methoden heraus, die Sie in Ihrem Inneren am meisten ansprechen und mit denen Sie sich spontan gut anfreunden können. Dieses Buch stellt Ihnen viele verschiedene Möglichkeiten vor. Denn: Je mehr Möglichkeiten Sie kennen, mit Ihren Chakras Kontakt aufzunehmen, desto besser werden die Wirkungen sein.

Die Methoden der Chakra-Arbeit sind vielseitig. In diesem Buch werden Sie neben der Kombination von Aromatherapie, Vokalvibration, Chakra-Massage und dem Einsatz von Heilsteinen und Bachblüten vor allem Chakra-Yoga-übungen kennenlernen.

Positive Wirkung der Chakra-Arbeit

Chakra-Arbeit ist eine Energietherapie, durch die Sie Ihr Energiesystem verbessern können. Durch einfache Übungen können Sie Ihr Energieniveau anheben und Ihre intuitiven Kräfte stärken.

Durch Chakra-Arbeit lernt man den liebevolleren Umgang mit seinem Körper und kann auch ungesunde Gewohnheiten wie Alkoholmissbrauch und Rauchen ablegen.

Sie werden durch das Arbeiten mit Ihren Chakras Krankheiten und Probleme als energetische Blockaden erkennen und lernen, diese Blockaden aufzulösen. Damit ist die Chakra-Aktivierung eine einfache und wirkungsvolle Möglichkeit, um Körper, Geist und Seele zu heilen.

Auswirkungen auf den Körper

Die Übungen mit den Chakras tragen zu Ihrer körperlichen Gesundheit bei. Sie bewirken im Körper, dass Ihr Stoffwechsel angeregt wird, die Entgiftungsprozesse aktiviert werden, das Immunsystem gestärkt wird sowie Organe und Zellen mit heilender Energie versorgt werden. Zusammenfassend lassen sich folgende positive Effekte festhalten:

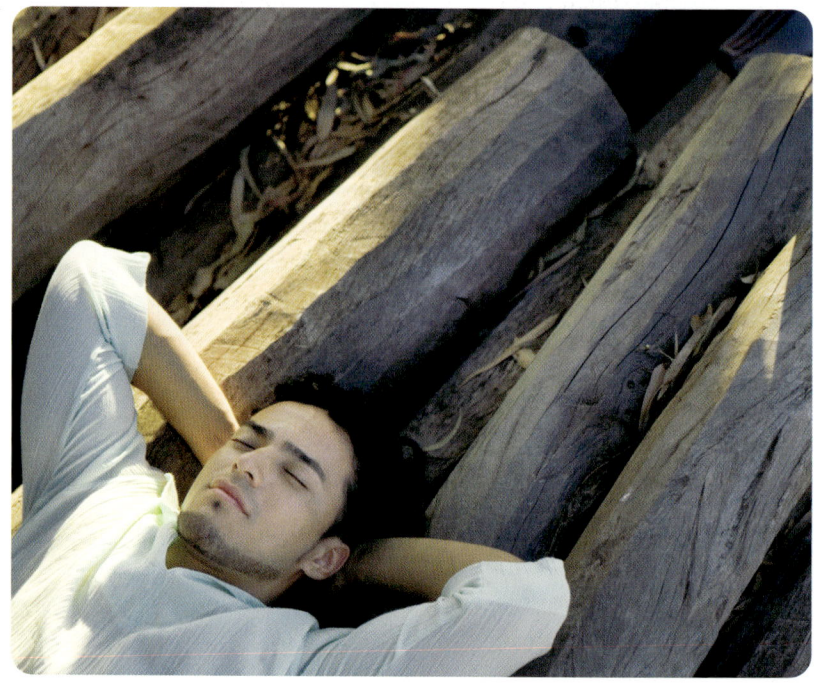

Ruhe, Gelassenheit und körperliches Wohlbefinden sind Ergebnisse der Chakra-Arbeit.

- Das körpereigene Abwehrsystem wird gestärkt.
- Der Kreislauf wird harmonisiert.
- Die Organe werden entgiftet.
- Die Durchblutung verbessert sich.
- Haltungsschäden werden korrigiert.
- Der Stoffwechsel wird aktiviert.
- Die Sauerstoffaufnahme erhöht sich.
- Die Funktion der Organe wird verbessert.
- Der Alterungsprozess wird verzögert.

Auswirkungen auf das Bewusstsein

Chakras sind nicht nur Energie-, sondern auch Bewusstseinszentren. Seelische Nöte, Ängste, Unruhe oder depressive Verstimmungen lösen sich durch Chakra-Arbeit mit der Zeit auf. Schon bald erleben Übende Gelassenheit, Heiterkeit und innere Ruhe.

- Ängste werden abgebaut.
- Die Gemütsstimmung hellt sich auf.
- Erschöpfungszustände und depressive Stimmungen verschwinden.
- Gelassenheit und innere Ruhe werden gefestigt.
- Der Schlaf wird tief und ruhig.
- Suchtmechanismen können leichter durchbrochen werden.

Die Chakra-Übungen können das Bewusstsein erweitern und innere Fehlhaltungen korrigieren.

Auswirkungen auf den Geist

Chakra-Übungen harmonisieren auch den Geist: Es lösen sich mit der Zeit negative Gedankenmuster auf, und positive Gedanken führen zu positiven Verhaltensweisen.

- Das Konzentrationsvermögen wächst.
- Das Gedächtnis verbessert sich.
- Negativem Denken wird der Nährboden entzogen.
- Das Sich-Sorgen-Müssen und Grübeleien verlieren an Einfluss.
- Geistige Klarheit entsteht.
- Die eigenen Ziele werden leichter erkannt und verwirklicht.
- Das Wesentliche ist leichter vom Unwesentlichen zu unterscheiden.

Mit Chakra-Übungen zu mehr Lebensenergie

Die Chakras zeigen uns unser Potenzial, die Möglichkeiten, die uns zur Verfügung stehen, und die Wege, uns selbst zu verwirklichen.

Neben der Gesundheitspflege verfolgt die Chakra-Arbeit noch weitere Ziele. Die sieben Chakras symbolisieren die verschiedenen Ebenen der menschlichen Entwicklung. Durch die Beschäftigung mit diesen unterschiedlichen Ebenen können Sie Ihr gesamtes Potenzial, die Gesamtheit Ihrer Möglichkeiten, entwickeln. Kein Bereich bleibt von der Chakra-Arbeit unberührt. Die Übungen, die Sie in diesem Buch kennen lernen, eröffnen Ihnen viele Dimensionen. Sie werden beispielsweise erfahren, wie Sie sich jederzeit mit neuen Energien aufladen können und sich dadurch im Alltag frischer und vitaler fühlen. Dadurch wird sich Ihre Ausstrahlung verändern, und die Kommunikation mit Ihren Mitmenschen wird Ihnen leichter fallen. Ihr Verhältnis zum Partner oder zur Partnerin, zu Freunden und zu Ihrer Umwelt wird positive Impulse erfahren.

Nicht zuletzt dient die Arbeit mit den Chakren auch Ihrer spirituellen Entwicklung, denn alles, was Sie für Ihr inneres Wachstum tun, wird automatisch dazu führen, dass Ihre Chakras sich frei entfalten können.

Umgekehrt ist die bewusste Ausrichtung auf die feinstoffliche Ebene der Energiezentren im Körper eine gute Möglichkeit, um die eigene spirituelle Entwicklung zu beschleunigen.

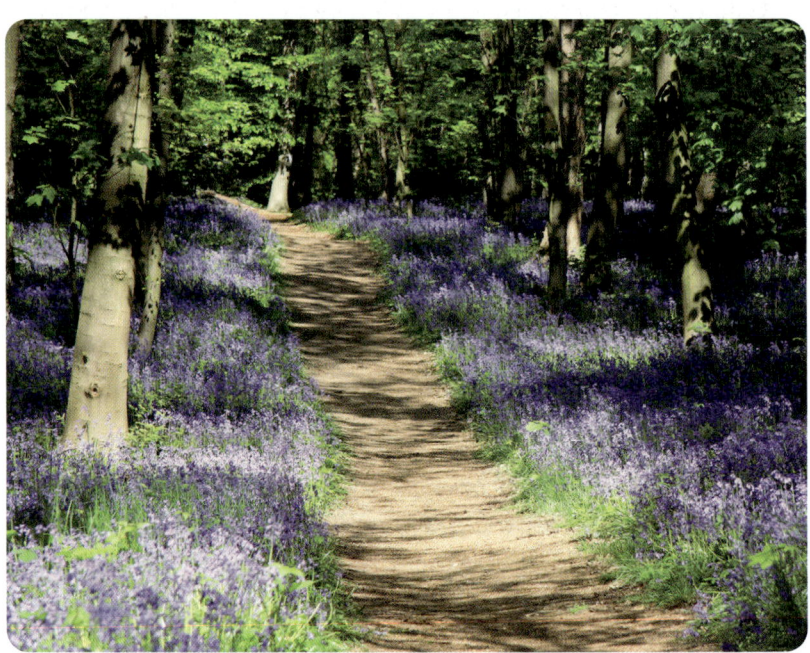

Eröffnen Sie sich durch die Chakra-Übungen neue Dimensionen.

Die Chakras erwecken

Auf jeder der Ebenen der sieben Chakras können Sie durch gezielte Chakra-Arbeit einen Lernprozess auslösen, der zu einer größeren Intensität und zu mehr Bewusstheit führt.

- Durch die Entfaltung des ersten Chakras lernen Sie, Ja zum Leben zu sagen und Ihre ursprüngliche Lebensenergie aufzuspüren.
- Wenn Sie das zweite Chakra erwecken, lernen Sie, Ja zu Ihren sexuellen Kräften und Ihrer Sinnlichkeit zu sagen und einen guten Kontakt zu Ihrem Körper herzustellen.
- Die Entwicklung des dritten Chakras hilft Ihnen, Ja zu sich selbst zu sagen und Ihre Ich-Kräfte für das Erreichen Ihrer Ziele zu stärken.
- Indem Sie das vierte Chakra aktivieren, lernen Sie, Ja zur Liebe zu sagen und Mitgefühl für alle Lebewesen zu entwickeln.
- Durch die Entfaltung des fünften Chakras lernen Sie, Ja zu Ihrem kreativen Potenzial zu sagen und Ihre Kommunikation mit anderen Menschen zu verbessern.
- Die Entwicklung des sechsten Chakras ermöglicht Ihnen, Kontakt zu Ihrer Seele aufzunehmen und Ihre intuitiven Kräfte anzuregen.
- Durch die Entfaltung des siebten Chakras lernen Sie, Kontakt zum Göttlichen aufzunehmen und sich Ihres wahren Ursprungs bewusst zu werden.

Heilpraktiker und Therapeuten nutzen heute die Chakra-Lehre vielfach, um Blockaden zu lösen und Probleme bewusst zu machen.

Wie schon erwähnt: Die Arbeit mit den Chakren ist eine ganzheitliche Heilmethode. Wenn Sie sich mit Hilfe der Chakra-Arbeit für die Wahrnehmung Ihrer Energiezentren öffnen, werden Sie schon bald die positiven Wirkungen in allen Bereichen Ihres Lebens spüren. Das Erwecken und Stärken Ihres Chakras kann Ihre körperliche Gesundheit stabilisieren und Ihr spirituelles Bewusstsein erhöhen und intensivieren.

Chakra-Arbeit kann Ihnen dabei helfen, familiäre Beziehungen zu verbessern, Ihr Verhältnis zu Ihrem Partner, Kollegen und Vorgesetzten sowie Ihre Beziehung zu anderen Menschen in Ihrer Umgebung zu entspannen. Chakra-Arbeit hilft Ihnen, emotionale und sexuelle Blockaden aufzulösen sowie Ängste und depressive Stimmungen abzubauen.

Und schließlich werden Sie Ihre ganz persönlichen Ziele und Aufgaben durch die Auseinandersetzung mit Ihren Bewusstseinszentren besser verstehen lernen und mehr Sicherheit bekommen, welche Richtung Sie in Ihrer Arbeit und in Ihrem Leben einschlagen möchten.

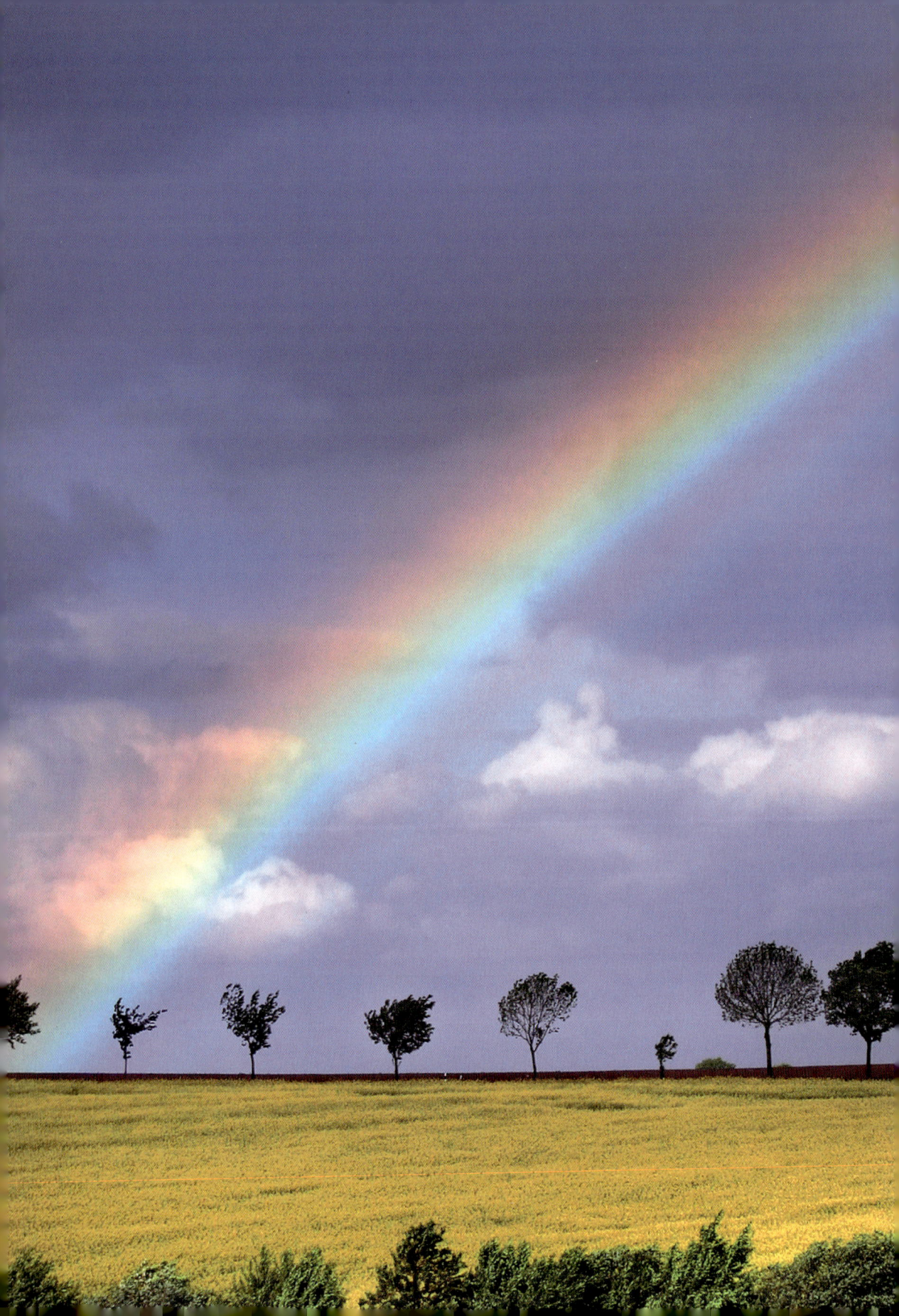

Die sieben CHAKRAS und ihre Bedeutung

Der folgende Überblick bringt Ihnen die Bedeutung der sieben Chakras und ihre wichtigsten Symbole sowie die entsprechenden Zuordnungen zu Planeten, Vokalen, Sinnesfunktionen und Naturentsprechungen nahe, darüber hinaus ihren jeweiligen körperlichen und seelischen Wirkungsbereich. In späteren Kapiteln wird auf diese Themen umfassender eingegangen. Ab Seite 302 finden Sie alle Chakra-Zuordnungen nochmals auf einen Blick in Tabellenform.

Das Wurzelchakra (Muladhara-Chakra)

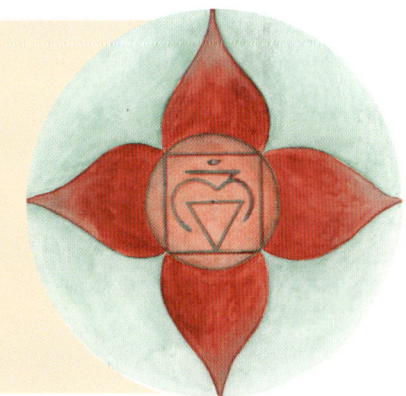

- **Zentrale Themen:** Stabilität, Lebenswille, Überleben, Selbsterhaltung, Sicherheit, Urvertrauen, Erdung
- **Anzahl der Blütenblätter:** Vier
- **Farbe:** Rot
- **Mantra:** LAM
- **Element:** Erde
- **Grundsymbol:** Quadrat
- **Planet:** Merkur
- **Sinnesfunktion:** Riechen

Bezeichnungen, Zuordnungen und Symbole

Das Wurzelchakra ist das unterste Chakra und bildet somit die Basis für alle anderen Chakras. Auf Sanskrit heißt es *Muladhara*-Chakra − *Mula* bedeutet »Wurzel« und *adhara* »Stütze«. Oft wird dieses Chakra auch als Basiszentrum, Steißchakra, Wurzelzentrum oder Erstes Chakra bezeichnet. Alte hinduistische Abbildungen zeigen das Wurzelchakra mit vier Blütenblättern; den einzelnen Blütenblättern sind vier Sanskritsilben zugeordnet: *vam, am, sham* und *sam*. Das Hauptmantra, die Klangsilbe, die der Aktivierung des ersten Chakras dient, lautet LAM (gesprochen LANG). Die Gottheiten, die mit dem Wurzelchakra in Zusammenhang stehen, sind Brahma und Dakini. Die rote Farbe des Muladhara-Chakras symbolisiert Lebensenergie, Leidenschaft und Kraft, die von diesem Zentrum ausgehen. Neben den vier Blütenblättern gilt auch das Quadrat als Symbol für das Wurzelchakra. In vielen Darstellungen finden sich darüber hinaus Symboltiere wie Elefanten, Stiere oder Ochsen – sie repräsentieren Stabilität und Kraft und damit wichtige Aspekte des Basischakras. Weitere Zuordnungen zu diesem Chakra sind das Metall Blei, der Vokal »U« und der Planet Merkur. In der Natur entsprechen Morgen- und Abendrot, rote Erde und Feuer der Energie des Muladhara-Chakras. Die Mondphase, in der dieses Chakra am aktivsten ist, ist die Vollmondphase.

Durch die Arbeit am Wurzelchakra können Sie alle anderen Chakras mitbeleben und fördern.

Lage und körperlicher Einflussbereich

Das Wurzelchakra ist das unterste Chakra und liegt auf Höhe des Steißbeins.

Das Wurzelchakra liegt im Bereich des Beckenbodens auf Steißbeinhöhe zwischen Damm und Anus und auf der Wirbelsäule in Höhe des Steißbeins. Seine Energie versorgt den Beckenboden und besonders Dick- und Enddarm. Weitere Einflussbereiche sind das Knochengerüst, das uns Stabilität verleiht, und Beine und Füße, die uns mit der Erde verbinden.

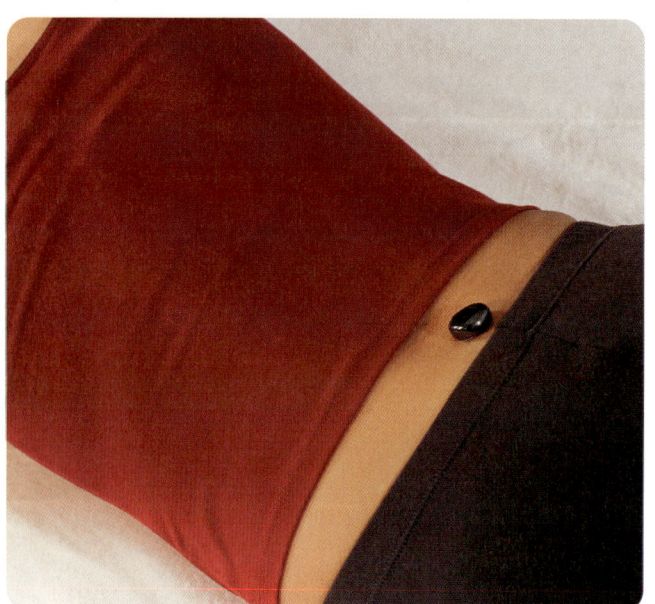

Auch Zähne und Nägel, die Blutbildung, die Verdauung und der Ischiasnerv werden von der Aktivität des Muladhara-Chakras beeinflusst.
Zudem besteht eine enge Verbindung zwischen diesem Chakra und der Drüsenfunktion der Nebennieren.

Zentrale Themen

Über das Wurzelchakra ist der Mensch energetisch mit der Erde verbunden. Über kein anderes Chakra nehmen wir so viel Energie von der Erde auf wie über das Wurzelchakra. Dieses Chakra ist daher Quelle starker Lebensenergien. Auch die »Kundalini-Energie«, die schöpferische Urkraft, über die wir noch ausführlich sprechen werden (siehe Seite 204 ff.), ruht im Muladhara-Chakra. Wird die »Kundalini-Energie« geweckt, dann führt dies zu einer Belebung sämtlicher anderer Chakras.

Lebenskraft, Urvertrauen und Sicherheit sind zentrale Themen des Wurzelchakras. Es repräsentiert den Willen zum Leben und den Selbsterhaltungstrieb. Kann die Energie in diesem Bereich ungehindert strömen, so fällt es dem Menschen leicht, sich seine Existenz auf dieser Welt zu sichern. Er steht mit beiden Beinen auf dem Boden, und nichts kann ihn so leicht aus der Fassung bringen.

Mit einer starken Basis entstehen Urvertrauen, Sicherheit und Geborgenheit. Die gute Verwurzelung ist die beste Voraussetzung für ein erfolgreiches Leben. Nicht umsonst symbolisiert auch Ganesha, eine hinduistische Gottheit in Elefantengestalt, das Muladhara-Chakra: Ganesha ist der Gott des Wohlstandes, der Fülle und des Überflusses.

Menschen mit einem stark ausgeprägten Wurzelchakra verfügen durchweg über ein hohes Maß an Lebensenergie und über einen starken Lebenswillen. Ihre Ausdauer und ihr Durchhaltevermögen sind mitunter außerordentlich gut entwickelt.

Blockaden im Basischakra stören die harmonische Beziehung zu Mutter Erde, mangelnde Energie im Muladhara-Chakra führt zu schwacher Lebensenergie, wenig Lebensfreude und mangelndem Vertrauen in das Dasein. In diesem Fall sollte die Muladhara-Energie durch entsprechende Übungen angeregt werden, wodurch mit der Zeit Stabilität, Urvertrauen und Gelassenheit entwickelt werden.

Ein starker Lebenswille, Kraft, Leidenschaft, Urvertrauen und Sicherheit sind kennzeichnend für ein starkes Wurzelchakra.

Alternative Heilmittel zur Harmonisierung des Wurzelchakras

Sie können unterschiedliche Heilmittel aus dem Bereich der alternativen Medizin verwenden, um Ihr Wurzelchakra zu aktivieren.

- **Edelsteine:** Rubin, Hämatit, Granat
- **Aromaöle:** Nelke, Rosmarin, Zypresse, Zeder
- **Bachblüten:** Clematis, Rock Rose, Sweet Chestnut
- **Gewürze:** Ingwer, Kalmus
- **Heilpflanzen:** Baldrian, Lindenblüten, Holunder

Das Sakralchakra (Svadhisthana-Chakra)

- **Zentrale Themen:** Sexualität, Sinnlichkeit, Fortpflanzung, Arterhaltung, Kreativität, schöpferische Lebensenergie
- **Anzahl der Blütenblätter:** Sechs
- **Farbe:** Orange
- **Mantra:** VAM
- **Element:** Wasser
- **Grundsymbol:** Mondsichel
- **Planet:** Venus
- **Sinnesfunktion:** Schmecken

Bezeichnungen, Zuordnungen und Symbole

Das Sakralchakra ist das Zentrum der Sinnlichkeit und Sexualität; darauf deutet auch sein Sanskritname *Svadhisthana*-Chakra hin: *Svadhisthana* bedeutet soviel wie »Süße« oder »Lieblichkeit«, kann aber auch als »Eigener Wohnplatz« übersetzt werden.

Eine natürliche, unverkrampfte Sexualität und die Liebe zum eigenen Körper sind auf ein starkes Sakralchakra zurückzuführen.

Das Sakralchakra ist auch unter den Bezeichnungen »Sexualchakra«, »Geschlechtszentrum« oder »Zweites Chakra« bekannt.

Meist wird das Sakralchakra als sechsblättrige Blüte abgebildet; sechs Sanskritsilben sind den einzelnen Blüten zugeordnet – sie lauten *bam*, *bham*, *mam*, *yam*, *ram* und *lam*. Das Hauptmantra, das im Chakra-Yoga zur Aktivierung des Svadhisthana-Chakras eingesetzt wird, lautet VAM (gesprochen WANG).

Im Hinduismus wird das Sakralchakra mit den Gottheiten Vishnu und Rakini in Verbindung gebracht; Symboltiere sind insbesondere Fische, Meereslebewesen und Krokodile. Sie alle stehen im Zusammenhang mit Wasser, dem Element des Svadhisthana-Chakras. Die Lebendigkeit des fließenden Wassers weist ebenso wie seine reinigende und verwandelnde Kraft auf wichtige Aspekte der Sexualchakra-Energie hin.

Ebenso wie das Wasser-Element repräsentiert auch sein Symbol – die Mondsichel – die weiblichen Aspekte dieses Chakras. Über das Sakralchakra können wir Kontakt zu unseren weiblichen Energien und Verbindung zur Weisheit des Unterbewusstseins aufnehmen.

Das Metall, das dem Svadhisthana-Chakra zugeordnet wird, ist das Eisen, der zugehörige Planet ist die Venus, und der Vokal, der auf dieses Chakra einwirkt, ist das »O«. Die Kräfte, die im Sakralchakra wirken, sehen wir in der Natur zum Beispiel in fließenden Gewässern und im sanften Licht des Mondes repräsentiert. Die Mondphase, in der das Sakralchakra am aktivsten wirkt, ist die Phase des zunehmenden Mondes.

Das Sakralchakra ist die Pforte intensiver Lebenslust und schöpferischer Energie, Sinnlichkeit und Lebensfreude.

Lage und körperlicher Einflussbereich

Das Sakralchakra liegt etwa auf Höhe des Kreuzbeins, etwas oberhalb der Geschlechtsorgane, einige Fingerbreit unterhalb des Bauchnabels. Über das Sexualchakra werden die Geschlechts- und Unterleibsorgane, die Gebärmutter, die Nieren und die Blase mit Energie versorgt.
Der Wirkungsbereich dieses Chakras erstreckt sich auf den gesamten Beckenraum und den Kreuzbeinbereich. Auch der Blutkreislauf, der Lymphfluss, die Samenflüssigkeit und der Urin stehen im Zusammenhang mit der Aktivität des Svadhisthana-Chakras, das die Entgiftung des Körpers über die Harnwege steuert. Darüber hinaus reguliert das Sakralchakra auch die Drüsenfunktion von Hoden und Eierstöcken.

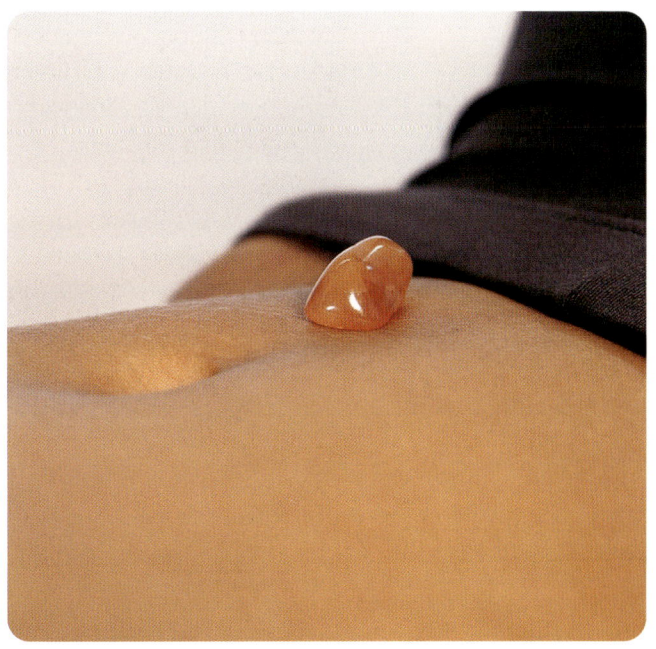

Zentrale Themen

Das Sakralchakra ist sowohl das Zentrum der menschlichen Sexualität als auch der weiblichen Energie.
Die sexuelle Energie ist für die Arterhaltung, für Fortpflanzung, Geburt und Neuschöpfung von großer Bedeutung. Das Sakralchakra repräsentiert vor allem Aspekte wie Sexualität, Kreativität und schöpferische Lebensenergie sowie Sinnlichkeit und Lebensfreude. Über das Svadhisthana-Chakra können wir auch Kontakt zu unserer ursprünglichen Lebenslust aufnehmen. Fließt die Energie in diesem Chakra ungehindert, dann fällt es uns leicht,

Etwas unterhalb des Bauchnabels befindet sich das Sakralchakra.

das Leben mit allen Sinnen zu genießen. Die Verbindung von schöpferischer Energie und intensiver Lebenslust bildet schließlich die Basis für Neuschöpfungen − dies wird vor allem in der Sexualität und der Fortpflanzung deutlich. Eine gute Verbindung zum eigenen Sakralchakra ermöglicht es, Sexualität und Sinnlichkeit zu bejahen und sich selbst auf körperlicher Ebene anzunehmen. Dies ist wiederum eine notwendige Voraussetzung für jede erotische Begegnung mit einem anderen Menschen und für eine erfüllende Partnerschaft.

Menschen, die ein starkes Svadhisthana-Chakra haben, sind voller Vitalität und Lebensfreude. Das starke Sakralchakra wirkt sich auch auf ihr Selbstbewusstsein positiv aus: Diese Menschen wirken durch ihre mitreißende Begeisterungsfähigkeit ausgesprochen anziehend auf andere. Selbst wenn sie äußerlich vielleicht nicht besonders attraktiv zu sein scheinen, wecken sie besonders beim anderen Geschlecht großes Interesse.

Ein starkes Sakralchakra ist die beste Voraussetzung für einen ausgeglichenen Seelenzustand.

Sowohl ein Mangel als auch ein Überfluss an Energie im Sakralchakra kann zu einer Vielzahl von Schwierigkeiten führen: So sind Eifersucht, permanente Ängste und der Mangel an sexueller Lust ebenso mögliche Erscheinungen wie ein zwanghaftes Sexualverhalten, die Neigung zur Sucht, zu Schuldgefühlen oder auch Aggressivität.

Wer sein Svadhisthana-Chakra durch Chakra-Arbeit aktiviert und harmonisiert, lernt, sein Leben mehr zu genießen und eine gesunde Beziehung zu seinen sexuellen und sinnlichen Kräften zu entwickeln.

Dass dies wiederum eine der wichtigen Grundvoraussetzungen für einen ausgeglichenen Seelenzustand ist, wird ja auch in der westlichen Psychologie immer wieder betont.

Alternative Heilmittel zur Harmonisierung des Sakralchakras

Wenn Sie Ihr Sakralchakra auf sanfte Weise anregen und stärken möchten, dann können Sie hierzu auch einige Mittel aus dem Bereich der alternativen Medizin einsetzen.

- **Edelsteine:** Goldtopas, Hyazinth, Aventurin, Koralle, Feueropal
- **Aromaöle:** Sandalwood, Myrrhe, Bitterorange, Pfeffer, Vanille
- **Bachblüten:** Oak, Olive, Pine
- **Gewürze:** Vanille, Pfeffer
- **Heilpflanzen:** Brennnessel, Schafgarbe, Petersilie

Das Nabelchakra (Manipura-Chakra)

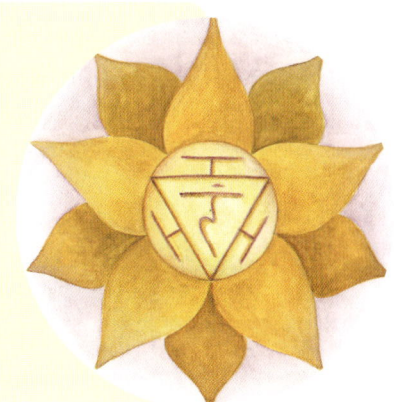

- **Zentrale Themen:** Willenskraft, Selbstvertrauen, Persönlichkeit, Entwicklung des Ich, Selbstkontrolle, Gefühle, Sensibilität, Macht, Durchsetzungskraft
- **Anzahl der Blütenblätter:** Zehn
- **Farbe:** Gelb, goldgelb, golden
- **Mantra:** RAM
- **Element:** Feuer
- **Grundsymbol:** Dreieck
- **Planet:** Mars
- **Sinnesfunktion:** Sehen

Bezeichnungen, Zuordnungen und Symbole

Im Sanskrit wird das Nabelchakra als *Manipura*-Chakra bezeichnet. *Manipura* bedeutet »leuchtender Juwel« oder auch »Stätte der Juwelen«. In der Chakra-Lehre wird das Manipura-Chakra als besonders energiereiches Chakra angesehen. Wie eine leuchtende Sonne durchstrahlt dieses Chakra den ganzen Körper und versorgt ihn mit *Prana*, der universellen Lebenskraft. Häufig wird das Manipura-Chakra auch als Nabel- oder Solarplexuszentrum oder einfach als Drittes Chakra bezeichnet.

Zehn Blütenblätter entspringen der symbolischen Darstellung des Manipura-Chakras; ihnen sind zehn Sanskritsilben zugeordnet: *da, dha, na, ta, tha, da, dha, na, pa* und *pha*. Das Hauptmantra, durch dessen häufige Wiederholung das Nabelchakra zum Leben erweckt werden kann, lautet RAM (gesprochen RANG).

Lakini, Rudra und vor allem Agni, der Gott des Feuers, werden dem Manipura-Chakra zugeordnet. Traditionellerweise wird dieses Chakra in gelben und goldgelben Farben dargestellt und dem Feuerelement zugeordnet. Diese Symbolik verweist eindeutig auf die vitale, feurige Energie, die von diesem Zentrum ausgeht.

Das Symbol des Nabelchakras ist das Dreieck, das Symboltier der Widder, ebenfalls ein Repräsentant feuriger Kräfte, der in vielen Darstellungen auch als Reittier des Feuergottes Agni zu sehen ist.

Feuer ist das zentrale Element des Nabelchakras, das durch Energie und Lebendigkeit gekennzeichnet ist.

Das bewegliche Quecksilber, das in der Natur im Quecksilbermineral Zinnober vorkommt, repräsentiert das Manipura-Chakra auf der metallisch-chemischen Ebene. Der zugehörige Planet ist der Mars – der rote Planet, der ebenfalls auf das Feuerelement hinweist. Der Vokal, der am stärksten auf das Nabelchakra einwirkt, ist das offene »O« (wie in »Kork«).

Naturerscheinungen, die im Zusammenhang mit dem Manipura-Chakra stehen, sind das Sonnenlicht, gelbe Getreidefelder, gelbe Blüten, Lava sowie jede Form von offenem Feuer. In der Mondphase des zunehmenden Mondes ist die Aktivität des Nabelchakras besonders ausgeprägt.

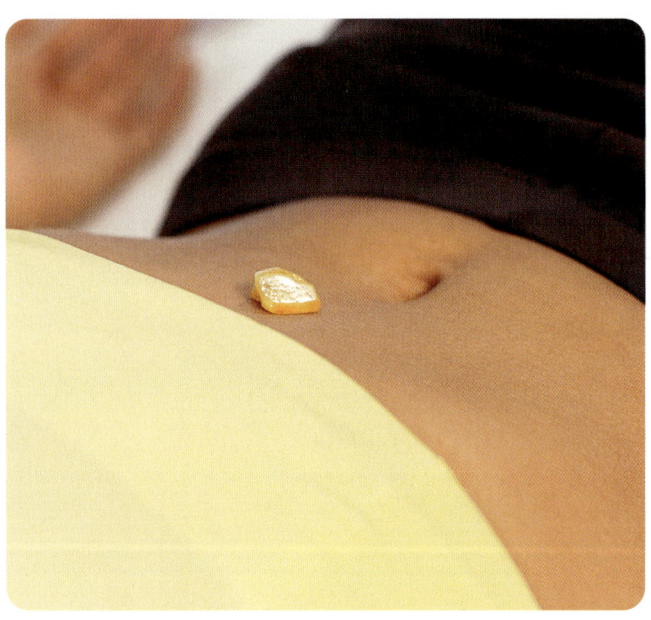

Das Nabelchakra liegt oberhalb des Bauchnabels, im Bereich von Magen und Solarplexus.

Lage und körperlicher Einflussbereich

Obwohl das Manipura-Chakra meist als Nabelchakra bezeichnet wird, liegt es nicht genau in der Höhe des Nabels, sondern etwas darüber, im Magenbereich, am Übergang zwischen Lenden- und der Brustwirbelsäule. Da im Nabelchakra viel Lebensenergie (Prana) gespeichert wird, ist dieses Chakra für den gesamten Organismus von Bedeutung. Insbesondere wirkt sich seine Energie auf Magen, Dünndarm und Leber aus. Doch auch Milz und Gallenblase werden von diesem Chakra mit Energie versorgt. Neben den Bauchorganen beeinflusst es den Verdauungsprozess sowie das vegetative Nervensystem. Eine wichtige Rolle spielt die energetische Verbindung zur Bauchspeicheldrüse, die Verdauungsenzyme und lebenswichtiges Insulin produziert.

Zentrale Themen

Das Manipura-Chakra repräsentiert alle Aspekte, die mit der Bildung einer gesunden Persönlichkeit und Durchsetzungskraft zusammenhängen. Aus dem Nabelchakra entspringt die Kraft der Gefühle. Menschen mit einem starken Nabelchakra sind sich ihrer Identität und Individualität bewusst.

Das Feuerelement verleiht ihnen ein hohes Maß an Energie und an Lebendigkeit. Diese Energie ist nötig, um ein selbstbewusstes Ich entwickeln zu
können, seine Ziele zu verwirklichen und die Welt aktiv mitzugestalten.

Fließt die Energie im Manipura-Chakra ungehindert, so fällt es dem Menschen leicht, seinen Weg voller Tatkraft zu gehen. Er entwickelt eine starke Persönlichkeit, doch trotz der Macht, die daraus entsteht, verfügt er
zugleich über Sensibilität und Mitgefühl.

Man erkennt Menschen mit einem starken Nabelchakra daran, dass sie oft
sehr spontan reagieren; sie handeln aus dem Bauch heraus und treffen
dabei mit ihren intuitiven Entscheidungen meistens genau ins Schwarze.

Nabelchakra-Menschen lassen ihren Gefühlen freien Lauf. Sie können
sehr laut und herzlich lachen, doch sie können auch bitterlich weinen,
wenn sie traurig sind, oder beeindruckende Wutausbrüche bekommen,
wenn man sie reizt.

Energieüberschüsse wie auch Blockaden im Nabelchakra haben negative
Folgen, beispielsweise Gefühlskälte, Gleichgültigkeit oder auch Unsicherheit und mangelndes Selbstbewusstsein.

Fehlgeleitete oder überschüssige Energie kann auf der anderen Seite zu
Machtbesessenheit, Ehrgeiz und übertriebenem Leistungsdenken, mitunter sogar zu Rücksichtslosigkeit und Zerstörungswut führen.

Übungen, die das Nabelchakra mit Energie versorgen und harmonisch
entwickeln, können die Grundvoraussetzungen für ein erfolgreiches, aktives Leben schaffen. Ein stark entwickeltes Manipura-Chakra ermöglicht
eine gute Balance zwischen einer farbigen Gefühlswelt und der nötigen
Objektivität und Selbstkontrolle.

> Ein harmonisches Nabelchakra führt zu einer gesunden Mischung von starker Emotionalität und nötiger Selbstkontrolle.

Alternative Heilmittel zur Harmonisierung des Nabelchakras

Das Nabelchakra lässt sich auch auf sanfte Art aktivieren und stärken. Die
besten Heilmittel für eine harmonische Entfaltung Ihres Nabelchakras finden Sie in der folgenden Liste:

- **Edelsteine:** Citrin, Chrysoberyll, Bernstein, Tigerauge, gelber Jaspis
- **Aromaöle:** Lavendel, Kamille, Zitrone, Anis
- **Bachblüten:** Impatiens, Scleranthus, Hornbeam
- **Gewürze:** Kardamom, Anis
- **Heilpflanzen:** Fenchel, Kamille, Wacholder

Das Herzchakra (Anahata-Chakra)

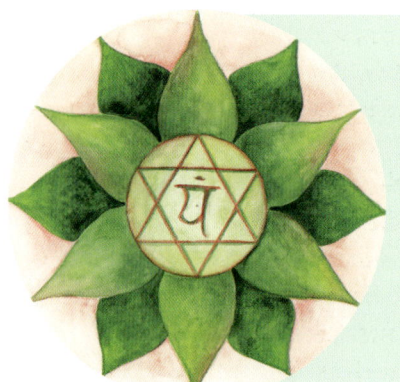

- **Zentrale Themen:** Liebe, Mitgefühl, Menschlichkeit, Zuneigung, Geborgenheit, Offenheit, Toleranz, Herzensgüte
- **Anzahl der Blütenblätter:** Zwölf
- **Farbe:** Grün, rauchfarben
- **Mantra:** YAM
- **Element:** Luft
- **Grundsymbol:** Hexagramm
- **Planet:** Jupiter
- **Sinnesfunktion:** Tasten

Bezeichnungen, Zuordnungen und Symbole

Das Herzchakra liegt im Zentrum des Chakra-Systems. Das Herz wird in allen Kulturen mit der Kraft der Liebe in Verbindung gebracht. Das Herzchakra bildet das Zentrum des Menschen, die Menschenmitte.

Das Herzchakra verbindet die unteren drei Chakras mit den oberen drei Chakras des höheren Bewusstseins.

Im Sanskrit wird das Herzchakra als *Anahata*-Chakra bezeichnet – *Anahata* bedeutet »nicht angeschlagen« oder »unbeschädigt«. Dies deutet darauf hin, dass wir in unserem spirituellen Herzzentrum geborgen und frei von Makel sind. Was auch immer uns im Leben widerfahren mag – wenn es uns gelingt, uns mit der ursprünglichen Kraft der Liebe zu verbinden, so finden wir Trost und Kraft.

Das Anahata-Chakra wird oft auch als Brustchakra oder Herzzentrum bezeichnet. Es wird meist mit zwölf Blütenblättern dargestellt, denen zwölf Sanskritsilben zugeordnet sind – *kam, kham, gam, gham, ngam, cham, chham, jam, jham, nyam, tam* und *than*.

Das wichtigste Mantra, das im Yoga zur Erweckung des Herzchakras eingesetzt wird, lautet YAM (gesprochen YANG).

Isa und Kakini sind zwei wichtige hinduistische Götter, die dem Herzchakra zugeordnet werden. Obwohl dieses Chakra die Kraft der Liebe repräsentiert, ist seine Farbe nicht rot, sondern grün.

Die Liebe des spirituellen Herzens ist nicht die leidenschaftliche, sinnliche Liebe, die vor allem in der westlichen Kultur oft mit der wahren Liebe verwechselt wird. Vielmehr entspricht die Liebe des Herzchakras einer Bewusstseinsstufe, auf der die Liebe nicht so sehr auf eigennützigen Interessen oder auf Trieben als vielmehr auf einer selbstlosen, mitfühlenden Grundlage ruht – daher auch die Farbe Grün für das Herzchakra, denn Grün symbolisiert Harmonie und Ausgeglichenheit.

Auch das Symbol des Herzchakras ist das Hexagramm, – eine harmonische Verschmelzung zweier Dreiecke, von denen das eine nach oben, das andere nach unten gerichtet ist –, weist auf vollkommene Harmonie und Ausgeglichenheit hin.

Als Symboltiere für das Anahata-Chakra tauchen auf alten Darstellungen meistens Antilopen, vor allem aber Vögel auf. Häufig wird dabei die Taube als Symboltier des Herzchackras abgebildet, die im westlichen Kulturkreis allgemein als Symbol für den Frieden gilt.

Das Metall, das das Anahata-Chakra repräsentiert, ist Kupfer, der zugehörige Planet ist der Jupiter. Der Vokal, der am stärksten auf das Herzchakra einwirkt, ist das »A«.

Die Energie des Brustzentrums wird in der Natur durch Wälder, Wiesen, Felder und durch unberührte Landschaften repräsentiert.

Sowohl in der Neumond- als auch in der Vollmondphase ist das Herzchakra besonders aktiv.

Das Herz symbolisiert die Liebe. Menschen mit einem starken Herzchakra pflegen Beziehungen, die von Toleranz und Offenheit geprägt sind.

Lage und körperlicher Einflussbereich

Das Herzchakra liegt zwar auf Höhe des anatomischen Herzens, es ist jedoch nicht nach links verschoben, sondern liegt mitten in der Brust. Die Energie des Herzchakras wirkt sich auf den ganzen Brustkorb, auf Herz, Lunge und Kreislauf aus. Auch die Haut, das Blut sowie Hände, Arme und die obere Rückenpartie liegen im Einflussbereich des Herzchakras. Die Drüsenfunktion der Tyhmusdrüse, die eine wichtige Rolle innerhalb der Immunabwehr spielt, hängt ebenfalls mit der Aktivität dieses Chakras zusammen.

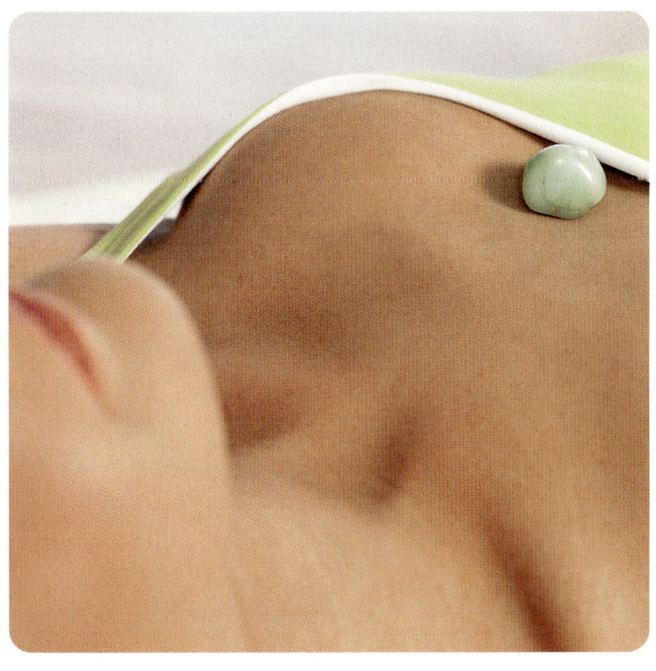

Mitten auf der Brust, im Zentrum des Chakrasystems, liegt das Herzchakra.

Zentrale Themen

In der Chakra-Lehre gilt das Herzchakra als das Zentrum der universellen, überpersönlichen Liebe. Aus dem Herzchakra strömen die Kräfte, die den Menschen mit seinen Mitmenschen verbinden. Wahres Mitgefühl, das Sichhineinversetzen in das Du und das tiefe Verständnis für den anderen sind emotionale Fähigkeiten, die zeigen, dass das Bewusstsein bereits eine hohe Stufe der Entwicklung erreicht hat.

Das Herzchakra repräsentiert die universelle Liebe, Hingabe, Demut und Nächstenliebe.

Menschen mit einem starken Herzchakra überwinden egoistische Interessen und überschreiten damit ihre Begrenzungen. Im Gegensatz zur persönlichen Liebe, die sich nur auf den eigenen Partner, die engsten Freunde oder Familienmitglieder erstreckt, öffnet sich die überpersönliche Liebe jedem Du. Aus dieser offenen Haltung entsteht Toleranz. Diese Toleranz – für andere Menschen, Ideen und Kulturen – ist die Basis der Mitmenschlichkeit, die in allen Religionen gefordert wird. Ist das Herzchakra gefestigt, dann fällt es einem Menschen leicht, Verantwortung für andere zu übernehmen. Und es gelingt ihm problemlos, sich selbst liebevoll anzunehmen und sich trotz aller kleiner Fehler und Schwächen zu akzeptieren.

Kommt es im Bereich des Anahata-Chakras zu Blockaden, kann dies eine lieblose, verbitterte Haltung erzeugen. Es entsteht das Gefühl, von anderen getrennt und isoliert zu sein. Kontaktschwierigkeiten und Einsamkeit sind häufige Folgen. Störungen im Funktionsbereich des Herzchakras können aber auch dazu führen, dass man sich zu wenig von anderen abgrenzt und den Kontakt zu seiner eigenen Identität verliert.

Durch verschiedene Methoden der Chakra-Arbeit kann das Herzchakra harmonisiert und aktiviert werden. So können Offenheit und Herzensgüte kultiviert und die Beziehung zu den Mitmenschen bereichert werden.

Alternative Heilmittel zur Harmonisierung des Herzchakras

Sie können unterschiedliche Heilmittel aus dem Bereich der alternativen Medizin verwenden, um Ihr Herzchakra zu aktivieren.

- **Edelsteine:** Smaragd, Chrysopras, Jade, Rosenquarz
- **Aromaöle:** Rose, Jasmin, Estragon
- **Bachblüten:** Red Chestnut, Willow, Chicory
- **Gewürze:** Safran
- **Heilpflanzen:** Weißdorn, Thymian, Melisse

Das Halschakra (Vishuddha-Chakra)

- **Zentrale Themen:** Kommunikation, Wortbewusstsein, Inspiration, Wahrheit, mentale Kraft, Synthese, Kreativität, Musikalität
- **Anzahl der Blütenblätter:** 16
- **Farbe:** Hellblau
- **Mantra:** HAM
- **Element:** Äther
- **Grundsymbol:** Kreis
- **Planet:** Saturn
- **Sinnesfunktion:** Hören

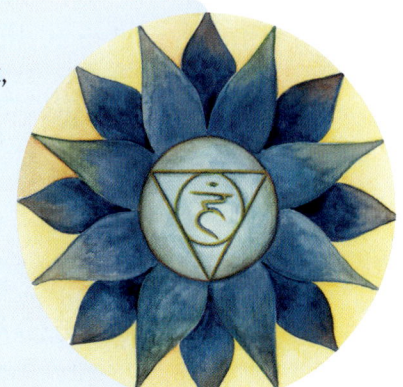

Bezeichnungen, Zuordnungen und Symbole

Das Halschakra heißt im Sanskrit *Vishuddha*-Chakra; *Vishuddhi* bedeutet »reinigen«. Das Wort- und Wahrheitsbewusstsein, das auf dieser Ebene repräsentiert wird, wirkt reinigend auf das Bewusstsein und lässt innere Klarheit entstehen. Das Vishuddha-Chakra wird oft Kehlchakra, Halszentrum, Fünftes Chakra oder Kommunikations-Chakra genannt.

Die Darstellung des Halschakras besteht aus 16 Blütenblättern, seine Farbe ist hellblau (manchmal auch silbrig schimmernd). Ebenso wie die blaue Farbe, die an die Weite des Himmels erinnert, deutet auch das Element Äther auf Raum und Reinheit hin. Im Yoga wird der Äther als Träger des Klangs angesehen – Äther ist das Medium für jede Kommunikation.

Das Mantra, durch das das Vishuddha-Chakra erweckt werden kann, lautet HAM (gesprochen HANG). Sein Symbol ist der Kreis, der auf den Ort der absoluten Leere hinweist. Nur wer diesen Ort durchschreitet, kann tiefere Erkenntnis erlangen.

Das Symboltier des Halschakras ist der Weiße Elefant, das Reittier Indras, des wichtigsten Gottes der Veden. Indra heißt »der Starke« – er ist der Gott des Donners und der Fruchtbarkeit, da er der ausgedörrten Erde Wasser bringt. Zwei weitere Gottheiten, die dem Vishuddha-Chakra zugeordnet werden, sind Sakina und Sadashiva. Auf der Ebene der Metalle repräsentiert Silber das Halschakra.

Das Halschakra ist im Kehlkopfbereich angesiedelt und bildet den Übergang zu den Kopfchakras.

Der Vokal, der dieses Chakra anregt, ist das »E«, sein Planet der Saturn. Die der Energie des Vishuddha-Chakras entsprechenden Naturerscheinungen sind der blaue, wolkenlose Himmel und das blaue Meerwasser. Der abnehmende Mond ist die Phase, in der das Halschakra besonders aktiv ist.

Ein starkes Halschakra sorgt für einen Ausgleich zwischen Gefühl und Intellekt und wirkt auf die Kommunikations-fähigkeit.

Lage und körperlicher Einflussbereich

Das Vishuddha-Chakra liegt im Bereich der Halswirbelsäule, etwa auf Höhe des Kehlkopfes. Seine Energie beeinflusst Hals, Kiefer, Kehlkopf, Speise- und Luftröhre. Auch die Atmung und der Klang der Stimme hängen mit der Funktion des Halschakras zusammen. Ferner werden Halswirbelsäule, Kiefer, Nacken, Schultern und Gehör von der Energie dieses Chakras versorgt. Schilddrüse und Nebenschilddrüse können nur harmonisch arbeiten, wenn die Energie im Halschakra frei strömen kann.

Zentrale Themen

In der Chakra-Lehre gilt das Halschakra als das Zentrum des Klangs. Es ist das Chakra, das für Sprache und Kommunikation verantwortlich ist. Der bewusste Umgang mit Worten, der Versuch, bei allem Gesagten ganz und gar bei der Wahrheit zu bleiben, und der Selbstausdruck sind die Entwicklungsaufgaben, die mit dem Halschakra zusammenhängen.

Das Halschakra bildet aber auch ein wichtiges Verbindungsglied, denn es verbindet das Herzzentrum mit dem Stirnchakra und stellt somit ein gesundes Gleichgewicht zwischen Fühlen und Denken her.

Menschen, die ein gut entwickeltes Halschakra haben, können im Allgemeinen sehr gut mit Sprache umgehen. Sie wissen, wie sie ihre Stimme einsetzen und wie sie sich anderen mitteilen können. Über die Stimme können wir nicht nur Informationen austauschen, sondern auch Gefühle zum Ausdruck bringen. Schauspieler und Redner können die Seele ihrer Zuhörer anrühren, wenn es ihnen gelingt, Gefühl in ihre Worte zu legen. Auf diese Weise können Worte sehr mächtig werden.

Das Halschakra repräsentiert den Gehörsinn. Es bietet uns den Schlüssel zur machtvollen Welt des Klangs. Klänge können unsere Stimmungen in Sekundenbruchteilen verändern. Ein gut entwickeltes Halschakra geht immer mit Musikalität einher. Nicht zuletzt hängt das Halschakra auch mit unseren Gedanken zusammen. Ein Großteil der Gedanken besteht aus

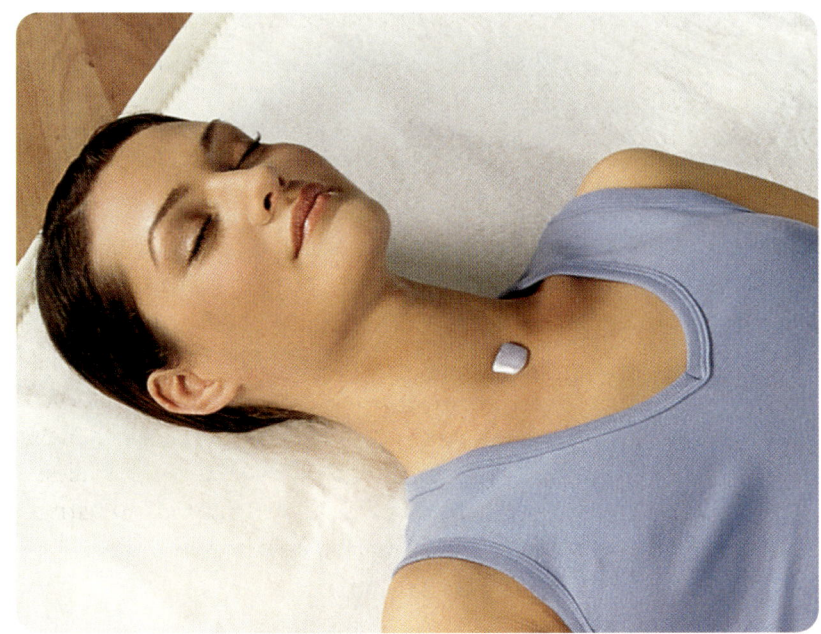

Das Halschakra auf Höhe des Kehlkopfes ist das Bindeglied zwischen Herz- und Stirnchakra.

Worten. Alles, was wir zu anderen, aber vor allem zu uns selbst sagen, beeinflusst unsere Gedankenwelt und damit unser Lebensgefühl.

Störungen im Vishuddha-Chakra können Schüchternheit, Hemmungen, Sprachstörungen und einen Mangel an Ausdrucksmöglichkeiten erzeugen; andererseits stehen Ruhmsucht, der Versuch, andere Menschen zu manipulieren, und der Hang zu Geschwätzigkeit mit einer unharmonischen Entwicklung des Halschakras in Verbindung.

Alternative Heilmittel zur Harmonisierung des Halschakras

Im menschlichen Körper bildet das Halschakra das Zentrum des Klangs und des Wortes.

Um Ihr Halschakra anzuregen und die Energien in diesem Bereich zum Fließen zu bringen, können Sie die folgenden Mittel einsetzen.

- **Edelsteine:** Lapislazuli, Aquamarin, Topas
- **Aromaöle:** Eukalyptus, Pfefferminze, Kampfer
- **Bachblüten:** Mimulus, Agrimony, Cerato
- **Gewürze:** Sternanis, Gewürznelke
- **Heilpflanzen:** Pfefferminze, Salbei, Huflattich

Das Stirnchakra (Ajna-Chakra)

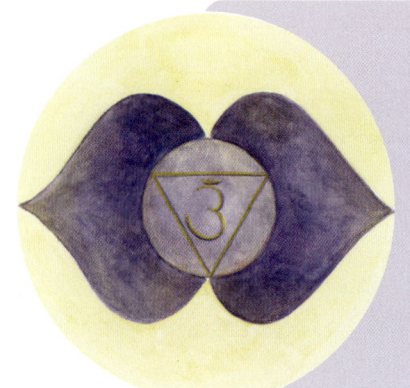

- **Zentrale Themen:** Intuition, Weisheit, Erkenntnis, Wahrnehmung, Phantasie, Vorstellungskraft, Selbsterkenntnis
- **Anzahl der Blütenblätter:** Zwei
- **Farbe:** Dunkelblau, indigoblau
- **Mantra:** KSHAM oder OM
- **Element:** −
- **Grundsymbol:** Geflügelter Kreis
- **Planet:** Uranus
- **Sinnesfunktion:** Siebter Sinn, übersinnliche Wahrnehmung

Bezeichnungen, Zuordnungen und Symbole

Das Stirnchakra ist das geistige Zentrum der Erkenntnis und Intuition. Im Sanskrit heißt es *Ajna*-Chakra − *Ajna* bedeutet »wissen« oder »wahrnehmen«. Höheres Wissen kann nur durch das Überschreiten der Dualität erlangt werden. Im Ajna-Chakra enden die zwei wichtigsten Energiebahnen, *Pingala* und *Ida*. Sie repräsentieren die beiden Pole Sonne und Mond, männlich und weiblich. Pingala und Ida laufen im Stirnchakra zusammen. Durch die Meditation auf dieses Chakra kann das Denken von der Dualität befreit werden.

Im Stirnchakra enden die Hauptnadis Ida und Pingala, deren Vereinigung die Aufhebung der Dualität symbolisiert, die durch Meditation erlangt wird.

Das Ajna-Chakra wird oft auch als Drittes Auge, Stirnzentrum, Weisheits-Chakra oder auch als Sechstes Chakra bezeichnet. Es wird mit zwei einander gegenüberliegenden Blütenblättern dargestellt, was auf die Harmonie und die Vereinigung der beiden Pole Yin und Yang hinweist.

Einem der beiden Blütenblätter des Ajna-Chakras ist die heilige Silbe *ham*, dem anderen die Silbe *kham* zugeordnet. Diese Silben sind die Urklänge von Shakti, der schöpferischen Lebenskraft, und von Shiva, dem kosmischen Bewusstsein. Wenn diese beiden Kräfte, Shiva und Shakti, sich im Stirnchakra vereinigen, wird dies als Erleuchtung erfahren.

Das Hauptmantra, das der Erweckung des Stirnchakras dient, lautet KSHAM (gesprochen KSCHANG), doch oft wird auch das universelle Mantra OM eingesetzt. Die Gottheiten, die dem Dritten Auge zugeordnet werden, sind Parmashiva und Shakti Hakini. Shakti Hakini ist ein androgyner Gott, der sowohl den weiblichen als auch den männlichen Aspekt vertritt – auch das ist ein Symbol für das Aufheben der Polarität.

Das Stirnchakra wird meist dunkelblau dargestellt. Auf der Ebene der Metalle wird es durch das Edelmetall Platin repräsentiert, der Vokal, der sich besonders stark auf das Ajna-Chakra auswirkt, ist das »I«, der zugehörige Planet ist der Uranus. In der Natur finden die Energien des Stirnchakras ihre Entsprechung im Nachthimmel und in der Energie der Sterne. Die Mondphase, in der das Ajna-Chakra am stärksten schwingt, ist die Phase des abnehmenden Mondes.

> Das Stirnchakra stellt die Verbindung zur geistigen Welt her. Als geistiges Zentrum ermöglicht es Achtsamkeit und Bewusstsein.

Lage und körperlicher Einflussbereich

Das Stirnchakra liegt in der Mitte der Stirn, zwischen den Augenbrauen und etwas oberhalb der Nasenwurzel. Auf körperlicher Ebene erstreckt sich der Wirkungsbereich dieses Chakras vor allem auf das Kleinhirn und die Sinnesorgane: Augen, Ohren und Nase.

Aber auch der Gesichtsbereich und die Nebenhöhlen sowie das Hormon- und Nervensystem werden vom Ajna-Chakra beeinflusst. Die Funktion der Hypophyse (Hirnanhangdrüse) steht in unmittelbarer Beziehung zur Aktivität des Stirnchakras.

Zentrale Themen

Über das Stirnchakra kann sich der Mensch mit den geistigen Welten verbinden. Das Ajna-Chakra stellt den Kontakt zur Intuition her, und es ermöglicht uns die Erkenntnis höherer Wirklichkeiten und das Überschreiten des Alltagsbewusstseins. Übersinnliche Wahrnehmungen wie Hellsehen oder Gedankenlesen geschehen nur über das Dritte Auge.

Die Aufgabe, die mit der Entwicklung des Stirnchakras einhergeht, ist die Selbsterkenntnis – das Erkennen des Höheren Selbst, das nicht mit dem weltlichen Begriff des Ego identisch ist, sondern weit darüber hinausgeht. Meditationen, die sich auf das Ajna-Chakra konzentrieren, führen oft zu Lichterfahrungen. Diese Erfahrungen sind Zeichen dafür, dass das innere Licht, die innere Erkenntnis, aufleuchtet.

Das führt dazu, dass Probleme von einem höheren Blickwinkel aus betrachtet werden und man sich von ihnen befreien kann. Menschen mit

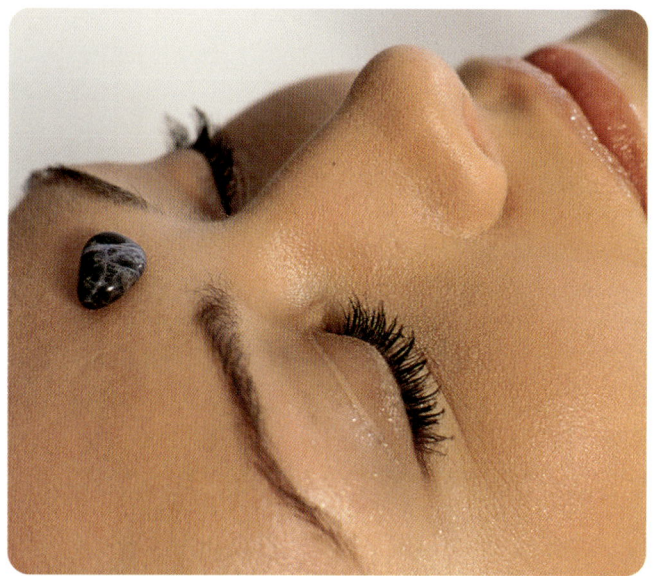

In der Mitte der Stirn, oberhalb der Nasenwurzel, befindet sich das Stirnchakra.

gut entwickeltem Stirnzentrum fällt es leicht, innere Bilder zu erzeugen: Ihre Vorstellungskraft ist ebenso beeindruckend wie ihre Phantasie. Oft haben diese Menschen auch einen Hang zu Visionen – sie können Ereignisse voraussehen oder sie haben zumindest ein sehr feines Gespür, einen so genannten siebten Sinn.

Wenn die Energien im Ajna-Chakra ungehindert fließen können, dann entsteht geistige Klarheit. Der klare Blick führt dabei zu höheren Erkenntnissen, die nicht mehr durch Täuschungen und durch Illusionen getrübt sind.

Durch Blockaden oder Energieüberschuss im Stirnchakra entstehen leicht seelische Fehlhaltungen. Konzentrationsschwäche und Gedankenflucht deuten auf eine Störung im Ajna-Chakra hin. Aber auch Vergesslichkeit, geistige Verwirrung und Aberglaube können damit zusammenhängen.

Selbstsucht, Selbstverherrlichung und Machtstreben treten ebenfalls auf, wenn die Energien des Dritten Auges durch eine egoistische Haltung in die falschen Richtungen gelenkt werden. Durch Chakra-Arbeit jedoch können die Kräfte im Ajna-Chakra auf harmonische Weise entwickelt werden. So fällt es mit der Zeit zunehmend leichter, Kontakt zu seinen intuitiven Kräften und seiner inneren Weisheit aufzunehmen.

Das starke Stirnchakra ermöglicht intuitive Erkenntnis und den Kontakt zur inneren Weisheit.

Alternative Heilmittel zur Harmonisierung des Stirnchakras

Um Ihr Stirnchakra sanft anzuregen und zu stärken, können Sie folgende Mittel aus der alternativen Medizin einsetzen.

- **Edelsteine:** Blauer Saphir, Opal, blauer Turmalin
- **Aromaöle:** Cajeput, Lemongrass, Veilchen
- **Bachblüten:** Crab Apple, Vine, Walnut
- **Gewürze:** Kurkuma, Lorbeer
- **Heilpflanzen:** Johanniskraut, Fichte, Augentrost

Das Kronenchakra (Sahasrara-Chakra)

- **Zentrale Themen:** Spiritualität, Erfahrung geistiger Welten, Gotterkenntnis, Erleuchtung, Selbstverwirklichung, kosmische Vereinigung, Religiosität, Verbundenheit mit dem Kosmos
- **Anzahl der Blütenblätter:** 1.000
- **Farbe:** Violett, weiß oder gold
- **Mantra:** OM
- **Element:** –
- **Grundsymbol:** Lotus
- **Planet:** Neptun
- **Sinnesfunktion:** Kosmisches Bewusstsein

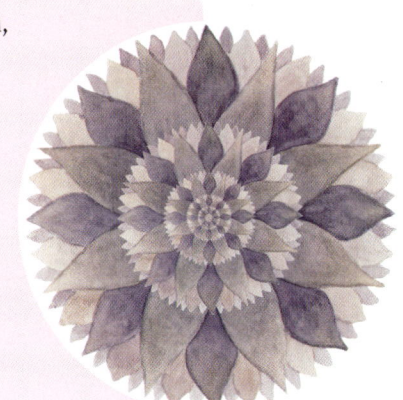

Bezeichnungen, Zuordnungen und Symbole

Das Kronenchakra wird in Indien *Sahasrara*-Chakra genannt; *Sahasrara* bedeutet »tausend«, »tausendfältig« oder »tausendfach«. Das Symbol für dieses Chakra ist der tausendblättrige Lotus – wobei die Zahl 1.000 höchste Vollendung und Vollkommenheit repräsentiert.

Das Kronenchakra wird oft als Scheitelzentrum, Siebtes Chakra oder Tausendblättriger Lotus bezeichnet. Die wichtigste Energiebahn des so genannten Feinstoffkörpers ist *Sushumna* (Seite 201ff.). Sie verläuft vom untersten Chakra, dem Muladhara-Chakra, zum höchsten, dem Sahasrara-Chakra. In diesem Hauptkanal steigt die Schlangenkraft, *Kundalini*, die die Erweckung des menschlichen Potenzials symbolisiert, auf (Seite 204ff.). Im Laufe der spirituellen Entwicklung wird die schöpferische Urenergie, durch Shakti symbolisiert, die im untersten Chakra ruht, geweckt. Sie strömt aufwärts, erweckt dabei alle Chakras und vereinigt sich schließlich mit dem universellen Bewusstsein im höchsten Chakra, repräsentiert durch Shiva. Das Kronenchakra gilt als Wohnstätte Shivas.

Das Aufsteigen von den unteren zu den höchsten Ebenen und die Vereinigung des individuellen mit dem göttlichen Selbst ist das Ziel der spirituellen Reise. Dieses Aufsteigen von der Dunkelheit ins Licht wird auch im Symbol des Lotus deutlich: Der Lotus wächst aus dem Schlamm und der

Das Kronenchakra hängt mit Spiritualität und Erleuchtung zusammen – mit den höchsten Bewusstseinszuständen, die der Mensch erreichen kann.

Dunkelheit und gelangt schließlich zu strahlender, reiner Blüte. Ebenso sollte sich das menschliche Bewusstsein entwickeln, sich aus den animalischen, dunklen Ebenen nach oben bewegen und das Licht der Seele zum Strahlen bringen. Das Mantra, das in meditativen Techniken eingesetzt wird, um das Kronenchakra zu erwecken, ist das OM.

Viele Abbildungen zeigen das Sahasrara-Chakra in violetten und weißen Farbtönen – diese Farben symbolisieren Reinheit und Licht, ebenso wie Gold, das ebenfalls in einigen Sahasrara-Darstellungen zu sehen ist.

Die Energie des Kronenchakras erzeugt ein Gefühl großer Harmonie und tiefen Friedens.

Der Gott, der dem Scheitelzentrum oder Siebtem Chakra zugeordnet ist, ist wie gesagt Shiva – das Symboltier Kundalini, die aufsteigende Schlange. Gold ist das Metall, das das Kronenchakra repräsentiert, als der zugehörige Planet gilt Neptun.

Die Qualität des Sahasrara-Chakras lässt sich in der Natur am ehesten auf Berggipfeln erfassen. Die Mondphase, in der das Kronenchakra am aktivsten ist, ist die Neumondphase. Elemente und Vokale lassen sich dem Kronenchakra nicht zuordnen.

Lage und körperlicher Einflussbereich

Das Kronenchakra liegt im Bereich des Schädeldaches, am Scheitelpunkt des Kopfes. Allerdings überschreitet dieses höchste Chakra die äußeren Grenzen des Menschen und geht direkt in die Aura über, weshalb einige Chakra-Experten der Ansicht sind, dass das Sahasrara-Chakra ganz außerhalb des Körpers liegt.

Seine Aktivität beeinflusst auf jeden Fall das Mittelhirn und den gesamten Organismus. Außerdem wirkt es sich auch auf die Funktion der Epiphyse (Zirbeldrüse) aus.

Zentrale Themen

Die Hauptthemen des Kronenchakras lauten Spiritualität, Selbstverwirklichung und Erleuchtung. Auf der Entwicklungsstufe, die durch das höchste Chakra repräsentiert wird, geht es darum, sich seines göttlichen Ursprungs bewusst zu werden und tiefen Frieden zu erlangen.

Durch das Bewusstwerden der Qualitäten des Scheitelzentrums werden die Erfahrungen von Eins-Sein und Heil-Sein möglich. Die Entwicklung dieses Zentrums führt die Persönlichkeit zu höchster Reife und verwandelt sie in die »große Seele« (Sanskrit: *Mahatma*). Das Kronenchakra lässt sich nicht erwecken, solange nicht alle anderen Chakras eine stabile Basis dafür bilden. Eine Aktivierung des hochsensiblen Kronenchakras ist nicht ratsam, bis die Energie nicht auch in den anderen Chakras angeregt worden ist. Die Übungen, die innerhalb der hier vorgestellten Chakra-Arbeit angeboten werden, regen das Kronenchakra nur sanft an und greifen nicht gewaltsam in den subtilen Energiekreislauf ein. Eine intensivere Arbeit am Kronenchakra erfordert unbedingt fachkundige Anleitung. Einseitige Konzentration auf das Sahasrara-Chakra kann zu Welt- und Realitätsflucht führen, aber auch depressive Stimmungen und Verwirrungszustände erzeugen. Innerhalb der normalen Entwicklung ist das Erwachen des höchsten Bewusstseins die letzte Stufe der inneren Leiter. Dieses Erwachen ist fast immer mit sehr angenehmen Bewusstseinszuständen verbunden. Unumstößliche Gelassenheit, tiefer Friede und das Verbundensein mit dem Universum sind Anzeichen dafür, dass das höchste Ziel erreicht wurde: *Samadhi* – vollkommene Verschmelzung und Zustand absoluter Glückseligkeit.

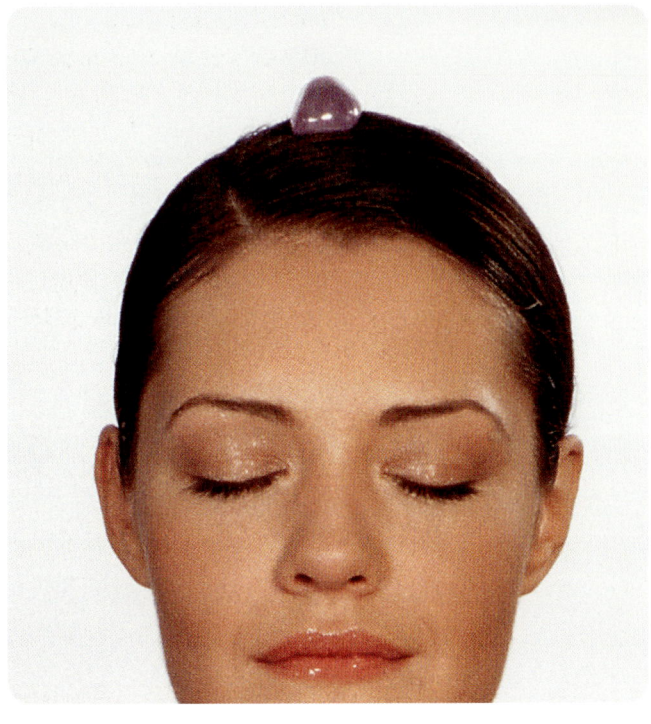

Das oberste Chakra, das Kronenchakra, liegt im Bereich des Schädeldachs.

Alternative Heilmittel zur Harmonisierung des Kronenchakras

Um Ihr Sahasrara-Chakra anzuregen, können Sie einige wirkungsvolle Heilmittel nutzen, die in der Alternativmedizin eingesetzt werden.

- **Edelsteine:** Diamant, Bergkristall, Amethyst
- **Aromaöle:** Weihrauch, Rosenholz
- **Bachblüten:** Wild Rose, White Chestnut
- **Gewürze:** –
- **Heilpflanzen:** –

Ein geöffnetes Kronenchakra stellt den Kontakt zur Wirklichkeit jenseits des Denkens her und ermöglicht die Verwandlung des Menschen zur »großen Seele«, Mahatma.

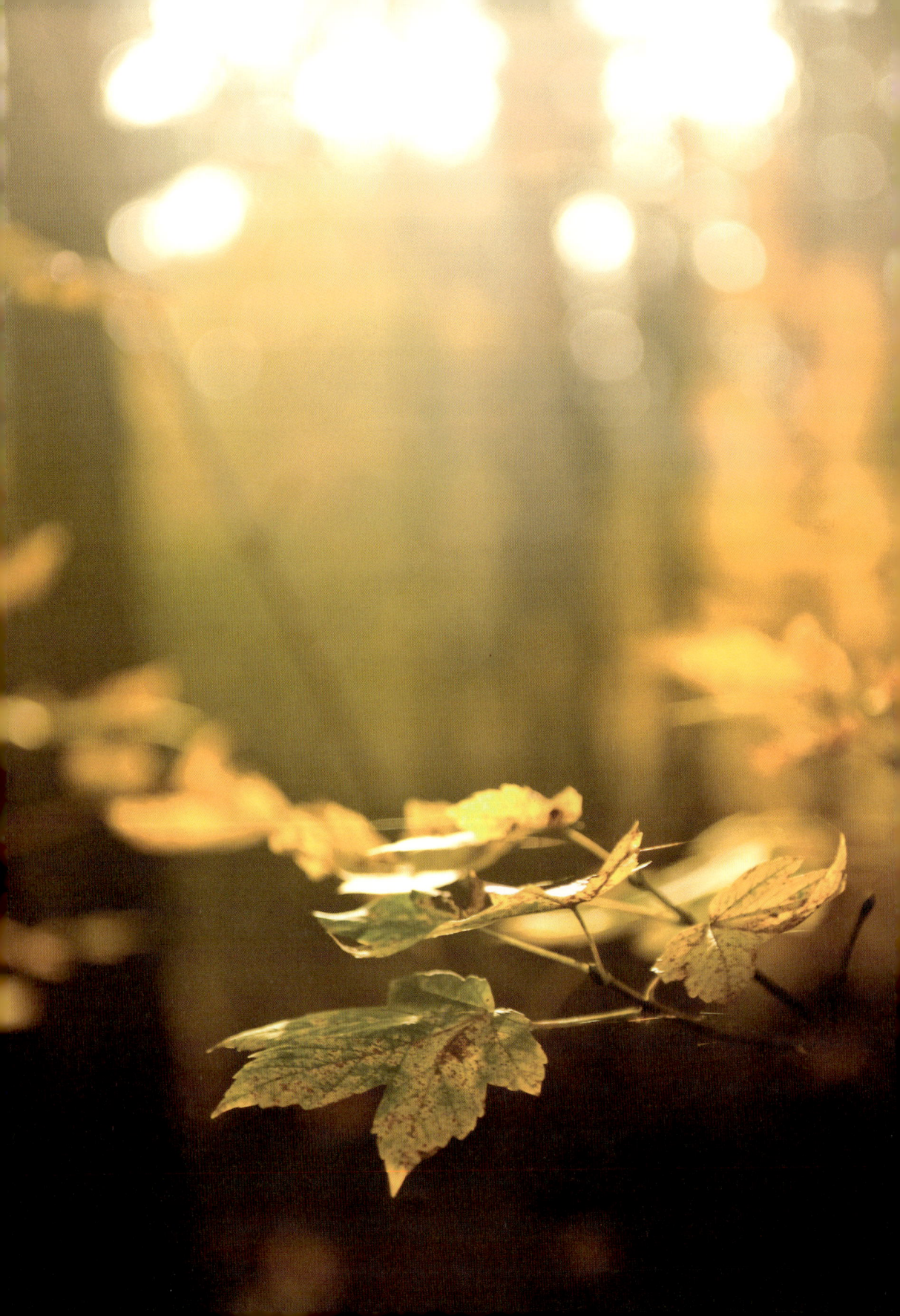

CHAKRAS und Persönlichkeit

Die Chakra-Lehre ist ein machtvolles Hilfsmittel der spirituellen Psychologie. Unsere Chakras spiegeln unseren aktuellen seelischen Zustand wider und bilden auf energetischer Ebene unsere geistige, seelische, körperliche und spirituelle Entwicklung ab. In diesem und in den folgenden Kapiteln erfahren Sie,

- welche Grundpersönlichkeiten sich aus der Dominanz eines der sieben Chakras ergeben,
- welche Stärken und Entwicklungsaufgaben sich aus dem Zustand der sieben Kraftzentren ableiten lassen,
- welche psychologischen Probleme mit blockierten oder schwach entwickelten Chakras einhergehen,
- wie Chakras mit den Entwicklungsphasen des Lebens zusammenhängen,
- wieso das Wissen um die Kraftzentren so wichtig für die Erziehung und für die Entwicklung des ungeborenen Kindes ist,
- wie die Chakras zwischenmenschliche Beziehungen beeinflussen,
- wie Sie dieses Wissen nutzen können, um eine befriedigende und erfüllende Partnerschaft zu erleben.

Die Psychologie der Chakras hilft, uns selbst besser zu erkennen, unsere Möglichkeiten und Chancen im Leben zu sehen und unterstützt das Verständnis für andere Menschen.

Chakra-Test – welcher Chakratyp sind Sie?

Wenn Sie wissen wollen, welche Chakras bei Ihnen besonders gut entwickelt sind, welches Chakra dominiert und welche Chakras eventuell blockiert sind, können Sie zwischen den folgenden Möglichkeiten wählen:

- Chakra-Persönlichkeitstest
- Chakra-Pendel
- Kinesiologischer Chakra-Muskeltest

Chakra-Persönlichkeitstest

Folgende Aussagen sollen Ihnen helfen herauszufinden, welche Chakras bei Ihnen augenblicklich dominieren oder blockiert sind. Kommentieren Sie die Aussagen mit »Ja« oder »Nein« − denken Sie nicht lange über die Antwort nach, sondern antworten Sie intuitiv und spontan. Auf Seite 45 sehen Sie eine Abbildung der Chakras. Jedes Chakra enthält vier Felder mit einer Zahl, die jeweils einer Aussage entspricht. Malen Sie für jede Aussage, die Sie mit »Ja« beantworten, das entsprechende Feld aus.

		Nein	Ja	
	1. Ich fühle mich in der Regel im Einklang mit dem Universum.			Feld 1
	2. Meine Intuition ist ziemlich gut ausgeprägt.			Feld 2
	3. Ich kann mich gut mit Worten ausdrücken.			Feld 3
	4. Ich fühle mich meinen Mitmenschen emotional sehr verbunden.			Feld 4
	5. Ich lebe aus dem Bauch heraus.			Feld 5
	6. Ich bin meist voller Vitalität und Lebensfreude.			Feld 6
	7. Ich liebe es, mich zu bewegen und meinen Körper zu spüren.			Feld 7
	8. Es fällt mir leicht, zu meditieren und innere Ruhe zu finden.			Feld 8
	9. Ich kann mich gut konzentrieren.			Feld 9
	10. Ich fühle mich anderen gegenüber selbstsicher.			Feld 10
	11. Vor der Einsamkeit habe ich große Angst.			Feld 11
	12. Essen bedeutet für mich einen großen Lustgewinn.			Feld 12
	13. Ich verstehe es, das Leben zu genießen.			Feld 13
	14. Ich mache mir so gut wie nie Sorgen.			Feld 14
	15. Mir fällt es mitunter schwer, die äußere Welt ernst zu nehmen.			Feld 15
	16. Ich mache mir oft Gedanken über die Welt und das Leben.			Feld 16
	17. Ich kann meine Gedanken leicht in Worte fassen.			Feld 17
	18. Die Liebe scheint mir die wichtigste Kraft zu sein, die es gibt.			Feld 18
	19. Ich ruhe in meiner Mitte und bin nicht leicht zu verunsichern.			Feld 19
	20. Ich bin ein sehr leidenschaftlicher Mensch.			Feld 20
	21. Ich bin sehr naturverbunden.			Feld 21
	22. Meine seelische Heimat liegt jenseits der Welt der Dinge.			Feld 22
	23. Ich habe intensive, farbenfrohe Träume.			Feld 23
	24. Ich habe viele verschiedene Interessen.			Feld 24
	25. Ich habe das Bedürfnis, mich künstlerisch auszudrücken.			Feld 25
	26. Ich spüre meine Gefühle meist sehr körperlich.			Feld 26
	27. Meine Sexualität ist mir sehr wichtig.			Feld 27
	28. Ich bin voll Vertrauen in das Leben und die Zukunft.			Feld 28

Auswertung des Chakra-Tests

Haben Sie die Felder mit den Ziffern, die Sie im Test mit »Ja« bzw. »stimmt« beantwortet haben, ausgemalt?

Dann haben Sie jetzt ein anschauliches Bild vom augenblicklichen Zustand Ihrer sieben Chakras vor sich.

Anhand der Menge und Verteilung der ausgemalten Felder können Sie nun klar erkennen, welche Chakras derzeit Ihr Leben stark bestimmen und welche energetisch unterversorgt sind (keine ausgemalten Felder!) und Sie an der Entfaltung Ihres Potenzials hindern.

Um dieses Bild noch aussagekräftiger zu machen, gehen Sie die Aussagen von Seite 44 nochmals durch und markieren Sie in Ihrem Chakra-Testbild auf dieser Seite die Aussagen, auf die Sie absolut »Nein« oder »auf keinen Fall!« antworten, mit einem schwarzen Kreis.

Sie werden wahrscheinlich feststellen, dass das keineswegs alle Fragen sind, die Sie verneint haben.

Diese Fragen, die Sie nun mit einem absoluten, deutlichen »Nein« beantworten können, weisen auf energetische Blockaden im entsprechenden Kraftzentrum hin. Wiederholen Sie diesen Chakra-Test nach einigen Wochen noch einmal. So können Sie feststellen, welche Chakras sich im Lauf der Zeit verändern, welche stabil sind und wo sich eventuell bestehende Energieblockaden auflösen.

Malen Sie die Felder der Chakras am besten in der zu dem jeweiligen Chakra passenden Farbe aus.

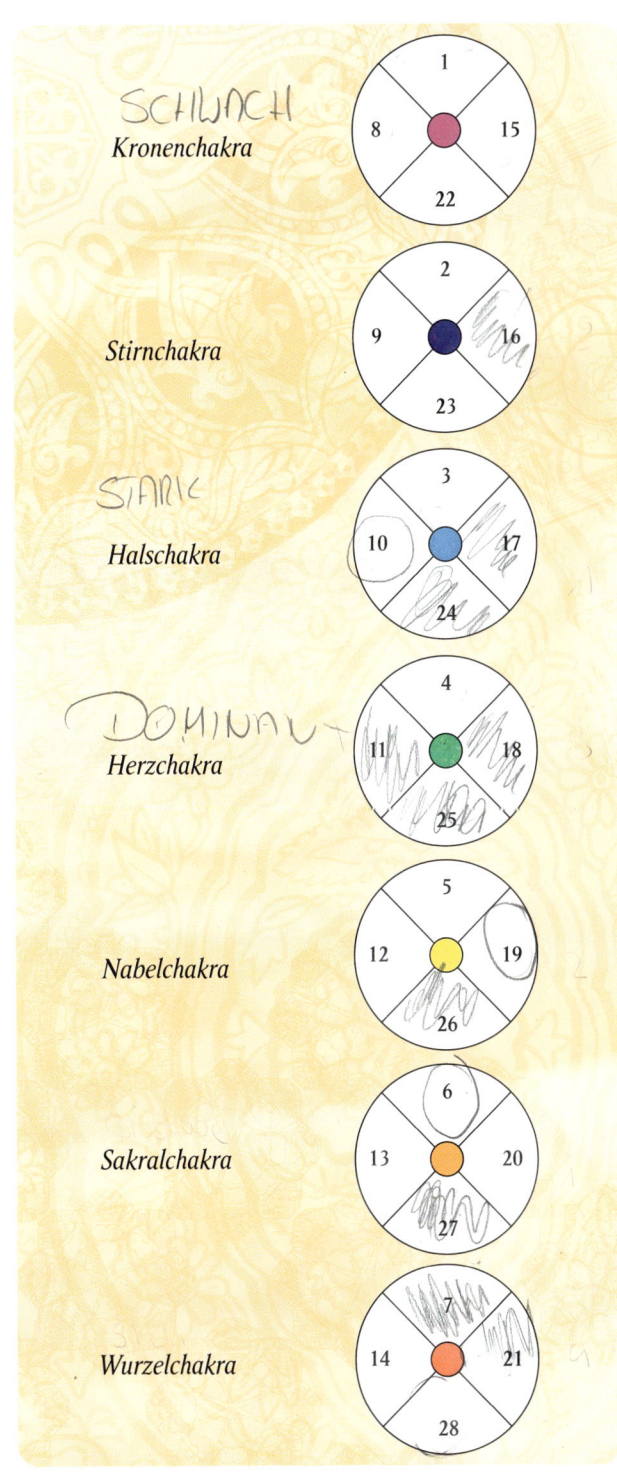

Beispiel 1
Alle Chakras sind gleichmäßig entwickelt und nicht blockiert.

Beispiel 2
Halschakra und Herzchakra sind dominant.
Das Stirnchakra ist schwach.
Das Nabelchakra hat eine Blockade.

Beispiel 3
Das Herzchakra ist dominant, ist jedoch blockiert.
Das Wurzelchakra ist blockiert.
Das Sakralchakra ist stark unterentwickelt (meist Probleme mit der Sexualität).

Beispiele für Chakra-Persönlichkeitsbilder

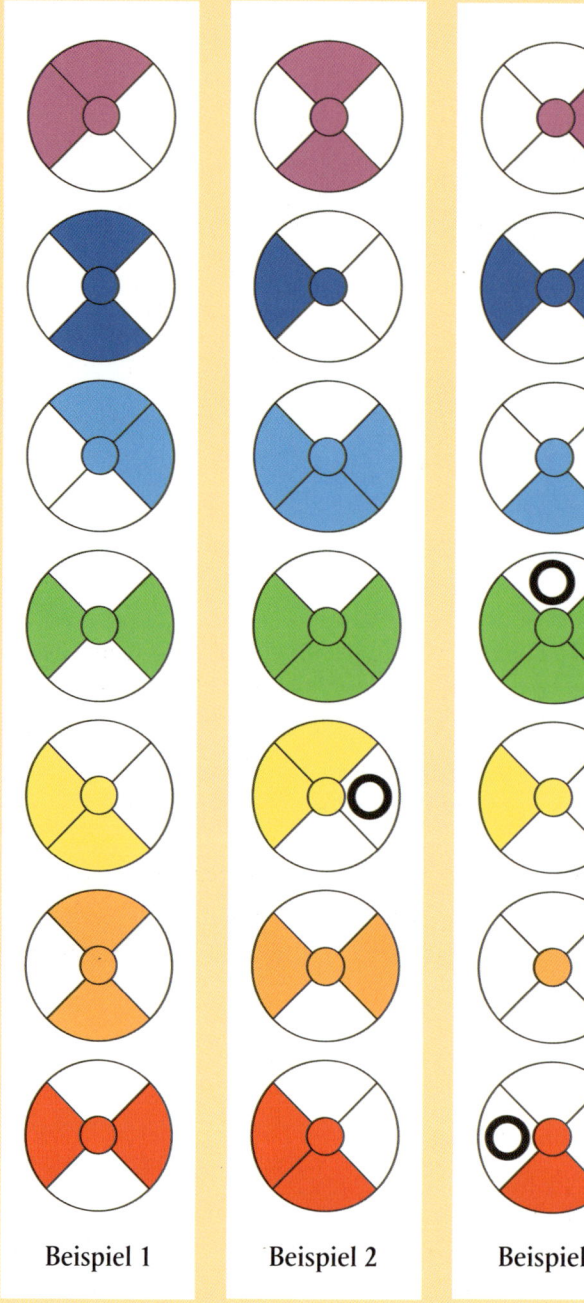

Beispiel 1   Beispiel 2   Beispiel 3

Kronenchakra

Stirnchakra

Halschakra

Herzchakra

Nabelchakra

Sakralchakra

Wurzelchakra

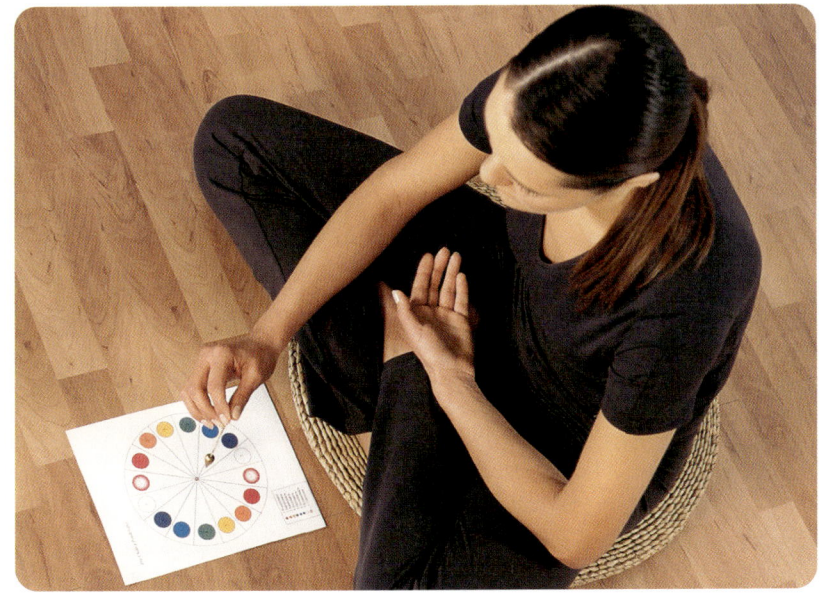

Das Chakra-Pendel gibt Ihnen Aufschluss über die Stärken und Schwächen Ihrer Chakras.

Das Chakra-Pendel

Eine weitere Möglichkeit, Ihre Chakras zu testen, ist das Pendeln. Durch Pendeln können Sie intuitiv herausfinden, welches Chakra bei Ihnen besonders aktiv oder welches eher schwach entwickelt ist. Sie benötigen hierzu ein Pendel und eine besondere Pendeltafel: einen Kreis, der in mehrere Segmente geteilt ist, wobei immer zwei gegenüberliegende Segmente dasselbe Chakra bezeichnen (Seite 49).

Schwingt das Pendel entlang einer Linie, gibt die Pendeltafel eine eindeutige Antwort. Und so geht es: Sie halten das Pendel über den Mittelpunkt des Kreises und wiederholen innerlich die Frage, die Sie dem Pendel stellen wollen, beispielsweise:

- Welches Chakra ist bei mir gerade am aktivsten?
- Welches Chakra ist gerade am schwächsten bei mir?
- An welchem Chakra sollte ich beginnen zu arbeiten?

Versuchen Sie, das Pendel ganz ruhig zu halten, während Sie innerlich ganz entspannt Ihre Frage wiederholen. Sie werden feststellen, dass das Pendel nach einer Weile ganz von selbst zu schwingen beginnt. Sie können nun auf der Tafel die Antwort auf Ihre Frage sehen.

Die Bewegung des Pendels kommt durch kleine Muskelbewegungen zustande, die Ihr Unterbewusstsein koordiniert. Das Pendel selbst macht nichts.

Das rot-weiße Segment

Die Pendeltafel zeigt neben den sieben Chakras noch ein weiteres Feld. Es ist durch einen rot-weißen Kreis gekennzeichnet. Wenn das Pendel in diesem Segment schwingt, so heißt das, dass die beste Antwort auf Ihre Frage nicht ein einzelnes Chakra ist, sondern mehrere oder sogar alle. Sie erhalten diese Antwort, wenn Ihre Kraftzentren alle gleich gut entwickelt und in Harmonie sind oder aber, wenn zwei Chakras gleichermaßen blockiert sind und Ihr Unterbewusstsein nicht entscheiden kann, an welchem von beiden Sie zuerst arbeiten sollten.

Wie viele Chakras sind beteiligt?

Wenn das Pendel in dem rot-weißen Kreissegment schwingt, d.h. wenn Sie keine eindeutige Antwort erhalten, müssen Sie natürlich weiter nachforschen. Sie können beispielsweise so vorgehen: Sie stellen zunächst die Frage, auf wie viele Chakras sich die Antwort bezieht. Das Pendel wird dann in dem Chakra-Segment mit der entsprechenden Zahl schwingen.

Ihr Unterbewusstsein und Ihre innere Weisheit nutzen das Pendel als Instrument, um sich auszudrücken.

Wenn also zum Beispiel zwei Chakras gleich stark sind und Sie die Frage nach der Anzahl der beteiligten Chakras stellen, bewegt sich das Pendel im Segment 2, im Sakralchakra.

Wenn Sie wissen, wie viele Chakras beteiligt sind, stellen Sie entsprechend oft die Frage: »Welches ist das erste (zweite, dritte …) beteiligte Chakra (von unten gerechnet)?«

Das Pendel schwingt im Kreis

Schließlich gibt es noch die Möglichkeit, dass das Pendel im Kreis zu schwingen beginnt. Das bedeutet, dass Ihr Unterbewusstsein die Frage so nicht beantworten kann oder will. In einem solchen Fall sollten Sie versuchen, die Frage abzuändern, und pendeln Sie erneut.

Ja/Nein-Fragen

Sie können dem Pendel auch Ja/Nein-Fragen stellen. Dazu benötigen Sie allerdings keine Pendeltafel: Beginnt das Pendel im Uhrzeigersinn zu kreisen, dann bedeutet das »Ja«, gegen den Uhrzeigersinn »Nein«. Schwingt das Pendel auf einer Linie, kann oder will Ihr Unterbewusstsein die Frage nicht mit »Ja« oder »Nein« beantworten.

Wenn Sie ohne Pendeltafel arbeiten wollen, müssen Sie sich natürlich Fragen stellen, die prinzipiell eindeutig mit einem »Ja« oder »Nein« beantwortet werden können, beispielsweise: »Ist mein Herzchakra das stärkste, dominierende Kraftzentrum?«

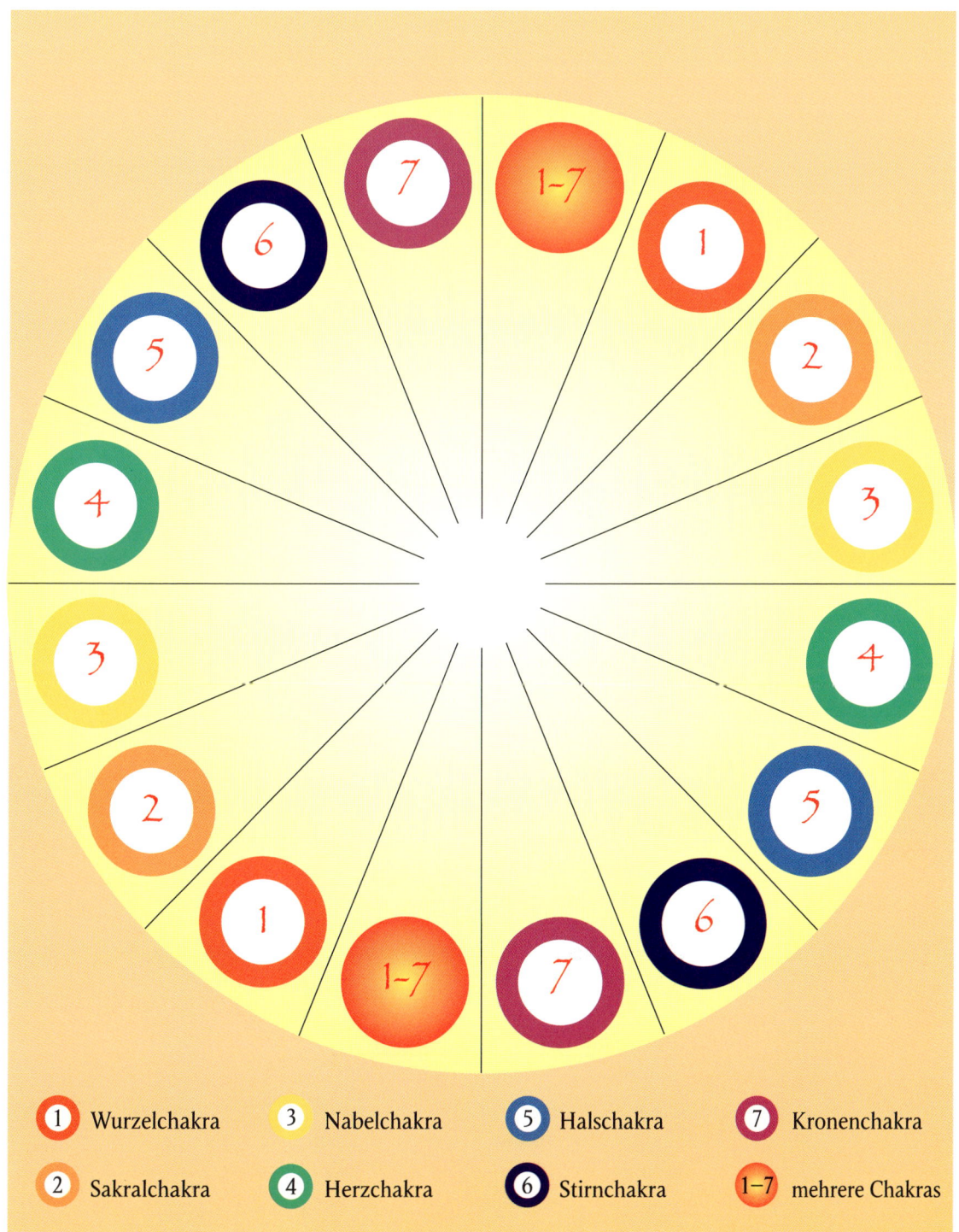

1 Wurzelchakra
2 Sakralchakra
3 Nabelchakra
4 Herzchakra
5 Halschakra
6 Stirnchakra
7 Kronenchakra
1–7 mehrere Chakras

Kinesiologischer Chakra-Test

Mit dem Chakra-Persönlichkeitstest erkunden Sie Ihre Chakras auf mentaler und emotionaler Ebene, mit dem Pendel auf unterbewusster, intuitiver Ebene. Durch den kinesiologischen Chakra-Test (das Wort »kinesiologisch« leitet sich von den griechischen Wörtern für »Bewegung« und »Wissen« ab) können Sie das Bild auf körperlich-intuitiver Ebene abrunden. Es gibt zwei Möglichkeiten, Ihre Chakras kinesiologisch zu testen: mit einem Partner (die Standard-Testmethode) und für sich allein.

Das kinesiologische Testen ist einfach und basiert auf folgender These: Da Körper, Geist und Seele eine Einheit bilden, wirken sich Veränderungen in einem Bereich auch in den anderen beiden Bereichen aus. Wenn auf geistiger oder seelischer (oder energetischer) Ebene eine Schwachstelle besteht, wird sich diese auch körperlich zeigen.

Kinesiologische Tests nutzen dieses Wissen, um durch so genannte Muskeltests kompliziertere Gegebenheiten festzustellen. Das Prinzip des Muskeltests ist einfach: Wenn Bewusstsein oder Unterbewusstsein auf eine negative Kraft gerichtet sind, wird die Muskulatur schwächer sein, als wenn eine positive Kraft wirksam ist, die die Muskulatur stärkt.

Mit dem Chakra-Standardtest können Sie jederzeit die Kraftzentren anderer Menschen testen.

Kinesiologischer Chakra-Standardtest

Für diesen Test benötigen Sie einen Partner, der Sie testet. Derjenige, der testet, bittet den anderen, seinen linken Arm ausgestreckt vor dem Körper zu halten – so dass die Handfläche nach unten weist – und an ein besonders angenehmes, schönes und kraftvolles Ereignis zu denken.

Dann drückt der Tester leicht von oben gegen den Unterarm und registriert den Muskelwiderstand seines Partners. Da eine positive Vorstellung den Geist beherrscht, müsste der Muskel nun besonders stark sein, d.h., der Unterarm müsste dem Druck von oben standhalten.

Nun bittet der Tester seinen Partner, an ein unangenehmes, negativ besetztes Ereignis zu denken und wiederholt den Muskeltest. Der Widerstand wird nun spürbar schwächer sein, denn die negative Vorstellung schwächt die Muskulatur. Der Unterarm gibt dem Druck von oben nach.

Diese erste Phase des kinesiologischen Tests dient noch nicht dem Prüfen der Chakras, sondern dem so genannten Kalibrieren – dabei wird nicht die absolute Muskelkraft gemessen, sondern die relative Veränderung: Was bei einer zarten älteren Dame ein relativ starker Widerstand ist (der durchaus auf positive Kräfte hinweist), dürfte bei einem durchtrainierten Sportler Zeichen extremer Schwäche sein.

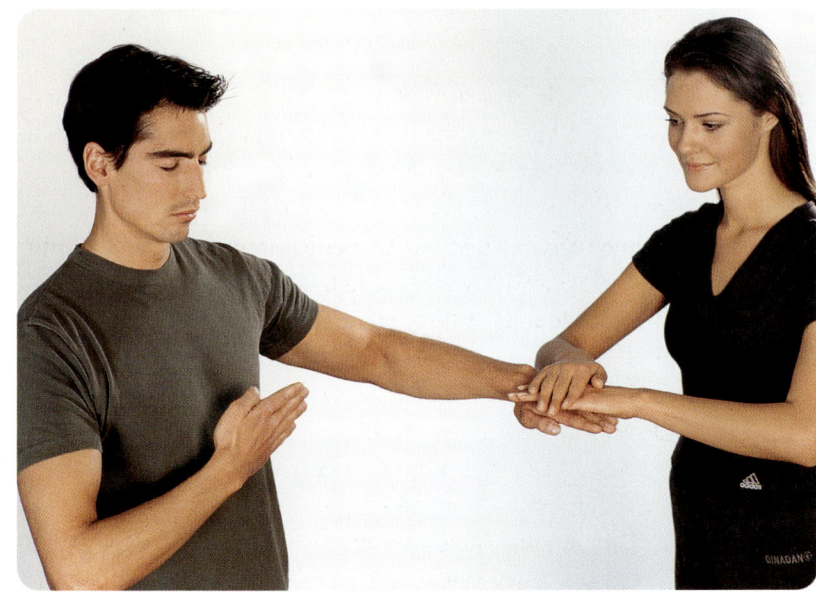

In der zweiten Phase kann der Tester die Chakras des Partners prüfen. Dazu bittet er den Partner wieder, den linken Arm vor den Körper zu halten und die rechte Hand über ein bestimmtes Chakra zu legen. Dann führt der Tester den oben beschriebenen Test durch. Je stärker der Muskelwiderstand ist, desto kraftvoller ist das Chakra. Bei einem schwachen Muskelwiderstand ist das Chakra geschwächt. Lässt sich der Arm ohne großen Widerstand nach unten drücken, ist das Chakra wahrscheinlich blockiert.

Kinesiologischer Chakra-Selbsttest

Der Selbsttest unterscheidet sich wenig vom Standardtest, hat aber einen Nachteil: Beim Selbsttesten unterliegt man leicht Täuschungen. Seien Sie also bei diesem Test besonders achtsam. Um Ihre Kraftzentren zu testen, halten Sie die linke Hand eine Handbreit von dem Chakra entfernt, das Sie testen wollen. Die Handfläche weist zum Körper. Konzentrieren Sie sich auf das entsprechende Chakra, und drücken Sie mit der rechten Hand gegen den Handrücken der linken, also in Richtung Ihres Körpers. Sie werden spüren, bei welchen Chakras der Widerstand stärker oder geringer ist. Damit können Sie Rückschlüsse auf den Energiezustand Ihrer Chakras ziehen. Je leichter sich die linke Hand auf das Chakra drücken lässt, ohne dem Druck der rechten Hand Widerstand zu leisten, desto schwächer ist die derzeitige Aktivität des Chakras.

Besondere Sorgfalt ist beim Chakra-Selbsttest geboten, da man sich leichter selbst täuschen kann.

Sie können Ihre Kraftzentren auch ohne Partner mit dem kinesiologischen Chakra-Selbsttest überprüfen.

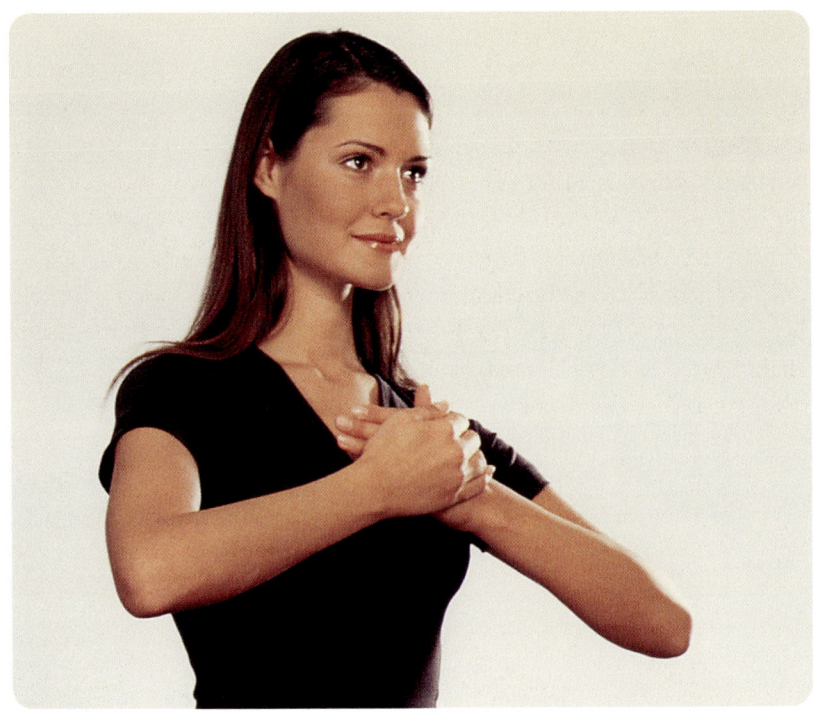

Auswertung der Tests

In den vorausgegangenen Chakra-Tests haben Sie herausgefunden, welches Chakra (oder welche Chakras) bei Ihnen dominieren und welche schwach entwickelt sind oder sogar Blockaden aufweisen.

Im Folgenden (Seite 54ff.) finden Sie nun die Beschreibungen der grundlegenden Chakra-Persönlichkeiten, bei denen jeweils ein Chakra dominiert, und der jeweiligen Charaktereigenschaften. Sie können anhand dieser Typisierung sehen, welche Stärken Sie besonders nutzen und welche Entwicklungsaufgaben Sie intensiver angehen sollten.

Wir müssen wissen, wer wir sind, um zu werden, wer wir sein können.

Es ist möglich und wahrscheinlich, dass mehrere Ihrer Chakras gleich stark entwickelt sind. Lesen Sie dann die Beschreibungen aller Chakra-Persönlichkeiten, die für Ihren Fall in Frage kommen.

Im Anschluss an die sieben Chakra-Persönlichkeiten finden Sie Hinweise darauf, welche psychologischen Probleme sich aus schwachen oder blockierten Chakras ergeben können. Wie Sie diese Schwächen und Blockaden durch Chakra-Arbeit auflösen und dadurch Schwierigkeiten angehen und bewältigen, erfahren Sie in einem weiteren Kapitel.

Komplementärchakras

Jedes Chakra steht in besonderer Verbindung zu seinem so genannten komplementären Chakra, dessen Energien ihm am stärksten entgegengesetzt sind − und es am besten ergänzen. Die Komplementärchakras sind für die Lösung von Problemen wichtig, die sich aus der Dominanz eines Chakras ergeben: In aller Regel ist das komplementäre Chakra jenes Chakra, dem besondere Aufmerksamkeit gewidmet werden sollte.

Das Herzchakra ist das einzige Energiezentrum, das kein Komplementärchakra hat. Da das Herzchakra im Zentrum der sieben Chakras steht, bedarf es keines Gegenpols.

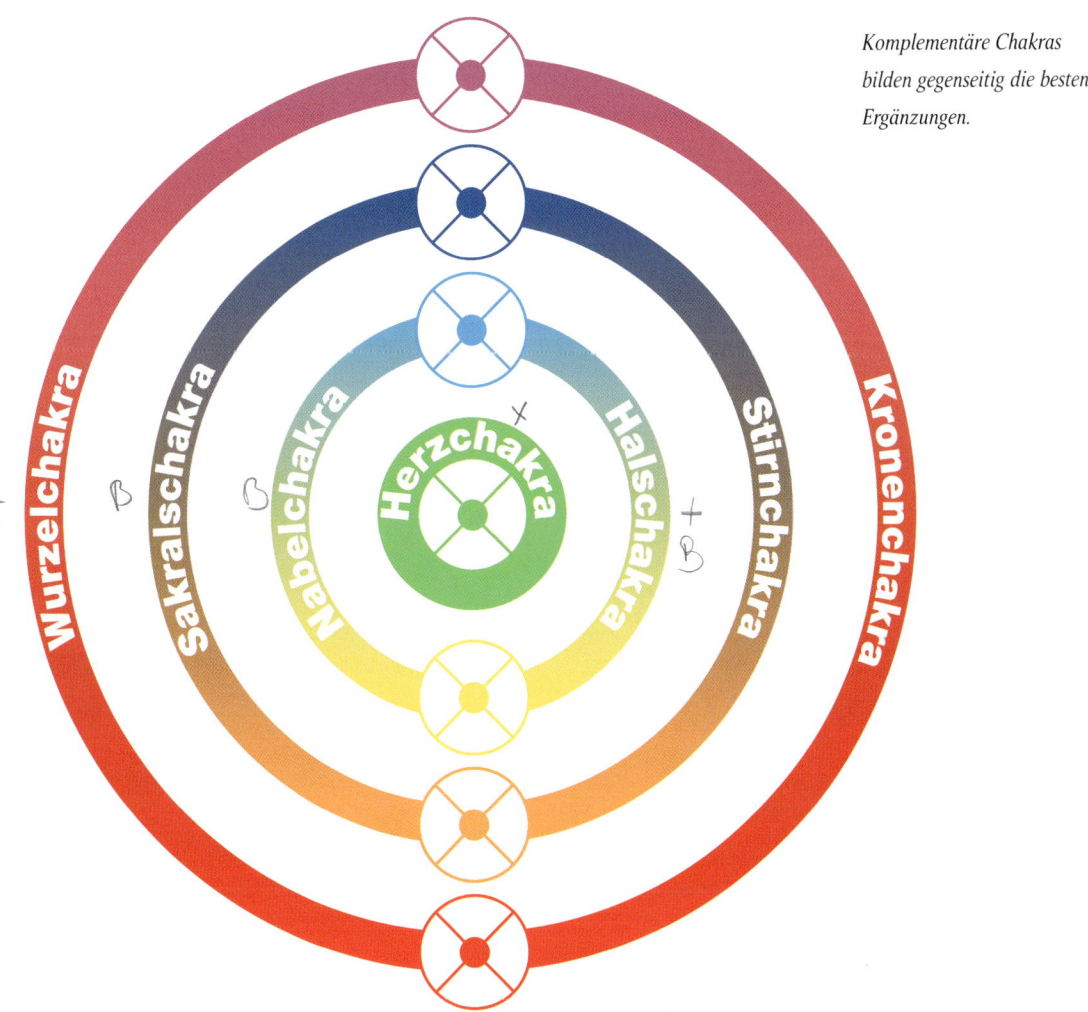

Komplementäre Chakras bilden gegenseitig die besten Ergänzungen.

Die Chakra-Persönlichkeiten

Die sieben Hauptchakras repräsentieren psychologische Grundmuster. Die Harmonie unserer Kraftzentren ist ein Ziel unserer menschlichen Entwicklung. Zu dem Punkt zu kommen, an dem die Chakras sich gegenseitig durchdringen und verschmelzen, ist ein Idealzustand, der nur von wenigen Menschen erreicht wird. Diejenigen, die sich diesem Zustand nähern, werden als Heilige oder Erleuchtete bezeichnet – sie sind den anderen Menschen ein Stück voraus, »sie haben etwas früher angefangen«. Bei den meisten Menschen dominiert ein Chakra – wenig oder sehr stark – über die anderen und wird sich in bestimmten psychologischen Grundmustern offenbaren.

Die sieben Chakras entsprechen sieben Grundpersönlichkeiten. Natürlich ist jeder Mensch ein einmaliges, unverwechselbares Wesen, und sein individuelles Seelenleben hängt von mehr als der Dominanz eines Chakras ab: Die Seele eines Menschen spiegelt sich in den Wechselwirkungen aller Chakras. (Nähmen wir für jedes Chakra nur 10 verschiedene mögliche Zustände an, so ergäben sich schon 10 Millionen unterschiedliche Kombinationen; in Wahrheit gibt es aber noch viel mehr!)

Die Tests (Seite 44 ff.) zeigen, welche unserer Chakras stark sind und welchen Chakras wir uns mehr widmen sollten.

Doch durch die psychologischen Grundmuster, die sich durch ein dominantes Chakra erkennen lassen, können wir wichtige Einsichten gewinnen: Einsicht in uns selbst, Einsicht in unsere Stärken und Entwicklungsmöglichkeiten, Einsicht über den für uns geeigneten Weg. Darüber hinaus werden wir mehr Verständnis entwickeln für das Verhalten anderer Menschen, wenn wir diese im Zusammenhang mit ihren jeweils vorherrschenden Chakras sehen.

Der Wurzelchakra-Typus

Das erste Chakra verbindet den Menschen mit der Erde. Dieses Chakra ist die Quelle unseres Lebenswillens, aus ihm entspringt die ursprüngliche Lebenskraft. Es ist gewissermaßen das Bindeglied zwischen dem Menschen als geistiges, körperliches und spirituelles Wesen und der Natur. Das Wurzelchakra sorgt für die materiellen Grundlagen unseres Seins, sichert damit das Überleben und spendet die nötige Kraft, um in der materiellen Welt zu überleben.

Charakter

Für den Wurzelchakra-Menschen ist das Hauptthema »Überleben und Sicherheit schaffen«. Materielle Sicherheit steht für ihn im Vordergrund; sein Bedürfnis nach Stabilität und materieller Sicherheit lassen ihn sich nicht in weltfremden Träumen verlieren. Der Wurzelchakra-Typus ist sehr erd- und naturverbunden – er ist ein Teil der Natur, in der er lebt. Nicht, dass ihm das immer bewusst wäre: Er bedarf keiner Worte und Theorien, er lebt einfach in seinem Urvertrauen, das ihm die starke Aktivität des Wurzelchakras verleiht.

Menschen, bei denen das Wurzelchakra dominiert, versuchen, sich so gut wie möglich abzusichern. Dazu gehört materieller Wohlstand, die Verbundenheit mit der Heimat, eine stabile Familie und ein sicherer Beruf. Dementsprechend sind Wurzelchakra-Menschen eher konservativ – darauf abzielend, das Wesentliche, Natürliche und Gesunde zu erhalten.

Der Wurzelchakra-Typus kann sich am besten in Berufen verwirklichen, die seine Bodenständigkeit und Erdverbundenheit reflektieren.

Als Gärtner, Bauer, Handwerker kann er ebenso Hervorragendes leisten wie als Sportler, Bildhauer oder Landschaftsarchitekt. Auch mit Tieren können Wurzelchakra-Menschen sehr gut umgehen. Der Umgang mit Geld liegt ihnen ebenfalls, bringt aber nicht unbedingt ihre besten Qualitäten zum Vorschein.

Der bodenständige Wurzelchakra-Mensch empfindet sich ganz selbstverständlich als Teil der Natur, in der er lebt.

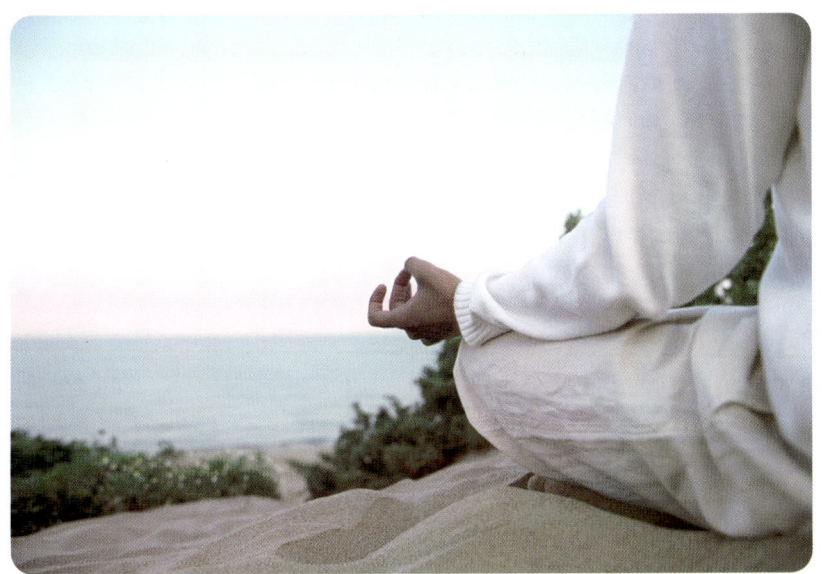

Besonders der geerdete Wurzelchakra-Mensch sollte sich der spirituellen Welt öffnen.

Stärken

Der Wurzelchakra-Mensch hat einen starken Lebenswillen und ein großes Potenzial an Lebensenergie, dazu Ausdauer und Durchsetzungskraft. Menschen mit solchen Energien vermögen in der Welt etwas zu bewegen und ihre Ziele im Einklang mit den Kräften des Lebens zu erreichen.

Das Gefühl für den Wert des Lebens, für die natürlichen Rhythmen, gepaart mit der Erd- und Naturverbundenheit des Wurzelchakra-Typus, macht diese Menschen zu idealen Kämpfern für die Bewahrung der Natur und einer gesunden, erdverbundenen Lebensweise. Dabei verfallen sie nicht, wie viele andere, ideologischem Denken, sondern bleiben stets praktisch und mit beiden Füßen auf dem Boden.

Im Wurzelchakra-Typus sind die besten Voraussetzungen zur vollen Entfaltung der Lebensenergie gegeben. Wenn diese guten Voraussetzungen auf den fruchtbaren Boden einer harmonischen Entwicklung der anderen Chakras fallen, sind Wurzelchakra-Menschen in der Lage, mit ihrer Lebenskraft und ihrem Durchsetzungsvermögen wirklich große und wichtige Dinge in ihrem Leben zu leisten.

> Wurzelchakra-Menschen machen sich oft Themen wie Natur-, Tier- und Artenschutz zu Eigen und pflegen eine gesunde Lebensweise.

Aufgaben

Die Kraft eines starken Wurzelchakras bringt auch Gefahren mit sich, wenn sie nicht durch übergeordnete Energien in die richtige Bahn gelenkt wird. Die größten Gefahren, die der Entwicklung des Wurzelchakra-Menschen entgegenstehen, sind die Selbstsucht und die Triebhaftigkeit.

Die Selbstsucht ist ein großes Hindernis auf dem Weg zur Vervollkommnung. Wer stets nur auf sich selbst blickt, wird schwer erkennen, dass letztlich alles Sein eins ist und die Fixierung auf den kleinen Teil der Welt, die er Ich nennt, ihn des größten Teiles seiner Möglichkeiten beraubt.

Die Triebhaftigkeit, die ein starkes Wurzelchakra, das nicht durch die Energien anderer Chakras geleitet wird, mit sich bringen kann, bezieht sich vor allem auf die Grundbedürfnisse des Lebens, allen voran die Nahrungsaufnahme. Das ist in spiritueller Hinsicht nicht so negativ wie das Problem der Selbstsucht. Doch gerade in Verbindung mit der Selbstsucht ist die Triebhaftigkeit besonders schädlich: Das aggressive Durchsetzen egoistischer Interessen kann zu einer Falle werden, aus der es schwer wird, sich zu befreien. Ein ständiges Nehmen ohne Geben führt zu einem immer stärker werdenden Ungleichgewicht.

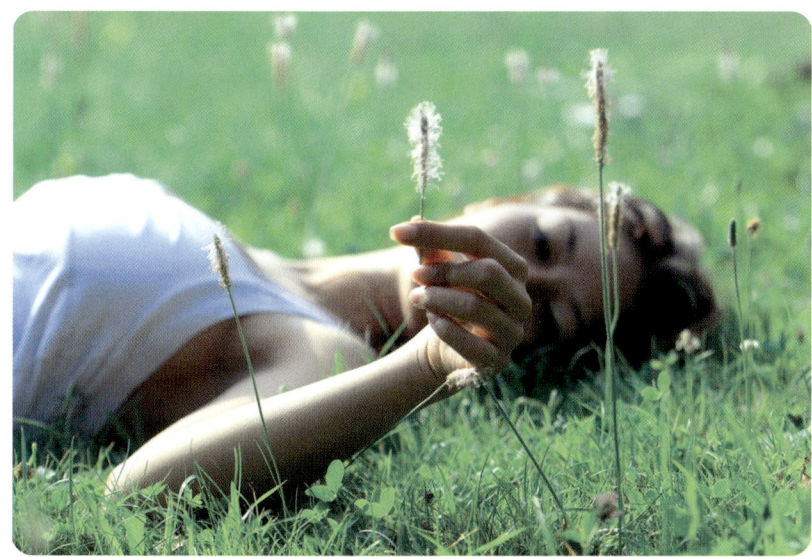

Jeder Chakra-Typus hat bestimmte Ängste, für die er anfällig ist. Beim Wurzelchakra-Typus sind das existenzielle Ängste, die schnell auftreten können, wenn die materiellen Bedürfnisse, die dem Wurzelchakra-Menschen so wichtig sind, nicht erfüllt werden. Aus diesen Ängsten heraus können dann die Probleme Selbstsucht und Triebhaftigkeit verstärkt zum Ausdruck gelangen.

Die negativen Ausprägungen eines starken Wurzelchakras können sich nur dann manifestieren, wenn dieses Chakra einseitig entwickelt ist, während die anderen Kraftzentren sehr schwach entwickelt oder blockiert sind. Der Weg, diese Schwierigkeiten zu überwinden, besteht darin, seinen anderen Chakras größere Aufmerksamkeit zu widmen.

Am wirksamsten wäre es für den Wurzelchakra-Menschen, sein komplementäres Chakra, das Kronenchakra, zu stärken und zu pflegen. Genau das fällt dem Wurzelchakra-Menschen jedoch oft besonders schwer. Keine zwei Chakras sind in ihren Charakteristika so verschieden – und ergänzen sich so vollkommen.

Die große Chance für den Wurzelchakra-Typus liegt in seinem Durchhaltevermögen, seiner Energie und seinem Urvertrauen. Sie ermöglichen ihm, auch schwierige Aufgaben zu bewältigen. Der erste Schritt besteht für den Wurzelchakra-Menschen darin zu erkennen, dass auch die spirituelle Welt ein wichtiger Teil der Welt ist und keinen Widerspruch, sondern eine Ergänzung zu den erdverbundenen Kräften darstellt.

Durch ihr hohes Sicherheitsbedürfnis suchen Wurzelchakra-Menschen nach einer höchstmöglichen Absicherung in der Welt.

Der Sakralchakra-Typus

Das zweite Chakra entspricht dem Element Wasser – dem Element, das mit dem Schöpferischen, Lebenserzeugenden in engem Zusammenhang steht. Das Sakralchakra ist der Ursprung und Quell der schöpferischen Kräfte des Menschen. Es sorgt für die Fortpflanzung in körperlicher und geistiger Hinsicht, steht also mit Sexualität und Kreativität in Verbindung.

Charakter

Die Hauptthemen des Sakralchakra-Typus hängen alle mit dem Thema Schöpfung zusammen. Seine Energie rückt die Lebenslust, die Sinnlichkeit, die Sexualität und die Schaffenskraft in den Vordergrund. Der Sakralchakra-Mensch hat das Bedürfnis, das, was in ihm ist, in die Welt zu bringen und zu vermehren. Ihn prägt die Lust zur Entfaltung.

Dieses schöpferische Moment ist sehr lebensnah: Kinder zu zeugen oder zu gebären bedeutet eine große Erfüllung für diese Menschen. Im künstlerischen Schaffen liegt ihnen nahezu ausschließlich die bildende Kunst am Herzen; das Ästhetische, die Schönheit muss immer auch etwas Handfestes haben, begreifbar sein. Ein starkes Sakralchakra kommt Bildhauern, Architekten, Malern, aber auch Schreinern, Töpfern, Kunstschmieden zugute. Dagegen wird man keine Philosophen, kaum Dichter und nur wenige Komponisten finden, bei denen das Sakralchakra dominiert. Neben den handwerklichen und künstlerischen Berufen profitieren auch alle Heilberufe von den Fähigkeiten, die dem Sakralchakra-Typus eigen sind. Sakralchakra-Menschen wirken oft sehr anziehend und äußerst sympathisch auf andere: durch ihre Lebenslust, ihre Sinnlichkeit, ihre Selbstsicherheit und fassbare Kreativität.

Bilden und Gestalten sind wichtige Themen im Leben des Sakralchakra-Menschen.

Stärken

Der Sakralchakra-Typus hat viele Stärken, durch die er sein Potenzial ausschöpfen kann. Seine besonderen Begabungen führen dazu, dass er ständig auf der Suche nach neuen Wegen ist, dass er im Fluss bleibt und nicht in unproduktivem Stillstand verharrt. Seine schöpferische Kraft, seine Begeisterungsfähigkeit und Vitalität ergänzen sich dabei auf ideale Weise.

Frauen, deren Sakralchakra besonders aktiv ist, finden ihre Erfüllung oft in der Mutterschaft – und sind mit der Kreativität, der Lebensfreude und den heilenden Energien, die das zweite Chakra mit sich bringt, meist auch ideale Mütter, die das Beste für ihre Kinder bewirken und das Beste in ihnen zur Entfaltung bringen.

Männer, die dem Sakralchakra-Typus angehören, haben einen besonderen Vorteil: Die schöpferische, weibliche Energie des zweiten Chakras bewirkt in ihnen eine natürliche Harmonie des weiblichen und männlichen Pols. Allerdings sind Männer auch von Problemen, die ein dominantes Sakralchakra mit sich bringen kann, verstärkt betroffen.

Ein großer Vorzug des Sakralchakra-Menschen liegt in der Kombination von besonders ausgeprägtem Körperbewusstsein, Lebensfreude und heilenden Energien, die dem Sakralchakra entspringen. Nicht nur, dass dies die idealen Voraussetzungen für eine stabile Gesundheit und ein langes Leben sind – sie ermöglichen dem Sakralchakra-Typus auch, über das Körperliche zu höheren Ebenen vorzudringen, beispielsweise durch Yoga und andere spirituelle Methoden.

Nicht zuletzt sind Sinnlichkeit und frei fließende sexuelle Energie positive Faktoren, so lange sie nicht durch widrige Umstände in falsche Bahnen gelenkt werden. Viele psychische Probleme haben ihre Wurzel in einer blockierten Sexualität. Für Menschen mit dominantem Sakralchakra ergeben sich hier Chancen, in höhere Seinszustände vorzustoßen.

Sakralchakra-Frauen laufen Gefahr, sich in der Mutterrolle zu verlieren und ihre eigene spirituelle Entwicklung zu vernachlässigen.

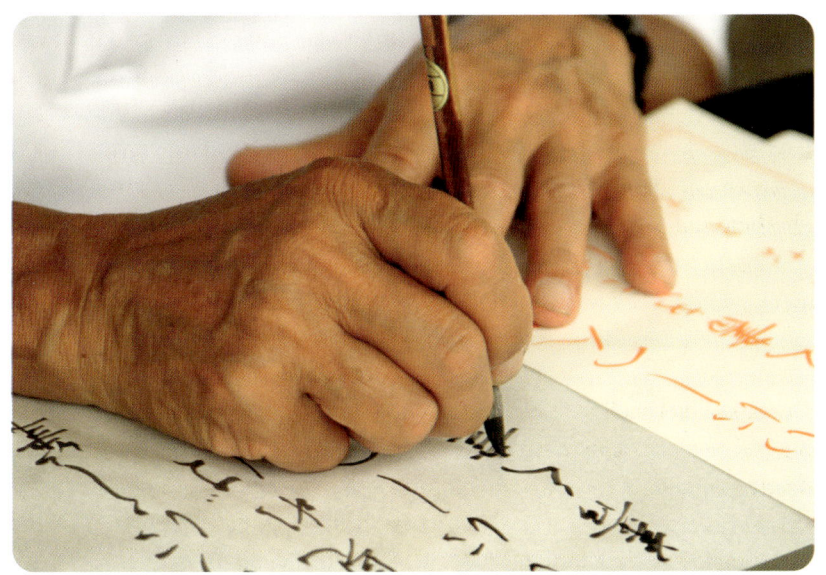

Die Lust am Schöpferischen ist kennzeichnend für Sakral-chakra-Menschen.

Kinder zu zeugen oder zu gebären ist für Sakralchakra-Menschen ein besonders wichtiges Thema.

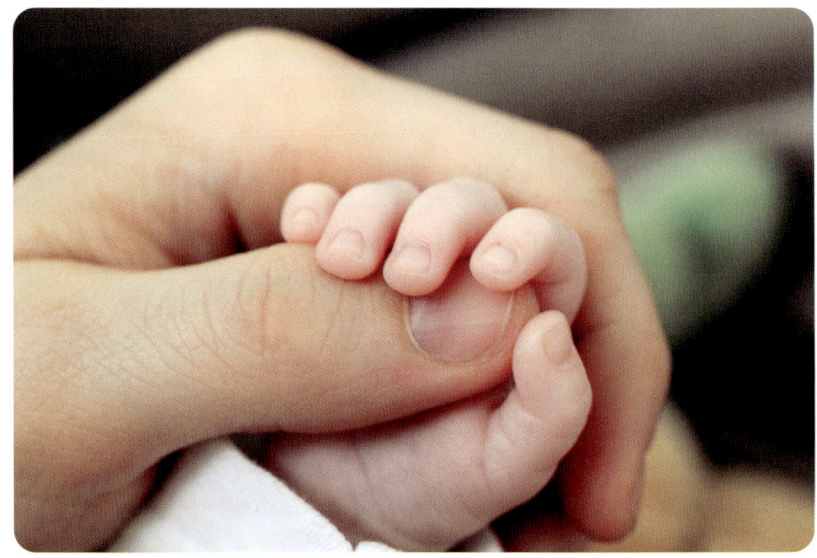

Aufgaben

In der großen Stärke des Sakralchakra-Typus – seiner vitalen, schöpferischen Energie – liegt gleichzeitig seine größte Gefahr: Wird das Schöpferische ausschließlich in der Sexualität verwirklicht, führt das (besonders bei Männern) oft zu Lustabhängigkeit und zügelloser Triebhaftigkeit. Kommt Frustration im Bereich der sexuellen Bedürfnisse dazu, können Aggressivität und Zerstörungswut die Folge sein: Der Sakralchakra-Mensch kann seine starken Energien zum Schaden anderer einsetzen und seine eigene Entwicklung blockieren.

Für keinen anderen Chakra-Typus ist die Wahl eines entsprechenden Partners so wichtig wie für den Sakralchakra-Menschen.

Die besonderen Ängste, mit denen der Sakralchakra-Typus konfrontiert ist, sind vor allem Verlustängste, am häufigsten die Angst, den Partner zu verlieren – die häufigste Reaktion ist aggressive Eifersucht.

Die beste Möglichkeit, diesen Gefahren aus dem Weg zu gehen, liegt für den Sakralchakra-Menschen darin, seine Aufmerksamkeit auf die Entwicklung seines komplementären Chakras, des Stirnchakras, zu richten. Dessen Energien, Weisheit, Intuition und Phantasie, bringen seine guten Voraussetzungen zur Vollendung. Er hat sehr gute Möglichkeiten, Erfüllung zu finden, wenn er seine schöpferische Lebensfreude und seine heilenden Energien bewusst lebt und im Alltag verwirklicht. Dann wird er nicht nur ein besonders glückliches und erfüllendes Leben erfahren, sondern auch viele positive Energien in die Welt tragen können.

Der Nabelchakra-Typus

Das Nabelchakra wird mit dem Element Feuer assoziiert. Diesem Chakra entspringen die stärksten Energien: Eine gute Entwicklung des Nabelchakras ist die Voraussetzung für die vollständige Entfaltung der menschlichen Möglichkeiten. Es ist nicht nur der wichtigste Energiespeicher, sondern auch die Zentrale, von der aus *Prana*, die Lebensenergie, im Körper verteilt und kontrolliert wird.

Auch ein gesundes Selbstbewusstsein und Ich-Gefühl haben ihre Grundlage im starken Nabelchakra – dem Bauch, dem vitalen Zentrum des Menschen. Das Feuer des dritten Chakras zeigt sich auch in der Sensibilität für andere; ist diese Eigenschaft blockiert, kommt es nicht selten zu bedenklichen Fehlentwicklungen.

Charakter

Das Hauptthema im Leben des Nabelchakra-Menschen ist Willenskraft und (Selbst-)Kontrolle. Das Durchsetzen und Kontrollieren ihrer Vorstellungen und Ziele hat für diese Menschen absoluten Vorrang. Es verwundert dementsprechend nicht, dass der Nabelchakra-Typus der Prototyp des Erfolgsmenschen ist.

Diese Menschen üben großen Einfluss auf ihre Mitmenschen und die Welt aus. Sie können Dinge in Bewegung setzen und diese voranbringen. Welchen Beruf Nabelchakra-Menschen auch ergreifen – sie werden es weit darin bringen. Auf jeden Fall können sie sich in leitenden Positionen besser verwirklichen als in untergeordneten. Die Veranlagung zum Erfolg beinhaltet aber auch eine große Verantwortung.

Willensstärke, Durchsetzungskraft und Selbstkontrolle machen den Nabelchakra-Menschen zum geborenen Erfolgsmenschen.

Stärken

Die große Stärke des Nabelchakra-Typus ist seine außerordentliche Willenskraft. Was er sich vornimmt, wird er auch erreichen. Die vielen anderen positiven Energien des dritten Chakras sorgen dafür, dass der Nabelchakra-Typus seine Macht und seinen Einfluss meist auf eine Art nutzt, die Gutes bewirkt. Seine große Willenskraft wird durch die wichtigen Energien der Empathie (des Einfühlungsvermögens), der Sensibilität

Was der Nabelchakra-Mensch sich vornimmt, das erreicht er auch: Seine Willenkraft führt ihn zum Ziel.

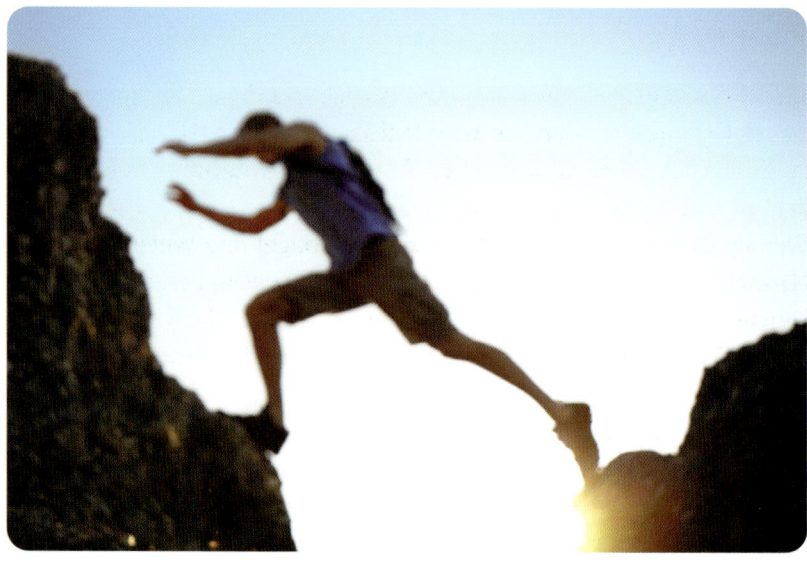

und der Sehnsucht nach höheren Seinsebenen in richtige und positive Bahnen gelenkt. Umgekehrt erleichtern gerade diese Kräfte dem Nabelchakra-Menschen, seine Ziele, die er sich mit seinem Willen setzt, im Einklang mit seiner Mitwelt zu erreichen.

Menschen, deren Nabelchakra besonders stark entwickelt ist, stellen ihre Willenskraft nicht selten in den Dienst der Entwicklung ihrer Persönlichkeit. Das ist auch der Grund dafür, dass man verhältnismäßig wenige ältere Nabelchakra-Menschen findet.

Ist das Nabelchakra bei einem Menschen in jungen Jahren dominant und fließen seine Kräfte in die Entwicklung der Persönlichkeit ein, dann wird sich der Nabelchakra-Typus mit all seiner Willenskraft der Entfaltung seines ganzen Potenzials widmen. Dadurch wird es ihm auch gelingen, die Energien in allen Kraftzentren gleichmäßig und harmonisch zu entwickeln. Bei vielen der großen erleuchteten Weisen dominierte in ihrer Jugend das dritte Chakra.

Das Nabelchakra war bei vielen der großen Erleuchteten und Weisen in ihrer Jugend dominant.

Sehr bedeutsam ist die Funktion des Nabelchakras, die Lebensenergie im Körper zu verteilen. Der Nabelchakra-Typus sitzt sozusagen an der Zentrale der Kraft: Es fällt ihm besonders leicht, Kontrolle über den Energiefluss zu gewinnen – Krankheiten und Störungen können sich auf diese Art schwer festsetzen. Dem Nabelchakra-Menschen stehen alle Möglichkeiten offen, wenn er sich vor den Gefahren, die ein dominantes drittes Chakra mit sich bringt, wirkungsvoll schützen kann.

Aufgaben

Die großen Energien, über die der Nabelchakra-Typus verfügt, bringen jedoch Gefahren mit sich, wenn sie fehlgeleitet werden. Das gilt vor allem in der modernen Industriegesellschaft mit ihrem ausgeprägten Leistungsdenken und ihrer Ellbogenmentalität.

Werden die an sich positiven Eigenschaften Macht und Willensstärke des Nabelchakra-Menschen nicht durch positive Energien gelenkt, kann das Durchsetzungsvermögen zum Selbstzweck werden. Dadurch wird die eigene Persönlichkeitsentwicklung behindert – und Schaden für die Mitmenschen angerichtet.

Den großen Fähigkeiten, die der Nabelchakra-Typus mitbringt, steht aber eine große Verantwortung gegenüber. Denn bei Nabelchakra-Menschen, bei denen die Energien disharmonisch entwickelt sind, schlägt die positive Kraft ins Gegenteil um. Diese Menschen können zu rücksichtslosen Machtmenschen werden, die von äußerem Erfolg besessen sind und in ihrer Machtgier und bedingungslosen Zielstrebigkeit alles andere vernachlässigen. Machtgierige Politiker und skrupellose Geschäftsleute gehören nicht selten zu diesem Typus.

Bei einseitiger Entwicklung des Nabelchakras können Machtgier, Skrupellosigkeit und Machtmissbrauch entstehen.

Männer sind stärker gefährdet als Frauen, da die latent aggressive männliche Energie durch die ebenfalls männliche Energie des Nabelchakras noch verstärkt wird. Eine Tatsache: Bei Frauen tritt dieses Problem nicht so häufig auf. Deshalb findet man wesentlich häufiger rücksichtslose, machtgierige Männer als Frauen.

Der Nabelchakra-Mensch ist für Ängste nicht sehr anfällig. Wenn er vor etwas Angst hat, dann meist davor, die Kontrolle zu verlieren. Die genannten Fehlentwicklungen können nur dann negativ in Erscheinung treten, wenn die vielen anderen positiven Energien des Nabelchakras unterdrückt werden. Nabelchakra-Menschen haben die glückliche Gabe und den natürlichen Drang, ihre Persönlichkeit stetig und harmonisch weiterzuentwickeln. Gerade für sie ist es daher außerordentlich wertvoll, ihre Aufmerksamkeit zwei Chakras zu widmen: zum einen dem komplementären Chakra – in diesem Fall also dem Halschakra, das für Kommunikation, Inspiration und Wahrheit steht –, zum anderen aber dem Herzchakra, dessen Energie in allen Fällen heilsam wirkt.

Für den Nabelchakra-Typus ist es außerdem von ganz besonderer Bedeutung, die Kunst der Entspannung zu erlernen. Durch Entspannung kehrt die Ruhe und Gelassenheit ein, die ihm mitunter fehlt und die ihn vor Irrwegen bewahren kann.

Der Herzchakra-Typus

Das Herzchakra steht mit dem Luft-Element in Verbindung. Die Energie dieses Chakras ist folglich in der Lage, alles zu berühren. Das vierte Energiezentrum bildet den Mittelpunkt der sieben Chakras und steht mit allen anderen Chakras in Verbindung.

Aus dem Herzchakra strömt die machtvollste Energie, jene Kraft, die in der Lage ist, alles zu durchdringen und zum Guten zu wenden, die Kraft, die sowohl die höchsten als auch die niedrigsten Bedürfnisse zu transformieren vermag – die Liebe.

Charakter

Liebe und Mitgefühl sind die Hauptthemen, die das Leben des Herzchakra-Typus bestimmen. Je stärker das Herzchakra bei einem Menschen entwickelt ist, desto mehr ist der Mensch von der Kraft der selbstlosen, alles überwindenden Liebe durchdrungen.

Das harmonische Herzchakra lässt emotionale Nähe zu anderen entstehen – sie ist Voraussetzung für ein friedliches Miteinander.

Den Herzchakra-Typus charakterisieren Herzlichkeit, Zuwendung, Wärme, Toleranz und ein aufrichtiges Mitfühlen mit allen seinen Mitwesen. Das Mitfühlen beschränkt sich bei ihm aber nicht nur auf das Mitleiden, es beinhaltet ebenso das Sich-mitfreuen-Können mit anderen.

Der Herzchakra-Typus nimmt das Leiden in der Welt wahr, doch er verzweifelt nicht daran, da ihm (wenn auch oft unterbewusst) klar ist, dass letztlich alles Leid durch die Kraft der Liebe aufgehoben werden kann. Der Herzchakra-Mensch bringt Liebe in die Welt und macht sie allein dadurch schon weniger leidvoll.

Auch das Verhältnis zu sich selbst ist von Nachsicht und Wärme geprägt. Der Herzchakra-Typus kann sich selbst annehmen, auch wenn er sich seiner Schwächen bewusst ist.

Da er das, was er tut, mit Liebe tut, kann er in nahezu jedem Beruf glücklich sein und Gutes bewirken. Besonders vorteilhaft für sich und andere kann er sich jedoch in Heilberufen, in der Erziehung und beratenden Tätigkeiten verwirklichen.

Auch große Künstler gehören nicht selten zu den Menschen, deren Herzchakra besonders gut entwickelt ist, denn jedes wahre Kunstwerk, das die Menschen bewegt und sie im Herzen berührt, ist mit ganzem Herzen geschaffen und von der Kraft der Liebe durchdrungen.

Stärken

Die Stärken des Herzchakra-Typus erscheinen in vielfältiger Form, von denen alle der Kraft der Liebe entspringen. Menschen, deren Herzchakra dominiert, haben das Potenzial, die Welt zu einem besseren Ort zu machen – dazu bedarf es keiner großartigen Taten (zu denen der Herzchakra-Typus jedoch durchaus auch fähig ist), denn die Liebesenergie des Herzchakras wirkt immer und in jeder Beziehung positiv verändernd.

Allein schon durch seine Anwesenheit übt der Herzchakra-Typus positiven Einfluss auf seine Umwelt und seine Mitmenschen aus. Seine aus dem Herzen entspringende innere Ruhe, sein liebevolles Annehmen seiner Selbst strahlt Harmonie aus, wirkt beruhigend und besänftigend.

Besonders hervorzuheben sind auch die Toleranz und die Offenheit, mit der Herzchakra-Menschen der Welt begegnen. Dabei ist speziell darauf hinzuweisen, dass die aufrichtige Toleranz des Herzchakra-Typus nicht mit der Gleichgültigkeit zu verwechseln ist, als die die Toleranz so oft missverstanden wird.

Es liegt ihm fern, seine Vorstellungen und Ansichten seiner Umwelt aufzudrängen; doch er hält sich auch nicht fern von Situationen und Menschen, die unangenehm oder lästig sind. Er steht allem offen gegenüber, ohne deswegen alles in sich aufzunehmen. Er nimmt an, aber lässt sich nicht verbiegen. Trotz seiner Offenheit kann er er selbst bleiben.

Durch Mitgefühl und Offenheit erwächst im Herzchakra-Menschen eine Liebe, die nicht zwischen persönlicher Sympathie und Antipathie unterscheidet.

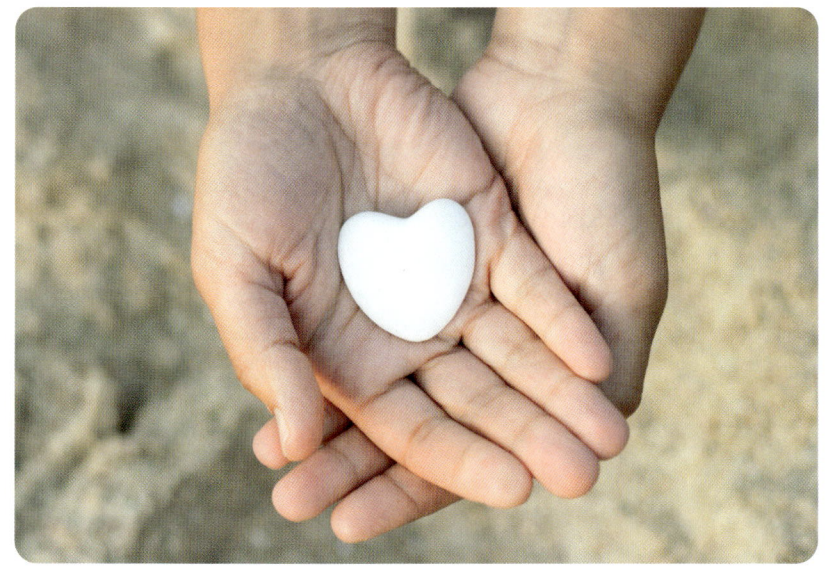

Was der Herzchakra-Mensch auch macht, er macht es mit Liebe und ganzem Herzen.

Herzchakra-Menschen fällt es leicht zu erkennen, dass hinter den scheinbaren Unterschieden und Differenzen alles Seiende letztendlich eins ist, untrennbar von seinem eigenen Sein ist. Durch sein liebevolles Sein wirkt er transformierend auf das Ganze.

In allen Tätigkeiten, die mit seelischem Wachstum und Veränderung zu tun haben, kann der Herzchakra-Typus besonders viel erreichen – gerade deshalb, weil er es nicht darauf anlegt, durch Willenskraft etwas erreichen zu müssen. Als Berater, Erzieher, Heiler, Therapeut, aber auch als Vater oder Mutter finden Menschen mit dominierendem Herzchakra Erfüllung und Befriedigung.

Aufgaben

Es gibt eine einzige Gefahr, mit der der Herzchakra-Typus konfrontiert ist: Da er sich selbst mit ebenso großer Nachsicht und Toleranz begegnet wie seinen Mitmenschen, kann es auch geschehen, dass er seiner persönlichen Entwicklung nicht die Aufmerksamkeit widmet, die er bräuchte, um sein großes Potenzial wirklich auszuschöpfen. Aus dieser Ruhe des Herzens kann dann im Extremfall ein liebevoller Stillstand werden. Das ist insbesondere deshalb sehr bedauerlich, da jede Weiterentwicklung dem Herzchakra-Menschen weitere Ebenen des Bewusstseins eröffnet, in denen sich die Kraft der Liebe entfalten kann.

Ein starkes Herzchakra macht es leicht, Verantwortung für andere zu übernehmen: für den Partner, Kinder, Verwandte und Freunde.

Wenn die höheren Chakras blockiert sind, kommt es mitunter vor, dass sich der Herzchakra-Typus ganz unreflektiert in seiner Liebe verliert. Zwar kann die Kraft der Liebe nicht direkt etwas Negatives bewirken, doch sie kann die Selbstverantwortung und Entwicklung anderer behindern. So geschieht es mitunter, dass überfließende, unreflektierte Liebe anderen jegliche Verantwortung und Eigeninitiative nimmt, die sie jedoch für ihre Weiterentwicklung bräuchten.

Die wichtigste Aufgabe für den Herzchakra-Typus besteht darin, sich bewusst zu machen, dass Entwicklung auf allen Ebenen wichtig ist. Im Gegensatz zu den anderen Chakras gibt es für das Herzchakra kein komplementäres Chakra – es gibt keinen notwendigen Gegenpol zur Liebe. Das Herzchakra ruht im Zentrum.

Es ist also für den Herzchakra-Typus ratsam, die gleichmäßige Entwicklung und Harmonisierung aller seiner Chakras zu betreiben. Eine wunderbare Möglichkeit, dies zu erreichen, besteht beispielsweise darin, der Kraft der Liebe künstlerischen Ausdruck zu verleihen.

Der Halschakra-Typus

Das Halschakra ist das unterste der drei höheren Chakras, die mit den höheren geistig-seelischen Funktionen in Verbindung stehen. Das Halschakra verbindet das Herzchakra mit dem Stirnchakra. Dadurch spielt es eine Vermittlerrolle zwischen dem Gefühl und der Spiritualität und trägt damit zur Überwindung der Dualität bei.

Auch das Element, mit dem das Halschakra assoziiert ist, weist auf diese Vermittlungsfunktion hin: Äther oder Raum ist das Bindeglied zwischen materiellem und immateriellem Sein.

Charakter

Das Hauptthema des Halschakra-Typus ist Kommunikation. Für diese Menschen ist es ein Grundbedürfnis, sich mitzuteilen, ihre Gedanken auszudrücken und die Dinge für sich und andere auf rationaler Ebene zu klären. Rational heißt nicht ohne Gefühl – wirkliche Rationalität oder Vernunft bezieht immer die Gefühle mit ein. Rationales Denken ohne Gefühle wäre unvernünftig, irrational.

Das Kommunikationsbedürfnis des Halschakra-Menschen beschränkt sich keineswegs auf die Kommunikation mit seiner Umwelt. Es umfasst ebenso die innere Kommunikation: die Kommunikation mit dem Unterbewussten, das innere Gespräch des Menschen, das Klarheit in das Denken und Fühlen bringt.

Der Halschakra-Typus klärt die Dinge für sich, bevor er sie nach außen trägt. Daraus resultiert auch der Mut, zur eigenen Meinung zu stehen – er will der Wahrheit Ausdruck verleihen.

Halschakra-Menschen sind gute Lehrer und Vermittler. Sie können sich am besten im Gespräch mit anderen entfalten. Auch als Künstler können sie ihre Begabungen zur Entfaltung bringen – schließlich ist künstlerischer Ausdruck immer auch eine Form der Kommunikation.

Insbesondere als Musiker (ganz besonders als Sänger) oder als Schauspieler tun sich Menschen, die zum Halschakra-Typus gehören, hervor. Auch als Dichter und Schriftsteller können sie Großes leisten. Dabei vermissen sie allerdings häufig den Umgang mit anderen Menschen, der ihnen so viel bedeutet. Als Naturwissenschaftler und Dozenten sind sie bei der Vermittlung komplizierter Sachverhalte unübertrefflich.

> Das Bedürfnis der Halschakra-Menschen, sich mitzuteilen und auszudrücken, führt sie oft in Berufe, in denen sie mit anderen kommunizieren.

Stärken

Die Stärken des Halschakra-Typus sind vielseitig – und diese Vielseitigkeit ist wiederum eine seiner Stärken. Sein großes Interesse an einer Vielzahl von Dingen macht es ihm leicht, Neues zu lernen, Verbindungen herzustellen und damit seine Möglichkeiten zu erweitern.

Mit Hilfe seines ausgeprägten rationalen Denkvermögens spürt er die Gemeinsamkeiten zwischen Dingen auf, die nicht offensichtlich zusammenhängen. Dies ist die Voraussetzung für klares Denken und ein Grundbaustein wahrer Kreativität, da diese meist aus der ungewohnten Verknüpfung von bereits Vorhandenem resultiert.

Klares und klärendes Denken beruht auf der Verwendung von Symbolen, insbesondere den Symbolen der Sprache. Mit diesen Symbolen kann der Halschakra-Mensch perfekt umgehen. Er ist nicht nur wortgewandt – er hat auch die Gabe, seine Gedanken klar in Worte zu fassen und sie damit vermittelbar zu machen. Darauf beruht die Kommunikationsfähigkeit, die große Stärke des Halschakra-Typus.

Menschen verständigen sich aber nicht ausschließlich, nicht einmal zum größten Teil, mit Worten: Gefühle, Gedanken oder spirituelle Einsichten können oft nicht durch Worte ausgedrückt werden. Daher sind die Körpersprache, die Gefühle, die im Klang der Sprache oder in der Musik zum Ausdruck kommen, sowie die Sprache der Kunst ebenso wichtig. Sie alle

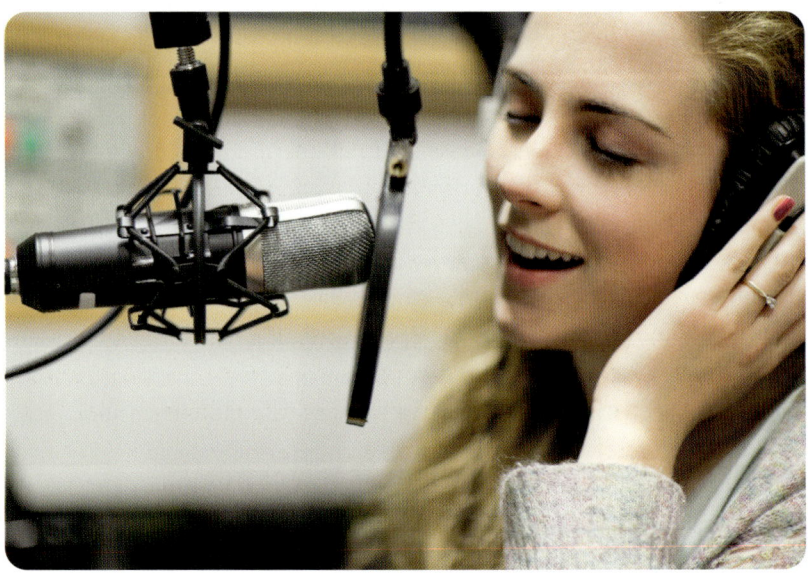

Besonders als Sänger können Halschakra-Menschen ihre Stärken umsetzen.

dienen der Kommunikation. Der Halschakra-Typus ist in allen Formen der Kommunikation versiert. Am meisten liegt ihm jedoch das gesprochene Wort. Eng mit der Kommunikationsfähigkeit hängt eine seiner weiteren Stärken zusammen: seine Musikalität. Hier zeigt sich besonders deutlich seine Fähigkeit, die materielle und die spirituelle Ebene verschmelzen zu lassen und sich damit aus der Dualität zu befreien.

Das höchste Ziel des Halschakra-Typus ist die Wahrheit. Alles, was ihn antreibt, ist diesem Ziel der Wahrhaftigkeit untergeordnet – selbst seine Kommunikationsfähigkeit dient letztlich der Vermittlung der Wahrheit. Sein Streben nach Wahrheit und die Kraft, ihr Ausdruck zu verleihen, zeichnen ihn in besonderem Maße aus.

Aufgaben

Gerade dieser Drang zur Wahrheit birgt die große Stärke und Chance des Halschakra-Typus – und sein größtes Problem. Er will der Wahrheit Ausdruck verleihen, doch kann er nur jene Wahrheit vertreten, die ihm als solche erscheint. Wie jeder Mensch ist auch er aber von seinen Erfahrungen geprägt, aufgrund derer er die Welt durch seinen persönlichen Filter betrachtet. Wahrheit ist immer relativ und subjektiv.

Leider verwechseln besonders Halschakra-Menschen ihre eigene Sicht der Dinge oft mit der absoluten Wahrheit und geraten dadurch auf Abwege, indem sie ihre ganze Kraft daran setzen, Wahrheiten zu verkünden, die subjektive »Wahrheiten«, also keine Wahrheiten sind. Es fällt ihnen sehr schwer, zu verstehen und zu akzeptieren, dass andere Menschen Dinge von einem anderen Blickwinkel aus betrachten und beurteilen.

Gerade Menschen, die vom Halschakra dominiert werden, versuchen gern, ihre subjektive Wahrheit als absolute Wahrheit zu verkünden.

Erschwerend kommt hinzu, dass es Halschakra-Menschen leicht fällt, andere durch die Sprache zu manipulieren, da sie ihnen auf sprachlicher Ebene stets überlegen sind – und sich ihnen auch überlegen fühlen. Oft versuchen sie beharrlich, andere von ihren eigenen Standpunkten zu überzeugen, was leicht zu Streitigkeiten und Disharmonie führt.

Diesen Gefahren kann der Halschakra-Typus am besten begegnen, wenn er sich der Entwicklung seines Komplementärchakras, dem Nabelchakra, widmet und sich insbesondere auch mit der Entwicklung seines Herzchakras auseinander setzt.

Die wichtigste Erkenntnis für den Halschakra-Typus besteht darin, dass die Wahrheit nicht fassbar ist und daher vor jedem Versuch, sie zu vermitteln, ausdrücklich stehen muss: »Mir scheint, dass …«

Der Stirnchakra-Typus

Das sechste Chakra ist der Quell von Intuition, Phantasie und unmittelbarer Wahrnehmung. Es ist keinem Element zugeordnet, da es die materielle Welt überschreitet und die Verbindung des Menschen zur geistigen Welt ist. Das Stirnchakra ermöglicht intuitive Erkenntnisse und lässt unmittelbare Erfahrungen zu, die nicht direkt von den körperlichen Sinnen abhängen – Erfahrungen, die daher oft als übersinnlich bezeichnet werden. Dieses Chakra verbindet den Menschen mit der geistigen Welt und ermöglicht den alltäglichen Gedanken, zur Ruhe zu kommen und die Dualität zu überwinden.

Charakter

Stirnchakra-Menschen können sich abstrakte Ziele lebhaft vorstellen und so eine Vision für den weiteren Verlauf des eigenen Lebens entwickeln.

Die zentralen Themen des Stirnchakra-Typus sind Weisheit und Selbsterkenntnis. Sein Streben zielt ganz auf die Entfaltung seines höheren Selbst. Das Mittel dazu ist die Suche nach Selbsterkenntnis, das Ziel ist die Weisheit, die jenseits der Welt der Meinungen und der Dualität liegt.
Wer vom Stirnchakra dominiert wird, durchdringt die Welt mit seiner intuitiven Gabe und vermag Dinge zu erkennen, die anderen verschlossen bleiben. Dazu trägt auch seine Phantasie bei, die Quelle wirklicher Kreativität – einer Kreativität, die in der Lage ist, Neues in die Welt zu bringen. Stirnchakra-Menschen können am ehesten Erfüllung als geistige Lehrer, Geisteswissenschaftler und Künstler finden. Als Künstler sind sie von der Zustimmung anderer unabhängig. Sie können nach dem Prinzip »Kunst um der Kunst willen« leben. Als Heiler sind Stirnchakra-Menschen ein Segen für alle, denen sie begegnen.

Stärken

Die größte Stärke des Stirnchakra-Typus liegt nicht in dem, was er ist, sondern in dem, was er zu werden bestrebt ist. Seine Suche nach der Welt hinter der Welt des Offensichtlichen führt ihn seiner Vollendung entgegen. Stirnchakra-Menschen gehören zu den Menschen, die von allen am leichtesten ihr Potenzial erfüllen können, unter der Voraussetzung, ihre Entwicklung wird nicht durch Blockaden anderer Chakras behindert.

Ein gut entwickeltes Stirnchakra ermöglicht es, mehr zu sehen. Der Stirnchakra-Mensch kann sich ein Bild von dem machen, was sein könnte. Dadurch ist er wie kein anderer in der Lage, Visionen zu entwickeln: beispielsweise für den Verlauf seines eigenen Lebens, aber ebenso für die Verringerung des Leides in der Welt.

Die in hohem Maße geschärften Sinne dienen dem Stirnchakra-Typus nicht nur zur Projektion der Vorstellungskraft nach außen, sondern bilden und formen seine Persönlichkeit. Mit jedem Erkenntnisschritt nähert er sich seinem Ziel, der Weisheit.

Stirnchakra-Menschen fällt es leichter als anderen, Illusionen und Täuschungen als solche zu erkennen und zu überwinden. Sie durchdringen die Welt und sehen die Einheit hinter den Dingen. Daraus entsteht allmählich der innere Frieden, den Stirnchakra-Menschen empfinden und den sie in die Welt ausstrahlen, sofern sie sich auf ihrem spirituellen Weg weit genug entwickelt haben.

Eine der großen Stärken des Stirnchakra-Typus ist seine gewaltige schöpferische Energie, die oft nicht erkannt wird – nicht einmal von ihm selbst. Für ihn selbst ist das kreative Schaffen selbstverständlich, deshalb erkennt er seine besondere Kraft nicht.

Der Stirnchakra-Mensch kann sich ein Bild machen, das nicht von dem, was ist, sondern von dem, was sein könnte, geprägt ist.

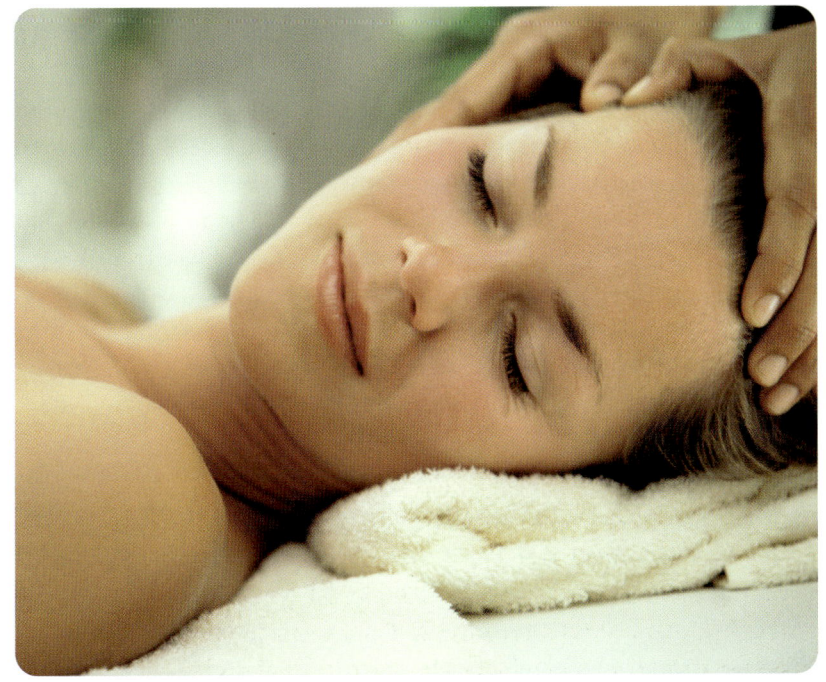

Stirnchakra-Menschen haben eine besondere Begabung für Heilberufe.

Für seine Mitmenschen wird die schöpferische Kraft des Stirnchakra-Typus nicht leicht offenbar, da die Ausdrucksformen dieser Menschen das Erkenntnisvermögen ihrer Mitmenschen oft überfordern können. Wird das kreative Schaffen dieses Chakra-Typus jedoch erkannt, dann stößt es in der Regel auf ganz besonders starke Begeisterung, da in seiner Kreativität etwas ganz Neues zum Ausdruck gelangt.

Stirnchakra-Menschen haben die Gabe, ihre Gedanken völlig still werden zu lassen. Ihnen gelingt das, was der Klassiker Patanjali als Ziel des Yoga definiert: »das Zur-Ruhe-Bringen der Bewegungen der Denksubstanz«. Erreicht er diese Stille, schwindet die Dualität: männlich und weiblich, rechte und linke Gehirnhälfte, Intellekt und Gefühl; Wahrnehmung und Intuition werden eins und vereinen sich im Bewusstsein von Frieden.

Bei der Suche nach der höheren Wirklichkeit sollte der Stirnchakra-Mensch nicht die Verbindung zur materiellen Welt verlieren.

Aufgaben

Die großen Möglichkeiten des Stirnchakra-Typus bergen jedoch auch große Gefahren, beispielsweise dass er durch sein Durchdringen des Scheinbaren den Kontakt zu der Welt der Dinge, in der die Menschen leben, verliert – und dadurch die Verbindung zu seinen Mitmenschen. Zwar kann der Stirnchakra-Mensch auch ohne die Zustimmung anderer seine Erfüllung finden, doch ist seine Weiterentwicklung ohne den Kontakt und den Austausch mit anderen Menschen unmöglich.

Der Verlust der Verbindung zur materiellen Welt kann dann zu Vereinsamung führen und Depressionen auslösen, wenn der Stirnchakra-Mensch in seiner Entwicklung noch nicht weit fortgeschritten ist.

Ist das Stirnchakra bei einem Menschen sehr einseitig entwickelt und sind andere Chakras noch zusätzlich dazu blockiert, dann können die besonderen Wahrnehmungsmöglichkeiten geistig-seelische Probleme, in einigen Fällen sogar Geisteskrankheiten wie Psychosen oder Schizophrenie, auslösen – Ängste, für die der Stirnchakra-Typus besonders anfällig ist.

Diese Probleme treten jedoch nur dann in Erscheinung, wenn neben der einseitigen Entwicklung des Stirnchakras bei einem Menschen auch noch andere Chakras blockiert oder extrem geschwächt sind.

Die wichtigste Aufgabe für den Stirnchakra-Menschen muss folglich sein, die Entwicklung seiner unteren Chakras stetig voranzutreiben und sie als einen Teil seines Strebens nach Weisheit zu nutzen. Am förderlichsten ist für einen Stirnchakra-Menschen daher die Konzentration auf das Komplementärchakra, das Sakralchakra.

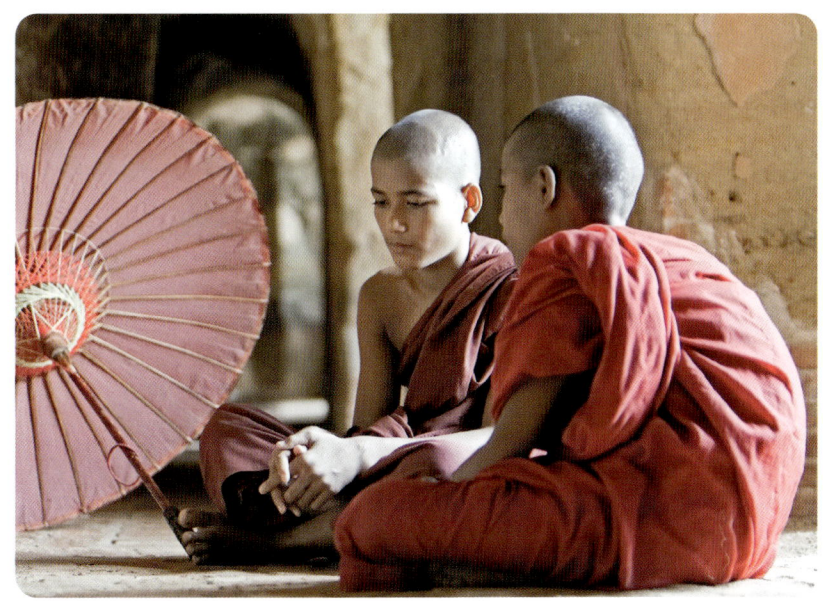

Kronenchakra-Menschen streben nach der höchsten Stufe der Selbstverwirklichung und der Überwindung des Selbst.

Der Kronenchakra-Typus

Das Kronenchakra verbindet den Menschen mit der Gesamtheit allen Seins. Es ist der Ort des reinen, von Dualität befreiten Bewusstseins: des kosmischen Bewusstseins. Seine volle Entfaltung ist gleichbedeutend mit der Erfahrung, die als Erleuchtung bezeichnet wird.

Das Kronenchakra wird keinem Element zugeordnet, denn seine Energie befindet sich außerhalb des Materiellen. Ein dominierendes Kronenchakra ermöglicht einem Menschen Wahrnehmungen, die jenseits der Sinne liegen. Alle religiösen und spirituellen Erfahrungen werden uns durch das Kronenchakra übermittelt.

Ist das hochsensible Kronenchakra voll entfaltet, ist das gleichbedeutend mit dem Zustand der Erleuchtung.

Charakter

Die zentralen Themen des Kronenchakra-Typus sind die Erleuchtung und Selbstverwirklichung. Die wichtigsten Ziele des Kronenchakra-Menschen sind sein Streben nach Erlösung, seine Spiritualität, sein Glaube, die Religion und seine Suche nach der höchsten Ebene der Selbstverwirklichung, die das Selbst überwindet. Diese Ziele bedeuten sein Leben. Manchmal scheinen diese Menschen nicht von dieser Welt zu sein.

Manche Kronenchakra-Menschen neigen zu extremer Zurückgezogenheit und Ich-Auflösung.

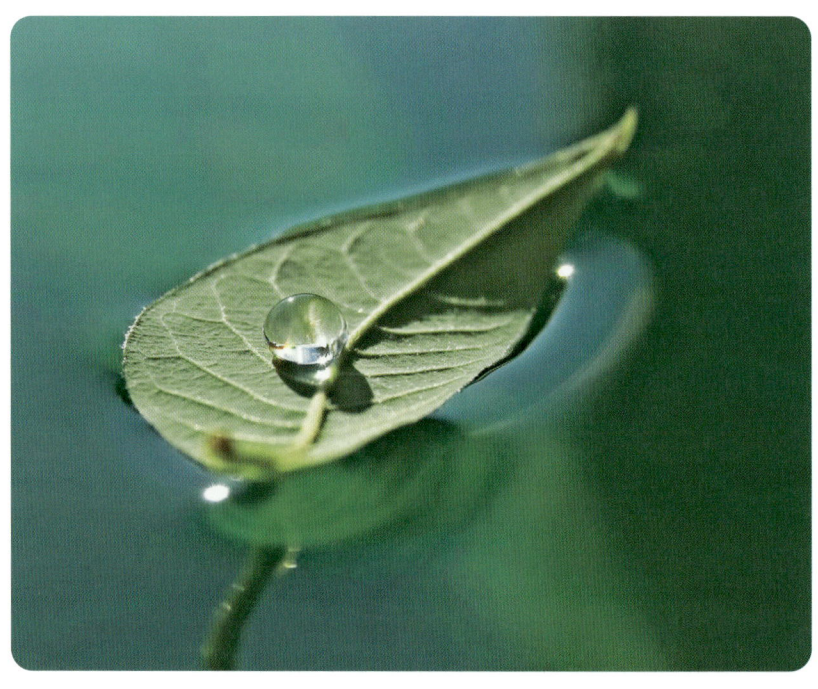

Kronenchakra-Menschen wenden sich oft Religion und Spiritualität zu und werden oft Mönche, Einsiedler oder spirituelle Lehrer.

Aber das ist ein großer Irrtum: In Wahrheit leben sie ganz und gar in dieser Welt, doch sie leben jenseits aller Täuschungen und Illusionen, die andere Menschen oftmals mit der Wirklichkeit verwechseln.

Der Charakter des Kronenchakra-Typus ist schwer fassbar, da er in vielfältigen Formen in Erscheinung tritt. Mehr als bei jedem anderen Typus modifizieren die anderen Chakras seinen Charakter.

Das ist auch der Grund, weshalb Kronenchakra-Menschen nur schwer durchschaubar sind – nicht etwa, weil sie sich bewusst geheimnisvoll gäben, sondern weil ihre Erfahrungen und ihre Wahrnehmungen sich oft von denen anderer Menschen unterscheiden und sie daher von anderen nicht verstanden werden.

Der Kronenchakra-Typus kann in jeder Situation, jeder Lebenslage und jedem Beruf seinen Lebenszielen nachgehen; er ist unabhängig von den äußeren Umständen.

Besonders oft sind diese Menschen von Bereichen angezogen, die mit Religion oder Spiritualität zu tun haben. Man findet unter den Kronenchakra-Menschen jedoch öfter einfache Mönche als hohe religiöse Würdenträger, öfter Einsiedler als Menschen, die im Lichte der Öffentlichkeit stehen. Kronenchakra-Menschen sind oft auch spirituelle Lehrer.

Stärken

Die Stärke des Kronenchakra-Typus ist sein unbeirrbares Streben nach Vollendung. Nichts hält ihn davon ab, diese zu erreichen und die Begrenzungen, die ihm das materielle Sein auferlegt, zu überwinden. Sein gut entwickeltes Kronenchakra verleiht ihm Fähigkeiten, die oft als übernatürlich bezeichnet werden; dabei hat er sie gerade, weil er seiner wahren Natur besonders nahe kommt.

Zu den Stärken des Kronenchakra-Typus gehört seine Energie, die nach außen strahlt und positive Veränderungen bewirkt. Er strahlt eine Güte und Ruhe aus, die anderen Menschen Kraft gibt.

Oft wirken Kronenchakra-Menschen auch wie ein Katalysator: Sie bringen andere Menschen dazu, sich der Spiritualität zuzuwenden und ihre Persönlichkeit weiterzuentwickeln. Diese Veränderungen bewirken sie jedoch völlig absichtslos, ohne darauf abgezielt zu haben.

Viele Stärken des Kronenchakra-Menschen werden auf den ersten Blick anderen Chakras zugeordnet. Das liegt daran, dass ein gut entwickeltes Kronenchakra die Energie aller anderen Chakras anhebt.

Wer die höchste Bewusstseinsstufe erreicht hat, wird auch für seine Mitmenschen zu einer Quelle der Kraft und Inspiration.

Aufgaben

Von Gefahren für den Kronenchakra-Typus zu sprechen wäre irreführend. Was von außen betrachtet als Gefahr erscheint, gefährdet diese Menschen nicht wirklich. Doch auch hier gibt es weniger vorteilhafte Entwicklungen, zum Beispiel eine extreme Zurückgezogenheit und Ich-Auflösung. Damit verlangsamt sich ihre Entwicklung, und ihr positiver Einfluss auf die Welt vermindert sich.

Zum Kronenchakra-Typus gehören auch Menschen, deren Kronenchakra durchschnittlich entwickelt ist und deren andere Chakras blockiert oder sehr schwach sind. Für sie ergeben sich Gefahren, allen voran der Hang zu Aberglauben, schwarzer Magie oder Geisteskrankheiten.

Auch der Kronenchakra-Typus sollte seinen anderen Chakras genügend Aufmerksamkeit schenken, vor allem der Entwicklung seines Komplementärchakras, dem Wurzelchakra. Die Energien dieses Chakras verbinden ihn mit der Erde, während es ihn (bis er die Einheit allen Seins vollends erkennt) eher zum Himmel zieht. Doch wenn es ihm gelingt, die Entwicklung des Wurzelchakras zu betreiben, gibt das seiner spirituellen Entfaltung einen starken Energieimpuls.

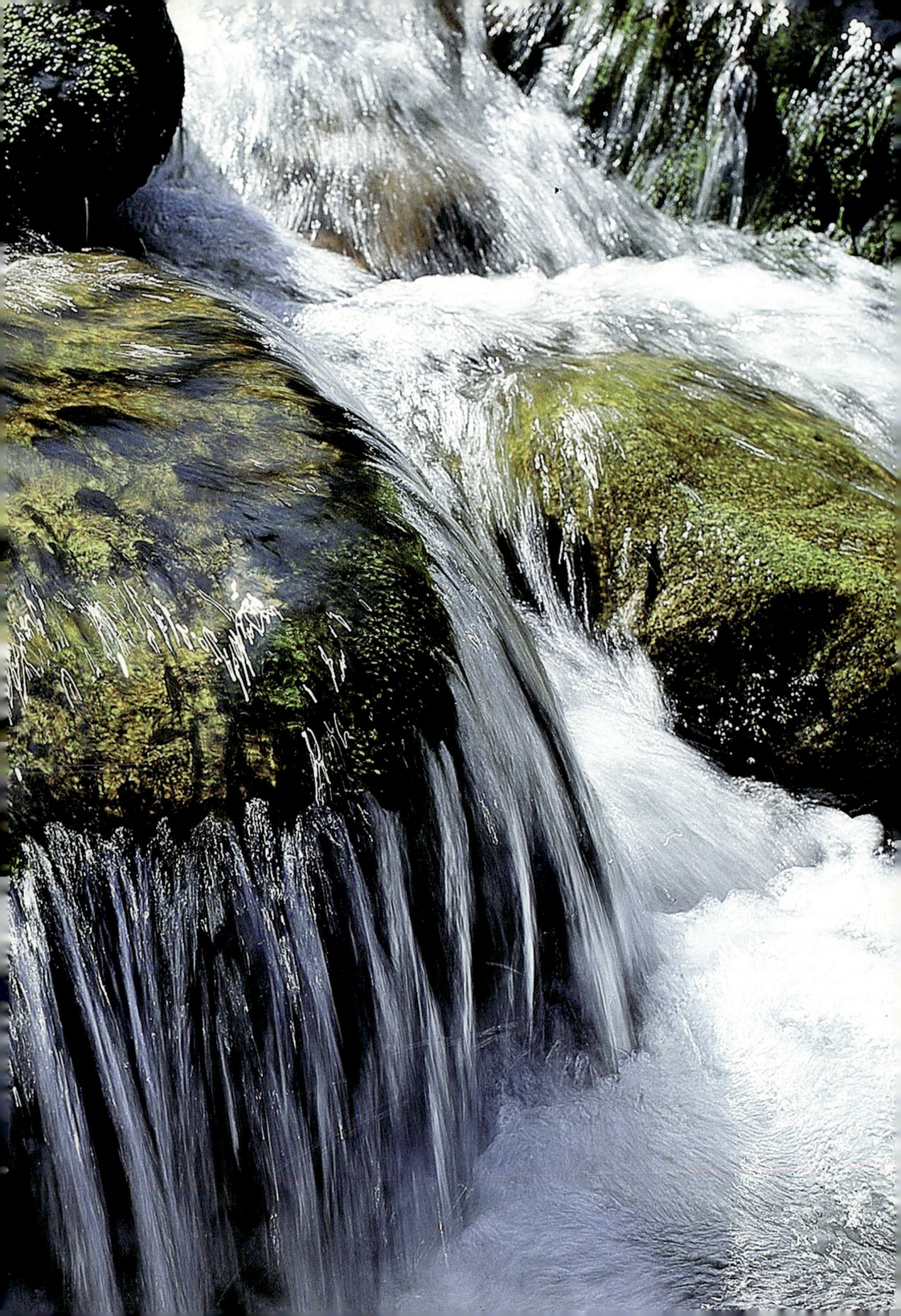

Die Psychologie der CHAKRAS

Ein dominantes Chakra bedingt bestimmte psychische Phänomene und Eigenschaften; ebenso wirken sich blockierte und schwach entwickelte Chakras auch auf der seelischen Ebene aus. Dieses Kapitel behandelt vor allem die psychischen Probleme, die sich aus schwachen oder blockierten Chakras ergeben, und stellt Lösungsmöglichkeiten vor.

Mittel, die sich nicht nur auf den psychologischen Bereich beziehen, und mit denen Sie Chakra-Blockaden aufheben und schwache Chakras stärken können, indem sie beipielsweise Ihre Chakra-Energien reinigen und erhöhen, werden Ihnen in späteren Kapiteln (Seite 107ff.) vorgestellt.

Grundsätzlich wird hier nicht zwischen Blockade und schwach entwickelten Chakras unterschieden: Eine Blockade ist enger umgrenzt und kann ein gut entwickeltes Chakra schwächen, während ein schwach entwickeltes Chakra in seiner Gesamtheit schwach ist. Der Unterschied zwischen Blockaden und Schwächen kommt erst dann zum Tragen, wenn das Chakra stark entwickelt ist, aber eine Blockade aufweist.

Ist ein Chakra geschwächt oder sogar blockiert, hat das Auswirkungen auf die Seele und bewirkt oftmals psychische Probleme.

Wenn die Energie nicht fließen kann

Die Ursachen für Blockaden und Schwächen sind ähnlich. Eine Blockade behindert vorhandene Energie beim Fließen. Bei einem schwach entwickelten Chakra ist zu wenig Energie vorhanden, die fließen könnte. Von Bedeutung wird diese Unterscheidung zwischen blockierten und schwachen Chakras, wenn es darum geht, Blockaden aufzuheben und die Energie schwacher Chakras zu erhöhen. Die psychologischen Auswirkungen betrifft dies indes kaum.

Wenn Sie den Chakra-Persönlichkeitstest (Seite 44ff.) bereits durchgeführt haben, ziehen Sie jetzt noch einmal das Ergebnis, das Chakra-Persönlichkeitsbild (Seite 45), heran. Als schwach entwickeltes Chakra gilt eines, bei dem Sie höchstens ein Feld ausgefüllt haben; die blockierten Chakras haben Sie mit einem schwarzen Kreis markiert. Lesen Sie nun die Abschnitte zu jedem Chakra, auf die eines oder beides zutrifft.

Das blockierte Wurzelchakra

Wurden Kinder in ihrer frühen Kindheit von den Eltern abgelehnt, kann dadurch die Entwicklung des Wurzelchakras gestört sein.

Ein schwaches Wurzelchakra betrifft die Erdung des Menschen. Ist dieses Chakra sehr schwach oder stark blockiert, behindert dies die Entwicklung des Menschen. So wichtig wie die Wurzeln eines Baumes für dessen gesamtes Wachstum sind, so ist auch das Basischakra für die Entfaltung der darüber liegenden Chakras von großer Bedeutung.

Auf psychologischer Ebene ist es vor allem das fehlende Urvertrauen, das auf allen Ebenen zum Ausdruck kommt. Die Ursache dafür liegt häufig in der frühesten Kindheit: Menschen, die als Kinder unerwünscht waren, abgelehnt oder verlassen wurden, vernachlässigt oder misshandelt wurden, haben es im Leben schwer, Vertrauen zu anderen, zu sich selbst oder zum Leben aufzubauen. Stets wird ein tief sitzendes Misstrauen sie zur Vorsicht mahnen. Häufig leiden sie unter Ängsten – vor konkreten Dingen wie Spinnen oder Hunden oder oft auch generalisiert.

Schwaches Urvertrauen – Ängste und Depression

Durch ihre Ängstlichkeit hängen sich Menschen mit schwachem Wurzelchakra oft verstärkt an andere Menschen, die ihnen scheinbare Sicherheit verleihen. Im Idealfall werden diese ihnen helfen, sich zu entwickeln und die Energien des Wurzelchakras zu stärken. Andernfalls erleben sie geradezu eine Katastrophe: Das ohnehin beschädigte Urvertrauen wird weiter geschwächt, und die Blockaden des Wurzelchakras verstärken sich. Ein schwaches Wurzelchakra zeigt sich auch in psychischer Kraftlosigkeit, die das Überwinden von Schwierigkeiten erschwert und die Betroffenen oft in Krisen stürzt. Depressionen sind ein häufiges Phänomen.

Sich auf das Jenseitige zu konzentrieren, in der Hoffnung, darin Halt und Sicherheit zu finden, ist für Menschen mit einer Unterfunktion des Wurzelchakras wenig sinnvoll. Die Überbetonung der oberen Chakra-Energien schwächt das Wurzelchakra noch weiter. Die Entwicklung einer fest gegründeten Spiritualität, die in höhere Seinsebenen vorzudringen vermag, bedarf der Stütze von unten, sonst besteht die Gefahr, sich in Illusionen, Täuschungen und Wahnvorstellungen zu verstricken.

Der wichtigste Schritt für diese Menschen ist das Erden. Sie müssen wieder Vertrauen in das Sein gewinnen, indem sie sich ihres irdischen Körpers ganz bewusst werden und sich mit den Kräften der Natur verbinden.

Das blockierte Sakralchakra

Ein gestörtes Sakralchakra erschwert die Verbindung des Menschen mit der sinnlichen Welt und der Erfahrung der Sinnlichkeit. Es fällt ihm schwer, das Leben zu genießen; und da er es nicht genießt, kann er es auch nicht schätzen und sich seiner Entfaltung widmen.

Die Ursachen für ein blockiertes Sakralchakra sind nicht selten in der Kindheit zu suchen, in der die sexuelle Grundorientierung stattfindet. Eltern, die alles Sexuelle tabuisieren, tragen dazu bei, Blockaden im Sakralchakra aufzubauen oder die Entwicklung ihres Kindes zu behindern. Impotenz, Frigidität oder sexuelles Desinteresse können die späteren Folgen sein. Nicht immer liegen die Wurzeln dieser Phänomene in der Kindheit begründet, sie können auch durch spätere Erfahrungen entstehen − grundsätzlich weisen sie aber immer auf ein schwaches Sakralchakra hin. Menschen mit einem geschwächten oder blockierten Sakralchakra fühlen sich seelisch kraftlos, ohne Motivation, etwas Neues in Angriff zu nehmen, da keine sinnliche Belohnung auf sie wartet. Daraus erwachsen depressive Verstimmungen und schöpferische Krisen.

Das Problem fehlender sinnlicher Freude

Schöpferische Krisen sind gerade bei Menschen, die kreativ tätig sind, augenfällig. Diese Menschen haben oft einen Vorteil: Ihre Schwäche des Sakralchakras ist meist nicht Resultat einer in der Kindheit verwurzelten Entwicklung, sondern Signal für eine akute Fehlentwicklung und leicht zu lösen, indem die Energien des Sakralchakras aktiviert werden.

Der Mangel an sinnlicher Freude führt in manchen Fällen zu paradoxen Verhaltensweisen. So reagieren manche Betroffene mit starkem Suchtverhalten. Unterbewusst wissen sie, dass sie sich allem Sinnlichen verstärkt zuwenden sollten − die stärkste sinnliche Erfahrung, die ihnen unmittelbar zugänglich ist, ist die Rauscherfahrung. Wenn auch Rauscherfahrungen vereinzelt eine Blockade lösen können, führt doch eine Sucht immer zur Abstumpfung der Sinne und zu Störungen im Energiefluss.

Wenn das Sakralchakra schwach oder blockiert ist, sollte man sich seinen Sinnen widmen. Lebenslust und Lebensfreude können nur entstehen, wenn die Welt mit allen Sinnen erfasst und die eigene Körperlichkeit liebevoll angenommen wird.

Vermitteln Eltern ihrem Kind Angst vor der eigenen Sexualität oder lehnen sie deren Genuss ab, kann es im Laufe der Entwicklung bei dem Kind zu Problemen mit dem Sakralchakra kommen.

Das blockierte Nabelchakra

Das Nabelchakra ist der wichtigste Energiespeicher und die Verteilungs-
zentrale der Lebensenergie *Prana* im Körper. Keine Schwäche wirkt sich so
sehr auf die anderen Chakras aus: Ein schwaches Nabelchakra behindert
immer die anderen Chakras in ihrer Entwicklung.

Menschen, deren drittes Chakra geschwächt ist, fehlt es vor allem an
Lebensenergie. Das hat viele Folgen, weil auch die anderen Chakras von
diesem Energiemangel betroffen sind. Psychologisch auffällig ist vor allem
die Unsicherheit: Betroffene empfinden es als sehr schwer, sich durchzu-
setzen. Oft folgen sie daher bedingungslos Autoritäten, selbst wenn sie
spüren, dass das nicht positiv für sie ist. Oder sie reagieren paradox: Wenn
sie spüren, dass Autoritäten zu viel Einfluss auf sie haben, entwickeln sie
eine regelrechte Allergie gegen jede Autorität. Die Folge ist andauernder,
tief greifender Zweifel an jedem, auch an dem, der sie in ihrer Entwicklung voranbringen könnte.

Mangelndes Selbstwertgefühl

Essstörungen
wie Magersucht
sind Phänomene,
die häufig mit
einem blockierten
Nabelchakra in
Verbindung stehen.

Die Unsicherheit, die Autoritätshörigkeit oder der übertriebene Zweifel
hängen mit einem anderen Problem eines schwachen Nabelchakras
zusammen: der mangelnden Selbstachtung. Wer sich selbst nicht achtet
und wertschätzt, wird wenig tun, um sein Potenzial zu entfalten; er glaubt
ohnehin, keines zu haben oder es nicht wert zu sein.

Ein psychosomatisches Problem, das deutlich auf ein blockiertes (nicht
unbedingt schwaches) Nabelchakra hinweist, sind Essstörungen, vor allem
Magersucht. Meist ist gleichzeitig das Sakralchakra blockiert.

Auch Schlafstörungen und Alpträume mit Themen wie Verfolgung, Ver-
nichtung, Krankheit und Nicht-von-der-Stelle-Kommen sind häufig. Die
Schlafstörungen sind durch einen Wechsel von tiefem Schlaf mit plötzli-
chem ängstlichen Erwachen gekennzeichnet. Die Betroffenen fühlen sich
schwach und ausgelaugt, der Schlaf erfrischt sie nicht.

Ein stark geschwächtes oder blockiertes Nabelchakra ist immer das erste
Problem, an dem man arbeiten sollte, wenn man sich mit Chakra-Arbeit
befasst. Die Lösung der Blockaden im Nabelchakra führt oft dazu, dass
plötzlich alle anderen Chakras einen starken Energieimpuls bekommen
und weitere Blockaden sich dadurch spontan auflösen.

Das blockierte Herzchakra

Das Herzchakra ist die Quelle der Liebesenergie. Menschen mit einem schwachen oder blockierten Herzchakra stehen Problemen gegenüber, die mit der Liebe und dem Gleichgewicht zwischen Geben und Nehmen zusammenhängen. Sie leiden oft an Einsamkeit und dem Gefühl der Isolation, haben Kontaktschwierigkeiten und finden zu anderen keinen befriedigenden emotionalen Zugang. Es fällt ihnen schwer, sich ihren Mitmenschen zu öffnen und deren Gefühle an- und wahrzunehmen. Sie können weder Liebe geben noch Liebe annehmen.

Auf andere Menschen wirken sie gefühlskalt. Zum Teil stimmt das: Gerade bei einem stark blockierten oder sehr schwachen Herzchakra können sich Gefühle nicht einmal im Inneren frei entfalten. Diese Menschen finden schwer Zugang zu ihren Gefühlen, was ihre Umwelt oft als Feindseligkeit auslegt und mit negativen Reaktionen quittiert.

Ist das Herzchakra gestört, fällt es dem Menschen schwer, sein Herz zu öffnen und Liebe zu geben oder zu empfangen.

Unpersönliche Freundlichkeit

Menschen mit einem schwachen Herzchakra, das aber nicht völlig blockiert ist, nehmen ihre Problematik deutlich wahr und versuchen, sich betont freundlich, hilfsbereit und tolerant zu verhalten. Charakteristisch ist ein Verhalten, das zwar freundlich, hilfsbereit und tolerant ist, dabei aber auf schwer zu beschreibende Weise unpersönlich wirkt.

Wenn sich Menschen mit einem schwach entwickelten Herzchakra öffnen, tun sie dies meist undifferenziert und in unpassenden Situationen. Sie können sich von anderen schwer abgrenzen und neigen dazu, sie zu vereinnahmen und so ihren Mangel an Liebe auszugleichen.

Das blockierte oder schwach entwickelte Herzchakra resultiert aus früheren Erfahrungen, die vermittelten, dass das Sichöffnen mit Gefahr verbunden ist. Kinder aus gescheiterten Beziehungen leiden häufig unter einem blockierten Herzchakra.

Wenn das Herzchakra mehr Energie benötigt, heißt es zuerst, die mangelnde Befriedigung emotionaler Bedürfnisse überhaupt zu erkennen – und diesem Mangel sinnvoll entgegen zu wirken. Ein undifferenziertes Spielen von Gefühlen hilft nicht; man muss die Kraft der Liebe wirklich erfahren, indem man sich beispielsweise all der kleinen Dinge bewusst wird, die an sich, ohne Gegenleistung, liebenswert sind.

Das blockierte Halschakra

Das Halschakra ist vor allem für den Bereich der Kommunikation zuständig. Viele Schwierigkeiten, die Menschen mit schwachem Halschakra haben, hängen mit ihrem Austausch mit anderen Menschen zusammmen. Ein schwaches Halschakra bewirkt den Mangel an Ausdrucksmöglichkeiten, der in extremen Fällen als Sprachstörung, beispielsweise als Stottern, offensichtlich wird. Sprachstörungen weisen fast immer auf energetische Blockaden im Halschakra hin.

Aber nicht alle Probleme, die durch ein schwaches Halschakra bedingt sind, sind so offensichtlich. Meist sagen die Betroffenen lediglich, es falle ihnen schwer, die richtigen Worte zu finden, ihre Gefühle und Gedanken in Worte zu fassen und den richtigen Ton zu treffen. Meistens sind diese Aussagen bereits Charakteristika einer Schwäche des Halschakras.

Schüchternheit und Angst vor der eigenen Meinung

Weniger deutlich sind andere Schwierigkeiten, wie z. B. die Angst vor der eigenen Meinung – ein Problem, dass oft unterbewusst besteht und den Betroffenen selbst nicht klar ist. Sie scheuen sich, anderen ihre Gedanken und Gefühle mitzuteilen, doch interpretieren sie das nicht als Ergebnis einer Angst. Aus den Kommunikationsschwierigkeiten erwachsen nicht selten Hemmungen oder Schüchternheit. Menschen, die auffällig schüchtern sind, haben meist ein schwaches Halschakra.

Eine Sprachstörung ist ein deutlicher Hinweis für den Betroffenen, an der Entwicklung seines Halschakras zu arbeiten.

Ein schwach entwickeltes Halschakra stört auch die innere Kommunikation: die Kommunikation mit dem eigenen Unterbewusstsein. Betroffene sind daher häufig verwirrt, da sie ihre Gefühle und Bedürfnisse nur schwer wahrnehmen können – nicht zu verwechseln mit der Verwirrung bei Geisteskrankheiten: Menschen mit blockiertem oder schwachem Halschakra sind nicht verwirrt, was ihre Situation, ihre Stellung in Raum und Zeit und ihre Gedanken angeht. Sie können sich nur schwer entscheiden und ausdrücken, was sie wirklich wollen, da ihr Unterbewusstsein nicht deutlich zu ihnen spricht.

Menschen mit einem problematischen Halschakra sollten sich ganz bewusst der Musik zuwenden. Sie halten sich zwar für unmusikalisch, profitieren aber besonders von der heilenden Kraft der Musik und lernen, ihren Gefühlen Ausdruck zu verleihen.

Das blockierte Stirnchakra

Im Stirnchakra verwirklichen sich die höheren geistig-seelischen Funktionen. Ist es blockiert oder geschwächt, sind vor allem die Fähigkeiten und Möglichkeiten betroffen, die mit klaren Gedanken, Einsicht und Phantasie einhergehen. Die Betroffenen sind keinesfalls dumm: Ein Mensch mit einem starken Stirnchakra wird zwar sein Intelligenzpotenzial besser ausschöpfen können – doch ein Mensch mit hoher Intelligenz wird durch ein geschwächtes Stirnchakra nicht dumm; er kann seine Intelligenz und Phantasie nur weniger gut verwirklichen.

Konzentrations- und Lernschwäche weisen auf ein geschwächtes Stirnchakra hin. Gerade intelligente und phantasievolle Menschen leiden sehr darunter und spüren deutlich, dass mehr in ihnen steckt.

Ein blockiertes oder schwaches Stirnchakra führt oft zu Konzentrationsmangel und Gedankenflucht.

Die Konzentrationsfähigkeit verbessern

Auch das Problem der Gedankenflucht hängt häufig mit einem schwachen Stirnchakra zusammen. Die Energien des Stirnchakras reichen nicht aus, um einen Gedanken festzuhalten, die Gedanken springen hin und her. Das wirkt sich nicht nur auf die intellektuellen Fähigkeiten aus, sondern vor allem auf die Phantasie – oft unbemerkt, da das wilde Hin- und Herspringen von Gedanken und die willkürlichen Assoziationen mit Phantasie verwechselt werden. Besonders starke Gedankenflucht ist bei der Geisteskrankheit Schizophrenie zu beobachten, einer Krankheit, die mit einem extrem blockierten Stirnchakra zusammenhängt. Massive Blockaden in diesem Chakra zeigen sich auch in Form unklarer Ängste, Wahnvorstellungen, Aberglauben oder geistiger Verwirrung. Für ein schwaches Stirnchakra sind Gefühle wie Sinnlosigkeit und Richtungslosigkeit charakteristisch.

Menschen, deren Stirnchakra blockiert oder geschwächt ist, sollten sich nicht sofort mit Meditation befassen. Sie werden dabei nur selten Erfolg haben, da ihre Gedankenflucht es ihnen besonders schwer macht, sich auf einen Punkt zu konzentrieren. Eine freie Meditation, die den Gedanken ihren Lauf lässt, verstärkt die Problematik sogar noch. Zunächst sollten die Funktionen des Stirnchakras wieder aufgebaut und die Konzentrationsfähigkeit verbessert werden. Gute Möglichkeiten dafür sind Lesen und das Musizieren nach Noten.

Das blockierte Kronenchakra

Das Kronenchakra ist der Vermittler des reinen Seins, der spirituellen Vervollkommnung und der höchsten Bewusstseinszustände, die die Dualität
überschreiten. Menschen, deren Kronenchakra schwach entwickelt ist
(Blockaden im eigentlichen Sinne gibt es beim Kronenchakra nicht), bleiben der Welt der Dinge verhaftet und fühlen immer einen Mangel, den
sie jedoch nicht deutlich erfassen oder beschreiben können.

*Depressionen,
die den Menschen
ohne erkennbaren
Auslöser befallen,
sind Hinweis auf
eine Störung im
Kronenchakra.*

In erster Linie zeigt sich ein schwaches Kronenchakra in mangelnder
Lebensfreude: Selbst wenn alle äußeren Bedingungen zu stimmen scheinen, bleibt ein Gefühl der Leere und Unzufriedenheit. Betroffene fühlen
sich oft unglücklich, ohne zu wissen, warum.

Bei einem besonders schwachen Kronenchakra kann sich dieses Gefühl
bis zu Depressionen steigern, die oft als Weltschmerz oder existenzielle
Depression in Erscheinung treten.

Entscheidungsschwierigkeiten und Unzufriedenheit

An die Stelle einer Depression kann auch ein Zustand von Dumpfheit und
geistiger Erschöpfung treten. Den Betroffenen fällt es schwer, sich für
etwas zu interessieren – insbesondere für spirituelle Dinge. Sie glauben,
der Mangel rühre von materiellen (oder gesundheitlichen) Schwierigkeiten her. Doch welche materiellen Anstrengungen sie auch unternehmen,
das Gefühl der Unbefriedigtheit bleibt.

Menschen mit schwachem Kronenchakra können sich nur schwer entscheiden. Ihnen fehlt ein höheres Ziel. Dieser Zustand führt oft zu Verwirrung: Sie spüren, dass eine Leere in ihnen ist, aber sie können nicht feststellen, wo – es ist wie ein blinder Fleck in ihrem Bewusstsein.

Da sich gerade bei einem schwachen Kronenchakra die Ausprägungen der
anderen Chakras besonders deutlich zeigen, manifestieren sich die Probleme auf verschiedene Art: Ein Wurzelchakra-Mensch mit schwachem Kronenchakra wird von seinen Trieben gefangen; ein Herzchakra-Mensch
wird von einem schwachen Kronenchakra weniger nachteilig beeinflusst
und kann diesen Mangel leichter beheben.

Für alle Menschen, deren Kronenchakra geschwächt ist, empfiehlt sich
der Weg der Stille: In der bewusst erlebten Stille kann sich das höchste
Chakra den Energien des Universums öffnen und entfalten.

Chakra und Entwicklung des Menschen

Alles im Universum ist Entwicklung; absoluten Stillstand gibt es nicht. Das Universum entwickelt sich, die Galaxien, die Sterne, die Planeten, alles Leben verändert sich ständig. Stillstand bedeutet Tod – und selbst der ist Beginn einer neuen Phase der Entwicklung.

Auch der Mensch entwickelt sich ständig. Körperlich ist das offensichtlich; doch auch auf geistig-seelischer Ebene findet eine fortwährende Veränderung statt. Wir sind nicht dieselben Menschen wie vor einem Jahr, vor einem Monat, vor einer Sekunde.

Die menschliche Entwicklung ist eng mit dem Energiefluss in den Chakras verknüpft. Diese Einsicht kann uns helfen, uns in Einklang mit den natürlichen Rhythmen zu bringen und unseren Bedürfnissen in jeder Lebensphase gerecht zu werden. Im Folgenden erfahren Sie,

- … dass die Entwicklung stets in Siebener-Rhythmen erfolgt, die von den Chakras geprägt sind,
- … wie sich die Entwicklung der Chakren des Kindes im Mutterleib vollzieht,
- … welche Phasen die Entwicklung eines Kindes prägen,
- … welche Entwicklungsschritte in welchen Lebensphasen des menschlichen Lebens vollzogen werden sollten,
- … dass die höchste Bewusstseinsebene einem Wandel unterzogen ist.

Die Zyklen der sieben Chakras

Das menschliche Leben ist von einem Rhythmus geprägt, der sich in wechselnden Bedürfnissen und Aufgaben manifestiert. Er ist eng mit den Chakras verbunden und entspricht einem Energieimpuls, der ständig durch die sieben Chakras auf- und absteigt. Es gibt nicht nur einen solchen Rhythmus, sondern mehrere, die einander durchdringen.

Ein wichtiger Rhythmus ist der Herzschlag: Mit jedem Herzschlag bekommt ein anderes Chakra einen Energieimpuls. Stetig pulst die Energie durch die Chakras – etwa jede Sekunde wechselt der Energieimpuls die Ebene und durchdringt ein anderes Chakra. Diesem Rhythmus übergeordnet ist der Atemrhythmus: Mit jedem Atemzug steigt die Energie zu einem anderen Chakra auf, um dann, wenn die Energie im Kronenchakra

Das Leben des Menschen vollzieht sich in Rhythmen, die ineinander greifen und mit den Chakras in Verbindung stehen.

Das Wissen um die Energiezyklen der menschlichen Entwicklung erleichtert den Einklang mit den natürlichen Rhythmen.

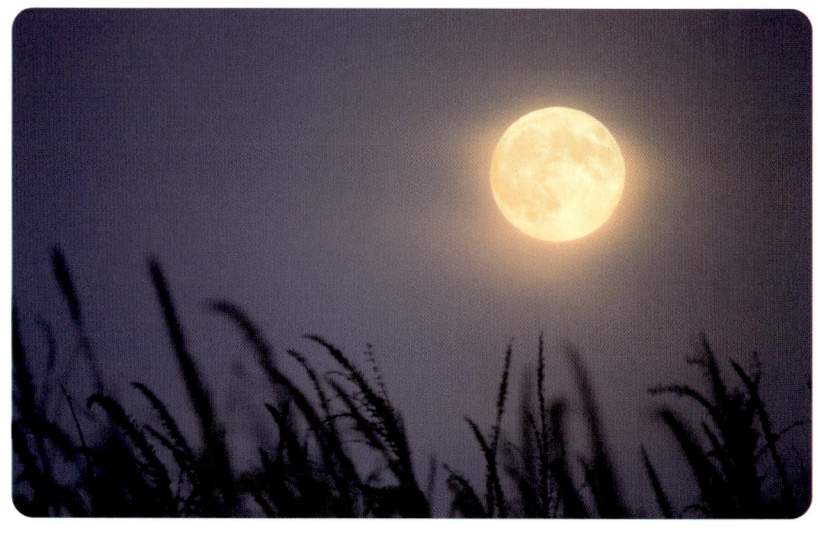

Der Sieben-Monats-Zyklus ist ein Richtwert; die Länge der Rhythmen kann ganz individuell geprägt sein.

angelangt ist, den Zyklus erneut im Wurzelchakra zu beginnen. Diese Rhythmen beeinflussen unsere Stimmungen und inneren Zustände. Stärker noch wirken sich die übergeordneten Rhythmen auf unser Leben aus. So ist zum Beispiel ein Monatszyklus für die Entwicklung des Kindes im Mutterleib von Bedeutung. Durch seine Kenntnis kann die werdende Mutter die Entwicklung ihres Kindes positiv beeinflussen und ihm von Anfang an den Schritt in die äußere Welt erleichtern.

Der mit der Geburt einsetzende Sieben-Monats-Rhythmus der Entwicklung ist der Idealrhythmus, der sich bei vollkommen harmonischer Entwicklung ergäbe. Der tatsächliche Rhythmus wird jedoch mehr als sieben Monate dauern: beim durchschnittlichen Menschen ungefähr ein Jahr. Daher sprechen die meisten auch von einem Jahresrhythmus. Wichtig ist, dass dieser natürliche Rhythmus nicht in Jahren, sondern in sieben (Mond-) Monaten verläuft.

Der vollständige Siebener-Zyklus des Kindes ist etwa zwischen sieben mal sieben Monaten (etwa vier Jahren) und sieben Jahren vollendet. Dies entspricht den Beobachtungen in der Praxis.

Dieser Rhythmus der Entwicklungsphasen begleitet den Menschen jedoch auch in seinem weiteren Leben, wird aber von einem größeren Rhythmus überlagert: dem Sieben-Jahres-Rhythmus. Hier gilt das Gleiche wie beim Sieben-Monats-Rhythmus: Der Sieben-Jahres-Rhythmus ist eigentlich eine Zeitspanne von sieben mal sieben Monaten, also etwa fünf Jahren – nicht sieben Jahren.

Dieser übergeordnete Rhythmus ist noch weniger starr als der vorhergehende. Die Spannbreite eines solchen Zyklus beträgt demnach zwischen fünf und sieben (oder mehr) Jahren.

Im Folgenden wird der Einfachheit halber vom Sieben-Jahres-Zyklus die Rede sein, denn dieser Zeitraum ist ein Anhaltspunkt für die tatsächlichen durchschnittlichen Entwicklungszeiträume. Jahresangaben sind dabei keine starren Muster, sondern lediglich ungefähre Angaben.

Der große Zyklus des Lebens kann sieben mal sieben Jahre (49 Jahre) dauern oder im idealen Fall nur sieben mal sieben mal sieben Monate (etwa 29 Jahre). Buddha kam diesem Ideal nahe: Er erfuhr die Erleuchtung im Alter von etwa 34 Jahren. Im Folgenden werden die drei wichtigsten Zyklen der menschlichen Entwicklung im Mittelpunkt stehen:

- der Zyklus von sieben Monaten, den das ungeborene Kind im Mutterleib durchläuft,
- der sieben mal sieben Monate umfassende Zyklus der Entwicklung des Kindes, der jedoch bis zu sieben Jahre andauern kann,
- der große Zyklus von sieben mal sieben mal sieben Monaten (bzw. von 49 Jahren), der unser gesamtes menschliche Leben als Ganzes prägt.

Eltern können die Entwicklung der Chakras ihres ungeborenen Kindes gezielt beeinflussen und sein künftiges Leben dadurch positiv prägen.

Die Entwicklung des Ungeborenen

Schon während das Kind im Mutterleib entsteht, entwickeln sich die Chakras und prägen das zukünftige Leben. Sind sich Eltern dieser Entwicklung bewusst, können sie ihrem Kind von Anfang an das Beste mitgeben: indem sie ihm in jeder Phase, die für die Entwicklung eines bestimmten Chakras von Bedeutung ist, die richtigen Energien zuführen und seine Entfaltung auf diese Weise begünstigen.

Der Sieben-Monats-Zyklus vor der Geburt

Chakra	Ganzheit	7.	6.	5.	4.	3.	2.	1.
Monat	1 bis 2	3	4	5	6	7	8	9

1. bis 2. Monat

In den ersten beiden Monaten nach der Befruchtung der Eizelle entsteht aus einer einzigen, nur unter dem Mikroskop wahrnehmbaren Zelle ein Embryo, der bereits als Mensch erkennbar ist. Der kleine Mensch verfügt über Arme und Beine, über Augen, eine Wirbelsäule, ein Gehirn und ein Herz. Der Embryo ist schon nach zwei Monaten mit dem bloßen Auge sichtbar und etwa drei Zentimeter groß.

Vom Urzustand des Einsseins mit dem Universum bis hin zum Ziel der Erleuchtung ist es ein langer, beschwerlicher Weg für den Menschen.

In dieser Phase ist der werdende Mensch noch eins mit dem Universum. Die Chakras sind noch nicht differenziert, sondern, wie bei den höheren Stufen der Erleuchtung, zu einem einzigen Energiefeld verschmolzen. Der Mensch ist energetisch in dem Zustand, den wieder zu erreichen das Ziel des Menschen ist. In dieser Phase ist nur die bedingungslose, annehmende Liebe und Lebensfreude der Mutter wichtig für die Entwicklung.

3. Monat

Aus dem Embryo wird ein Fötus. Die Organe bilden sich differenzierter aus und verbinden sich miteinander. Nachdem seine Blutzellen vorher im Dottersack entstanden sind, kann sie der kleine Mensch jetzt selbst bilden. Die Hormonproduktion beginnt.

Die Differenzierung der Chakras setzt ein. Das erste aktive Chakra ist das Kronenchakra. Das werdende Kind nähert sich erst allmählich der Welt der Dinge, ist aber zunächst Teil der spirituellen Welt.

Die Mutter kann die Entwicklung ihres Kindes mit Übungen unterstützen, die die Aktivität des Kronenchakras wecken, z. B. meditieren. Die Energien, die durch die heilende Kraft der Stille geweckt werden, übertragen sich in hohem Maße auf das werdende Kind. In dieser Phase wird der Grundstein für die spirituelle Entwicklung gelegt.

4. Monat

Im vierten Monat werden die Gesichtszüge modelliert. Der Fötus wird etwa 15 Zentimeter groß. Augenlider, Nase und Lippen sind erkennbar. Der Fötus bewegt sich lebhafter und führt mit den Händen Greifbewegungen aus. Ab dem vierten Monat kann er Geräusche wahrnehmen. In dieser Zeit wird das Stirnchakra aktiv. Damit werden unter anderem die

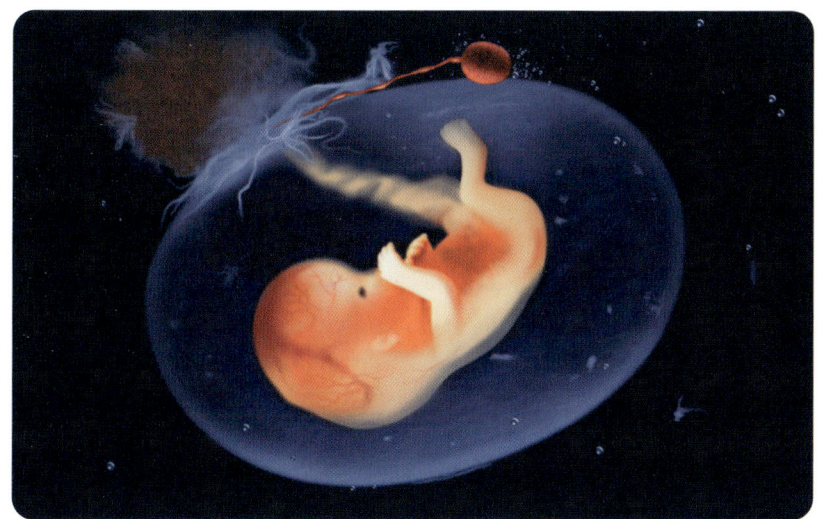

Im Mutterleib entwickeln sich die Chakras des ungeborenen Kindes.

Voraussetzungen für die höheren geistigen Funktionen gelegt. Die Entwicklung des werdenden Kindes nähert sich nun der geistigen Welt, in die es mit seiner Geburt eintreten wird und die sein Menschsein bestimmt. In dieser Phase kann die Mutter von den vielfältigen Möglichkeiten Gebrauch machen, um die Energien des Stirnchakras zu unterstützen. Damit hilft sie dem Kind, sein geistiges Potenzial später zu entfalten. Sie sollte viel lesen, sich mit geistigen Tätigkeiten befassen – und in Gedanken viel mit ihrem Kind sprechen; damit unterstützt sie die Entwicklung ihres Kindes besonders gut – es kann dies wahrnehmen und darauf reagieren.

5. Monat

Der Fötus zeigt im fünften Monat keine grundlegenden körperlichen Neuentwicklungen. Diese Phase ist dennoch wichtig: Das Kind wächst, die Organe bilden sich aus und übernehmen ihre künftigen Funktionen. Die innere Struktur wird immer eigenständiger. Das Kind kann Geräusche unterscheiden und nimmt durch die Bauchdecke der Mutter Licht wahr. Im fünften Monat entwickelt sich das Halschakra und mit ihm die Kommunikationsfähigkeit auf allen Ebenen. Die Mutter kann die ersten Bewegungen ihres Kindes spüren. Die für die Kommunikation wichtige Unterscheidungskraft der Sinnesorgane entwickelt sich: Das Kind kann sehen, hören und die Umwelt wahrnehmen.

Der vierte Monat des Ungeborenen steht ganz im Zeichen des Stirnchakras; im fünften Monat wird das Halschakra entwickelt.

In dieser Zeit hat die Mutter mehr Möglichkeiten, die Entwicklung ihres Kindes aktiv zu unterstützen: Sie kann dem Halschakra vermehrt Energie zuführen, die es in seiner Entfaltung unterstützen. Mutter – und Vater – können nun zu ihrem Kind sprechen, ihm vorsingen, ihm Musik vorspielen und ihm wechselnde Lichtimpulse geben. Das Kind lernt, die Stimmen seiner Eltern von denen anderer Menschen zu unterscheiden; es kann durch Worte beruhigt werden und sein Gehör verfeinern. Musik ist in dieser Phase besonders wichtig. Auch die Art der Musik ist von Bedeutung: Es sollte komplexe, obertonreiche, aber harmonische, ruhige Musik sein. Ideal ist westliche klassische Musik, vor allem von Vivaldi, Händel, Bach oder Mozart. Auch klassische indische Musik ist sehr empfehlenswert.

Im Alter von fünf Monaten beginnt das Ungeborene, Stimmen zu unterscheiden und darauf zu reagieren.

6. Monat

Im sechsten Monat wird es für das Kind enger im Mutterleib. Es ist nun etwa 40 Zentimeter groß und muss sich zur typischen Fötushaltung zusammenrollen. Die körperliche Entwicklung schreitet weiter voran, doch ab dem sechsten Monat ist das werdende Kind theoretisch auch außerhalb des Mutterleibes lebensfähig. Der sechste Monat ist für die optimale Entfaltung des Herzchakras wichtig: Die so wichtigen Gefühle der

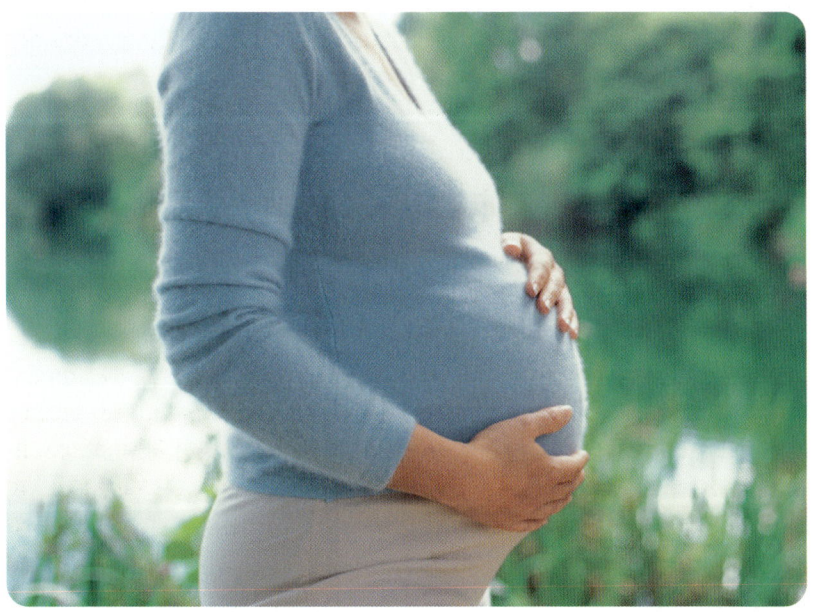

Ab dem fünften Monat kann das Ungeborene bereits Geräusche unterscheiden, die Stimmen der Eltern erkennen und Musik wahrnehmen.

Liebe beginnen im menschlichen Herzen Raum zu gewinnen. Das werdende Kind kommuniziert nun nicht nur geistig mit seiner Umwelt, sondern fühlt seine Verbundenheit mit der Welt. Die ersten Erinnerungen des Menschen (die meistens das ganze Leben lang unbewusst wirken) rühren aus dem sechsten Monat her. Das Gehirn ist zwar noch nicht so weit entwickelt, dass es logische Informationen speichern könnte, es kann sich jedoch an Gefühle erinnern. Der sechste Monat ist sehr wichtig für die späteren Beziehungen zu anderen Menschen und für die Entwicklung der Kraft der Liebe. Die Mutter sollte ihr Kind in dieser Zeit geradezu mit Liebe und Geborgenheit überfluten, Mutter und Vater sollten sich einander emotional verstärkt nähern. Jeder Impuls der Liebe ist jetzt besonders wichtig und förderlich für das Kind. Auch andere Möglichkeiten, das Herzchakra zu stärken, sollten genützt werden: Begegnungen mit guten Freunden und liebevollen Menschen unterstützen die seelische Harmonie von Mutter und Kind. Auch Musik ist weiterhin wichtig. Sie sollte ruhig sein und den Rhythmus des Herzschlages der Mutter widerspiegeln.

Herzchakra und Nabelchakra werden im sechsten und siebten Monat entwickelt. Sie bilden die Grundlagen für Liebesfähigkeit und Selbstbehauptung.

7. Monat

Im siebten Monat gewinnt das Leben zunehmend an Kraft, und das Kind wächst zusehends. Der Bauch der Mutter ist nun schon deutlich gewölbt. Frühgeburten, die jetzt zur Welt kommen, überleben in aller Regel.
In dieser Zeit entwickelt sich das Nabelchakra: Das Kind tritt nun aus der geistigen Welt vollends in die Welt der Dinge ein. Die Grundlagen seines Ich-Gefühls, der Emotionalität und des Bewusstseins der Macht entstehen in dieser Zeit. Es entwickelt sich die Fähigkeit, die Lebensenergie zu lenken und zu kontrollieren. Das zeigt sich auch darin, dass das ungeborene Kind in dieser Zeit im Mutterleib sehr aktiv ist und mit seinem Handeln nicht nur sich selbst bewegt. Diese Phase ist prägend für die Selbstbehauptung und den Erfolg in der Welt.
Die Mutter sollte ihrem Kind vor allem Signale geben, die ihm zu verstehen geben, dass es wahrgenommen wird und etwas bewirken kann: Sie kann beispielsweise auf Bewegungen des Kindes reagieren, indem sie ihm ein Lied vorsingt, zu ihm spricht oder den Bauch sanft streichelt. Sie sollte auch die vielen anderen Möglichkeiten nutzen, dem Nabelchakra seine spezifischen Energien zuzuführen. Übungen, die das *Prana*, die Lebensenergie, lenken, sind nun besonders vorteilhaft für das Kind, da das Nabelchakra für die Speicherung und Kontrolle des *Prana* wichtig ist.

8. Monat

Im achten Monat wächst das Kind zusehends. Die Geschlechtsorgane des Kindes sind bereits voll entwickelt und produzieren Eizellen bzw. Spermien. Die Mutter ist nun hochschwanger.

Die energetische Entwicklung wird jetzt durch die Entfaltung des Sakralchakras bestimmt. Diese Phase ist für die spätere Sexualität von besonderer Bedeutung, was sich in der körperlichen Entwicklung widerspiegelt. Aber auch andere Bereiche, die mit der Fortpflanzung im übertragenen Sinne zusammenhängen, werden jetzt geprägt: allem voran der Drang, sich kreativ zu betätigen und auszudrücken, aber auch die Fähigkeit, heilende Energien auszustrahlen.

In dieser Zeit entwickeln sich auch die Voraussetzungen für ein gutes Körperbewusstsein und die Fähigkeit, das Leben zu genießen.

Die Mutter kann jetzt besonders viel dazu beitragen, dass das Kind sein späteres Leben genießt und sich kreativ entfalten kann. Sie sollte sich in dieser Zeit selbst kreativ betätigen, malen, musizieren, schreiben und sich der Muße hingeben. Wichtig ist bei aller Beschäftigung nicht das Ergebnis, sondern der kreative Impuls. Selbst durch passive Beschäftigung mit Kunst und mit Schönheit (vor allem in der Natur) gehen wertvolle kreative Impulse aus. Nicht zuletzt sollte die Mutter auch von den Möglichkeiten, dem Sakralchakra spezifische Energien zuzuführen, Gebrauch machen.

Im 8. Monat wird für das ungeborene Kind der Boden bereitet für eine gesunde Sexualität, ein gutes Körperbewusstsein und die Fähigkeit, das Leben zu genießen.

9. Monat

Der neunte Monat ist die Zeit, in der sich das Kind auf das Leben in der Welt außerhalb des schützenden Mutterleibes vorbereitet. Es wächst noch ein Stück, baut aber vor allem eine schützende Fettschicht auf, so dass es nochmals kräftig an Gewicht zulegt. (Meist haben Neugeborene ein höheres Körpergewicht als einen Monat nach der Geburt.) Das Kind bereitet sich jetzt auch auf die Geburt vor, indem es seine Position verändert und sich mit dem Kopf nach unten in den Geburtskanal dreht.

In dieser Phase entwickelt sich das Wurzelchakra. Auf energetischer Ebene findet ein wichtiger Übergang statt: Das Kind bereitet sich auf das Leben in der Welt der Dinge vor. Es zeigt auch, wenn seine energetischen Voraussetzungen für den Eintritt in die Außenwelt, die Geburt, noch nicht erfüllt sind – indem es sich im Mutterleib nicht dreht. Die fehlenden Entwicklungen müssen dann (nach der Geburt) kompensiert werden.

Energetisch gesehen wird das Kind voll und ganz zum Teil der Außenwelt. Der letzte Monat der Schwangerschaft stellt das Thema, das nach der Geburt auf höherer Ebene fortgesetzt wird.

Auch das erste Lebensjahr steht im Zeichen der Entwicklung des Wurzelchakras. Diese Thematik steht mit dem essenziellen Überlebensthema des Kindes in Zusammenhang: Lebenswillen und Urvertrauen.

Kinder, die in dieser wichtigen ersten Phase des Lebens genug Wurzelchakra-Energien und Zuwendung bekommen, werden seltener krank und haben bessere Überlebenschancen.

Besonders in dieser Phase sollte die Mutter auf das Kind die Kraft des Vertrauens ausstrahlen: Ängste und Depressionen wirken schwächend auf das Wurzelchakra und damit auf den Lebenswillen.

Ist die Mutter in dieser Zeit selbst voller Freude und Vertrauen, kann das Kind auch leicht Urvertrauen entwickeln.

Damit unnötige Ängste vor und während der Geburt nicht überhand nehmen, sollte sich die Mutter gründlich auf die Geburt des Kindes vorbereiten; auch sollte sie versuchen, sich vor allem auf das Schöne und Positive einzustellen, das mit dem Kind kommt, und ihr Leben in dieser außergewöhnlichen Zeit vor der Geburt genießen. All das wird sich auf ihr Kind übertragen. Die vielfältigen Möglichkeiten, das Wurzelchakra zu stärken, kommen dabei nicht nur der Mutter, sondern auch dem Kind zugute.

Lebenswillen und Urvertrauen des Kindes kann die Mutter stärken, wenn sie vor der Geburt voller Vertrauen und Vorfreude auf das Kind ist.

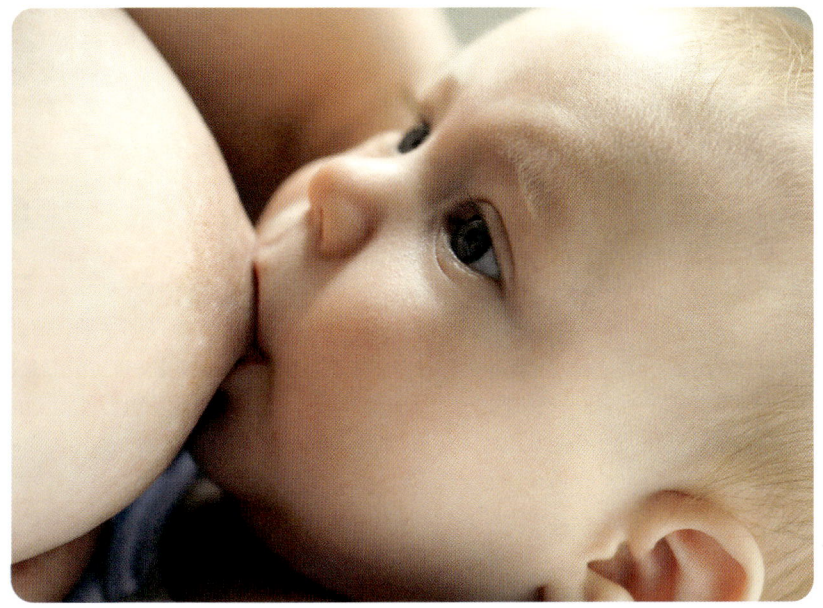

Das Gefühl, liebevoll angenommen zu sein, erleichtert dem Kind den Schritt in die Außenwelt.

Die Entwicklung des Kindes

Mit der Geburt tritt das Kind in eine ganz neue Lebensphase ein. Der energetische Zyklus dreht sich um. Die einzelnen Phasen dauern jetzt länger im Durchschnitt etwa ein Jahr, obwohl der optimale natürliche Rhythmus ein Sieben-Monats-Rhythmus ist. Die Entwicklung der Chakras setzt sich dort fort, wo das vorgeburtliche Leben abgeschlossen wurde – mit der Entwicklung des Wurzelchakras.

Die Entwicklung vor der Geburt schuf die energetischen Grundlagen. In den ersten sieben Lebensjahren werden die Grundlagen ausgebaut und die Muster werden stabiler. Deshalb prägen vor allem die ersten sieben Lebensjahre das spätere Leben so entscheidend. Nachdem dieser Zyklus abgeschlossen ist, hat sich ein bestimmter Chakra-Typus entwickelt, der sich allerdings durchaus später im Leben noch verändern kann.

Wie Psychologen schon lange erkannt haben, sind die Muster, die in der Kindheit geprägt werden, später nur noch durch bewusste Anstrengung zu überwinden. Daher ist die Erziehung in den ersten Lebensjahren auch so wichtig. Wenn Eltern über die einzelnen Stadien der Chakra-Entwicklung Bescheid wissen, können sie ihr Kind nicht nur besser verstehen, sondern auch dazu beitragen, dass seine körperliche, seelisch-geistige und spirituelle Entwicklung ungehindert stattfinden kann.

Der heilsame Einfluss einer positiven Erziehung kann durch die Anregung der Chakra-Energien, die in der jeweiligen Phase wichtig sind, noch verstärkt werden. In vielen Kapiteln dieses Buches finden Sie praktische Anleitungen, um den Chakras Energie zuzuführen.

Nach der Geburt des Kindes setzt sich die Entwicklung des Wurzelchakras fort: Je mehr die Eltern ihr Kind in dieser Phase annehmen, desto sicherer wird es später im Leben stehen.

1. Lebensjahr

Im ersten Lebensjahr ist das Wurzelchakra besonders aktiv – wie im letzten Monat der Schwangerschaft. Wichtige Aspekte wie Urvertrauen, Stabilität, Ausdauer, Lebenswille, Erd- und Naturverbundenheit und das Gefühl für die natürlichen Rhythmen des Lebens werden jetzt geprägt. Das erste Lebensjahr ist wohl das wichtigste im Leben des Menschen. Alle Zyklen treffen sich in einem Punkt: Der vorgeburtliche Zyklus endet mit der Entfaltung des Wurzelchakras, der siebenjährige Zyklus setzt dies fort, und der große, sieben mal sieben Jahre während Zyklus des menschlichen Lebens baut auf den Energien des Wurzelchakras auf.

Das erste Lebensjahr steht ganz im Zeichen des Wurzelchakras und seines Themas: Urvertrauen. Fehlentwicklungen in dieser Zeit können sich später als Selbstsucht, Trägheit, Triebhaftigkeit und existenzielle Ängste ausprägen. Vor allem können sie zu einem grundlegenden Misstrauen dem Leben gegenüber führen, das nur schwer abgelegt werden kann.

Das Wichtigste in dieser Zeit ist, dass das Kind von den Eltern bedingungslos angenommen wird. Insbesondere die Mutter sollte jetzt voll und ganz für das Kind da sein, damit es keine Ängste entwickelt und sein Urvertrauen fest begründet wird. Wenn das Baby schreit, zeigt es, dass es ein notwendiges Bedürfnis hat. Es ist ein Fehler, das Kind in dieser Zeit schreien zu lassen, um es zum Durchhalten zu erziehen: Dadurch lernt es, dass es sich nicht auf Schutz und Zuwendung verlassen kann, und wird entsprechende Ängste entwickeln.

Das Kind sollte in dieser Zeit möglichst viel Nähe der Mutter erfahren, sollte oft in den Arm genommen und berührt werden. Wird dem Kind von den Eltern und Angehörigen das Gefühl vermittelt, getragen und geborgen zu sein, kann es sein gesundes Urvertrauen entfalten und wird keine existenziellen Ängste entwickeln.

2. Lebensjahr

Im zweiten Lebensjahr wird das Sakralchakra mit den Themen Sinnlichkeit und emotionaler Ausdruck besonders wichtig. Das Kind braucht jetzt nicht mehr nur die Nähe der Mutter, sondern auch sinnliche Zuwendung; es braucht ein großes Maß an Streicheleinheiten. Fehlen diese, wird es nur schwer eine gute Beziehung zum eigenen Körper entwickeln – wie auch zur sinnlichen Welt als Ganzes.

Die Eltern sollten das Kind ungehindert seine Emotionen leben lassen, ohne aus der Erwachsenensicht einzugreifen. Es muss seine Emotionen erproben, erfahren und bewusst ausdrücken. Spätere negative Gefühle wie Wut, Zorn oder Aggressivität sind in dieser Phase nicht Ausdruck einer mangelhaften seelischen Entwicklung – diese Entwicklung findet gerade erst statt. Gefühlsausbrüche sind in dieser Phase der ganz normale und notwendige emotionale Ausdruck des Kindes.

Akzeptieren Eltern das nicht und zeigen nur dann Zuneigung, wenn das Kind brav ist, können Blockaden im Sakralchakra ausgelöst werden: Das Kind lernt, Persönlichkeitsteile, die sich gerade erst entwickeln, zu verdrängen. Wenn es erwachsen wird, fällt es ihm schwer, mit Emotionen

Im zweiten Lebensjahr wird das Sexualchakra weiterentwickelt: Das Kind benötigt jetzt besonders viel körperliche Nähe.

richtig umzugehen, sie zu zeigen und zu verstehen. Es wird erst auf starke emotionale Reize reagieren und dazu neigen, andere Menschen emotional auszunutzen. Auch mangelnde Sensibilität und Einfühlungsvermögen sind Kennzeichen eines an der Entwicklung gehinderten Sakralchakras.

Kann es hingegen das Repertoire seiner Emotionen ungehindert ausprobieren, wird es Zorn, Wut und Aggressionen weitgehend hinter sich lassen können. Das Kind auch dann anzunehmen , wenn es Wut usw. zeigt, heißt nicht etwa, alles über sich ergehen zu lassen. Es ist nur wichtig, das Kind dabei unabhängig von seinem Verhalten immer sinnlich und liebevoll anzunehmen und dies auch zu zeigen. Gerade ein kleines Kind, das einen Wutausbruch hat, will in den Arm genommen werden.

> *Werden im dritten Lebensjahr die Grenzen zu eng gesetzt, wird das Kind ein gestörtes Verhältnis zu Macht und Autorität bekommen.*

3. Lebensjahr

In dieser Phase machen sich die Energien des Nabelchakras bemerkbar. Das Hauptthema ist Macht. Wenn Sie bereits Kinder haben, wissen Sie wahrscheinlich, dass es in dieser Zeit zu Machtkämpfen zwischen Eltern und Kind kommt. Das Kind erprobt seine Persönlichkeit und seine Fähigkeit, die Welt zu beeinflussen.

Die Eltern haben nun die wichtige Aufgabe, die Persönlichkeit ihres Kindes ernst zu nehmen und es als eigenständige Person anzunehmen. Das Kind lernt jetzt, seine Welt – innen wie außen – selbst zu kontrollieren und andere Menschen als Persönlichkeiten wahrzunehmen.

Eltern, die die persönliche Entfaltung ihres Kindes durch allzu strenge Regeln beschränken, tragen dazu bei, dass ihr Kind Blockaden im Nabelchakra entwickelt. Diese energetischen Einschränkungen führen dazu, dass es im späteren Leben entweder übermäßig angepasst und zwanghaft oder aber tyrannisch und machtbesessen wird.

Gerade in dieser Phase ist es wichtig, dass das Kind seine Grenzen zu überschreiten versucht und eigene (vielleicht sogar schmerzhafte) Erfahrungen sammeln kann. Es ist gut für die Entwicklung des Kindes, wenn es jetzt relativ leicht bekommt, was es will – vor allem nicht erst nach entweder aggressivem oder angepasstem, bravem Verhalten. Das Kind sollte die Erfahrung machen, dass es sich nicht erst aggressiv melden muss, um wahrgenommen zu werden, dass es für es leicht ist, etwas zu bewirken, wenn es sich einsetzt; und dass es nicht nötig ist, seine eigenen Kräfte zu unterdrücken und sich unterordnen und verstellen zu müssen, um zu bekommen, was es will.

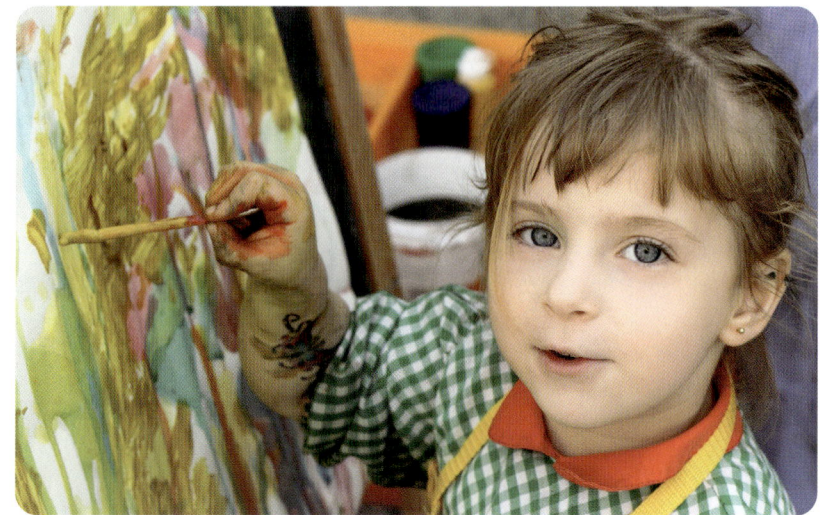

Jedes Kinderbild ist etwas Besonderes, denn es offenbart die Seele des Kindes.

4. Lebensjahr

Wenn sich das Herzchakra entwickelt, geht es um die Themen Mitgefühl, Toleranz, Selbstwertschätzung und künstlerische Ausdruckskraft. In diesem Alter beginnt das Kind zu lernen, sich in andere Menschen hineinzuversetzen − die Eltern sollten ihren Kindern daher in diesem Alter Toleranz und Mitgefühl vorleben. Das Kind ist jetzt sehr liebesbedürftig. Es erfährt das Wechselspiel zwischen Geben und Nehmen. Diese Erfahrungen prägen seine Haltung gegenüber seinen Mitmenschen. Wird das Bedürfnis nach Liebe nicht erfüllt, wird das Kind später im Leben besitzergreifend und eifersüchtig reagieren. Es wird die Überzeugung gewinnen, dass Anklammern dasselbe wie Liebe ist − es wird ihm folglich schwer fallen, Liebe zu geben und anzunehmen.

Diese Phase ist entscheidend für das Selbstwertgefühl und die künstlerische Ausdruckskraft. Diese beiden Dinge hängen zusammen: Der kreative Ausdruck ist stets zutiefst persönlich, aus dem Herzen kommend. Jedes Infragestellen des kreativen Ausdrucks trifft daher die Person, solange sie noch nicht gefestigt ist, in ihrem Wesenskern.

Das Kind will in dieser Zeit viel malen, singen, tanzen oder sich etwas ausdenken; und die Eltern sollten es nicht auslachen, kritisieren, verbessern oder gleichgültig reagieren. Jedes Kunstwerk des Kindes ist ein Teil seiner Seele, die es offenbart; es verdient besondere Wertschätzung, Anteilnahme und das Bemühen um Verständnis.

Das vierte Lebensjahr steht ganz im Zeichen der Herzchakra-Entwicklung; Eltern sollten das Kind zu Toleranz und Mitgefühl hinführen.

5. Lebensjahr

In dieser Zeit ist das Halschakra besonders sensibel. Jetzt entwickelt sich die Fähigkeit zur Kommunikation mit der Innen- und Außenwelt besonders. Die Sprachentwicklung macht den Sprung von der Kinder- zur Erwachsenensprache. Die grammatischen Strukturen und der Aufbau der Sprache verändern sich später kaum noch, nur der Wortschatz entwickelt sich ständig. Eltern können die Entfaltung des Kommunikationschakras unterstützen, indem sie mit ihrem Kind viel sprechen, diskutieren, erzählen und erzählen lassen. Häufig äußern Kinder in diesem Alter das Bedürfnis, lesen zu lernen. Dem sollten Eltern nachkommen. Das Kind lernt neben der verbalen Kommunikation die Körpersprache, den stimmlichen Ausdruck und die Sprache des Unterbewusstseins. Jetzt ist die beste Zeit, um ein Instrument zu lernen.

Kommunikation und Sprache, Wissensdurst und die Suche nach neuen Erkenntnissen prägen die Zeit vor dem Schuleintritt.

6. Lebensjahr

Mit dieser Phase, in der sich verstärkt das Stirnchakra weiterentwickelt, tritt das Kind in die Welt der geistigen Bedürfnisse ein. Nun hat es eine natürliche Freude daran, Zusammenhänge zu entdecken und neue Erkenntnisse zu gewinnen. Kinder werden in diesem Alter in die Schule geschickt, wo ihr Wissensdurst gestillt werden kann – und sie mitunter erfahren, dass Lernen mit Unannehmlichkeiten wie Stillsitzen, Nichttundürfen oder gar Strafen verbunden ist. Eltern sollten versuchen, dies aufzufangen, und Neugier und Wissensdrang mit Offenheit begegnen.

7. Lebensjahr

In der letzten Phase des Kindheitszyklus wird das Kronenchakra besonders aktiv. Es entwickeln sich die Grundlagen spiritueller Bedürfnisse. Kinder beginnen vermehrt, sich für Gott, den Tod und den Sinn des Lebens zu interessieren. Eltern sollten Fragen, Gedanken und Gefühle des Kindes ernst nehmen. Dies ist die richtige Zeit, Kinder an Religiosität heranzuführen und ihnen meditative Erlebnisse zu ermöglichen. Dabei ist es natürlich eine Frage der eigenen spirituellen Ausrichtung, ob Sie mit dem Kind in die Kirche gehen, einfache Yogaübungen probieren oder mit ihm durch die Natur wandern, um dem Wind und den Vögeln zu lauschen.

Der große Zyklus der Entwicklung

Mit der Geburt beginnt nicht nur der siebenjährige Zyklus der frühen Kindheit, sondern auch der übergeordnete große Zyklus des menschlichen Lebens, der sieben mal sieben Jahre umfasst. Jedes Jahrsiebt hat ein ganz bestimmtes Thema, eine Entwicklungsaufgabe, die mit einem der sieben Chakras in Zusammenhang steht.

Innerhalb dieser sieben Jahre setzt sich der siebenjährige Zyklus fort, der in der frühen Kindheit dominiert. Das Grundthema des Jahrsiebts durchläuft dabei alle Chakras und damit alle Aspekte, die das seelische Leben bestimmen.

Die Phasen des Lebens

Die Lebensphasen, die durch den großen Zyklus bestimmt werden, sind: die frühe Kindheit bis zum siebten Lebensjahr, die spätere Kindheit bis zum 14. Lebensjahr, die Jugend mit dem Eintritt in die Pubertät bis zum 21. Lebensjahr, das frühe Erwachsenenalter vom 22. bis zum 28. Lebensjahr, das reife Erwachsenenalter vom 29. bis 35. Lebensjahr, die Zeit der Erkenntnis vom 36. bis 42. Lebensjahr und die Vollendung des großen Zyklus vom 43. bis zum 49. Lebensjahr.

Auch Menschen, denen die Chakra-Lehre unbekannt ist, werden das Leben intuitiv in ähnliche Phasen einteilen.

Das Wissen um den Zeitpunkt unserer Entwicklungsstufen erleichtert uns, unseren Entwicklungsbedürfnissen und Aufgaben gerecht zu werden. Wenn wir wissen, zu welchem Zeitpunkt welche Entwicklungen stattfinden, bewahrt uns das auch vor Enttäuschungen, falls wir eine bestimmte Entwicklung noch nicht vollziehen konnten – weil eben noch nicht die richtige Zeit dafür gekommen war und zuvor andere Aufgaben gelöst und zukünftige Entwicklungen vorbereitet werden mussten.

Im siebten Lebensjahr entwickelt sich das Interesse an Religion, an Gott, dem Tod und dem Sinn des Lebens.

Mit der Geburt tritt das Kind in eine neue Lebensphase ein. Der energetische Zyklus dreht sich um. Die einzelnen Phasen dauern jetzt länger – im Durchschnitt etwa ein Jahr, obwohl der optimale natürliche Rhythmus ein Sieben-Monats-Rhythmus ist.

Die Entwicklung der einzelnen Chakras setzt sich an der Stelle fort, an der das vorgeburtliche Leben abgeschlossen wurde – mit der Weiterentwicklung des Wurzelchakras.

Die Entwicklung in den ersten sieben Jahren

Verhaltensmuster aus der Kindheit prägen das gesamte Erwachsenenleben und sind nur noch schwer zu durchbrechen.

Die Entwicklung vor der Geburt schuf die energetischen Grundlagen. In den ersten sieben Lebensjahren werden die Grundlagen ausgebaut und stabiler. Deshalb prägen vor allem die ersten sieben Lebensjahre das spätere Leben so entscheidend. Nach Abschluss dieses Zyklus hat sich ein bestimmter Chakra-Typus entwickelt – der sich allerdings später im Leben durchaus verändern kann. Die Muster, die in der Kindheit geprägt werden, sind jedoch später nur noch durch bewusste Anstrengung zu überwinden. Daher ist die Erziehung in den ersten Lebensjahren so wichtig. Wissen Eltern über die Stadien der Chakra-Entwicklung Bescheid, können sie ihr Kind nicht nur besser verstehen, sondern auch dazu beitragen, dass seine körperliche, seelisch-geistige und spirituelle Entwicklung ungehindert stattfinden kann. Der heilsame Einfluss einer positiven Erziehung kann durch die gezielte Anregung der Chakra-Energien, die in der jeweiligen Entwicklungsphase wichtig sind, verstärkt werden.

Der große Entwicklungszyklus

Lebensjahr Chakra	1 bis 7 Wurzel	8 bis 14 Sakral	15 bis 21 Nabel	22 bis 28 Herz	29 bis 35 Hals	36 bis 42 Stirn	43 bis 49 Kronen
1. Chakra	1. Lj	8. Lj	15. Lj	22. Lj	29. Lj	36. Lj	43. Lj
2. Chakra	2. Lj	9. Lj	16. Lj	23. Lj	30. Lj	37. Lj	44. Lj
3. Chakra	3. Lj	10. Lj	17. Lj	24. Lj	31. Lj	38. Lj	45. Lj
4. Chakra	4. Lj	11. Lj	18. Lj	25. Lj	32. Lj	39. Lj	46. Lj
5. Chakra	5. Lj	12. Lj	19. Lj	26. Lj	33. Lj	40. Lj	47. Lj
6. Chakra	6. Lj	13. Lj	20. Lj	27. Lj	34. Lj	41. Lj	48. Lj
7. Chakra	7. Lj	14. Lj	21. Lj	28. Lj	35. Lj	42. Lj	49. Lj

Die farbig unterlegten Felder markieren die Jahre, die besonderes wichtig für die Entwicklung sind, weil die Energien des großen und des kleinen Zyklus sich überlagern.

Lj = Lebensjahre

Die Tabelle auf Seite 100 fasst zusammen, wie sich die Chakras entwickeln und wie der kleinere Zyklus innerhalb des großen Zyklus wiederkehrt. Sie sehen, dass es in jedem Lebensjahrsiebt ein Jahr gibt, das besonders wichtig ist, da in diesem Jahr die Energie des großen und des kleinen Zyklus übereinstimmen. Diese Jahre bieten für das betreffende Chakra besondere Entwicklungschancen, sie sind aber auch besonders für Krisen anfällig:

- die Krise des Säuglings, der entscheidet, ob er die Aufgabe des Lebens annehmen will,
- die Krise des Kindes im Flegelalter, das seine Sinne erprobt,
- die Krise des Jugendlichen in der Blüte der Pubertät, der um Selbst- kontrolle ringt,
- die Krise des jungen Erwachsenen, der sich mit Entscheidungen über Beruf und Familie konfrontiert sieht,
- die Krise des Erwachsenen in der Blütezeit, der in der materiellen Welt einen Höhepunkt erreicht und sich mit der Wahrheit seines eigenen Lebens konfrontiert sieht,
- die Krise des reifen Erwachsenen, der zwischen der Entscheidung zwischen Materiellem und Geistigem steht,
- die Krise des Menschen, der die Chance zur Vervollkommnung hat, aber stattdessen häufig in die so genannte Midlifecrisis eintritt.

Im großen Zyklus des menschlichen Lebens gibt es Jahre, die für die Entwicklung beson- ders wichtig sind, da sich die Zyklen überlagern.

Die frühe Kindheit (1. bis 7. Lebensjahr)

In der ersten Lebensphase, der frühen Kindheit, geht es um das Thema Urvertrauen. Jedes der ersten Lebensjahre kann das Urvertrauen stärken oder schwächen. Das erste Jahr ist das wichtigste; in ihm wurzeln alle Zyklen: Der vorgeburtliche Zyklus endet mit der Entfaltung des Wur- zelchakras, der siebenjährige Zyklus setzt dies fort, und auch der sieben mal sieben Jahre währende Zyklus hat seinen Ursprung in den Energien des Wurzelchakras.

Die erste siebenjährige Phase beginnt mit einem starken Energieimpuls des Wurzelchakras. Vertrauen aufbauen lautet das Thema: das Vertrauen zum Leben, das Vertrauen zur sinnlichen Welt, das Vertrauen zur eigenen Persönlichkeit, das Vertrauen zur Liebe und grundlegenden Verbunden- heit mit seinen Mitmenschen, das Vertrauen zur Welt der Gedanken und der Kommunikation, das Vertrauen zur Erkenntnisfähigkeit und schließ- lich das Vertrauen zur Welt der Spiritualität.

Die Kindheit (8. bis 14. Lebensjahr)

Die Kindheit ist die zweite Phase des großen Zyklus des menschlichen Lebens. Die folgenden Jahre stehen jeweils im Zeichen eines der sieben Chakras, beginnend mit dem Wurzelchakra. Die übergeordnete Thematik ist nicht mehr Urvertrauen, sondern Sinnlichkeit.

Nacheinander erfährt das Kind seine Sinnenwelt, im Hinblick auf materielle Dinge, auf Kontrolle und Einfluss auf die Umwelt und das eigene Selbst, auf die Freude der Sinnlichkeit selbst, auf Liebe und Miteinander, auf Kommunikation, auf Einsichtsfähigkeit und auf Spiritualität.

Die Sinne des Kindes sind sehr aktiv, es erfährt die Welt durch Sehen, Hören, Berühren usw. Das wird im Alltag wenig berücksichtigt: In der Schule hat es still zu sitzen und zu lernen. Der Verstand wird trainiert, aber die Sinne kommen zu kurz. Manche Pädagogen erkennen dieses Problem, meinen aber, wenn das Kind jetzt nicht lernt, wird es sich später in der geistigen Welt nicht zurechtfinden.

Im Gegensatz dazu besagt die Chakra-Lehre, dass das Sinnliche die Basis für das Geistige darstellt. Können sich die sinnlichen Energien des Sakralchakras nicht frei entfalten, wird dies die Entwicklung der höheren Chakras beschränken. Kinder, die nicht lernen, die Welt mit den Sinnen voll zu erfassen, werden im weiteren Leben Schwierigkeiten haben, Situationen einzuordnen und zu verarbeiten.

Kinder sollten nicht nur geistig, sondern auch sinnlich gefördert werden, damit sie ihr weiteres Leben mit Freude genießen können.

Eltern sollten also besondere Sorge dafür tragen, dass ihre Kinder in diesem Alter alle Sinne schärfen können, dass sie viel in der freien Natur sind, draußen spielen, auf Bäume klettern und sich austoben dürfen. Wenn Kinder in dieser Phase auch sinnlich gefördert werden, haben sie für ihr weiteres Leben die Freude am Leben und die Fähigkeit, das Sein zu genießen, mit auf den Weg bekommen.

Die Jugend (15. bis 21. Lebensjahr)

Die Jugend ist eine Sturm-und-Drang-Zeit. In dieser Zeit stehen alle Entwicklungsaufgaben unter dem Thema, das durch das Nabelchakra vorgegeben ist: Selbstbehauptung, Kontrolle und Macht.

Während die sieben Chakras durchlaufen werden, lernt der Jugendliche, Kontrolle über die verschiedenen Energien, die mit den betreffenden Chakras im Zusammenhang stehen, zu gewinnen und seine Persönlichkeit in den unterschiedlichen Aspekten zu behaupten.

Gesellschaft, Eltern und Schule blockieren dabei nicht selten wichtige Entwicklungsschritte. In dieser Phase des Lebens sollte der Jugendliche sein Leben in die eigenen Hände nehmen und lernen, dass er Kontrolle über sein Leben hat. Es ist nur natürlich, dass er dabei zahlreiche Experimente macht, z. B. mit der Sexualität, der Liebe, den verschiedenen Möglichkeiten, sich anderen mitzuteilen, mit revolutionären Gedanken und spirituellen Erfahrungen. Einschränkungen, die auf Traditionen und festgefahrenen Regeln beruhen, wird er zu durchbrechen versuchen. Wenn er in seiner Experimentierfreude durch Strafen oder Missachtung eingeschränkt wird, wird die Energie des Nabelchakras blockiert oder geschwächt: Er wird zum angepassten Duckmäuser oder aber zum aggressiven Rebellen, der sich gegen alles und jeden auflehnt, um die Blockaden, die er zumindest unbewusst spürt, zu durchbrechen.

Jugendliche brauchen Raum für die Entfaltung und Erfahrung ihrer eigenen Vorstellungen. Wenn sie diesen Raum haben, werden sie sich später harmonisch in die Gesellschaft einfügen und dabei eine eigenständige Persönlichkeit bleiben können.

Nach der Sturm-und-Drang-Zeit der Jugend engagiert sich der Mensch voller Elan und mit vollem Herzen für seine Aufgaben.

Das frühe Erwachsenenalter (22. bis 28. Lebensjahr)

Im frühen Erwachsenenalter verändert sich die Aufgabenstellung, und die Chakra-Energien entfalten sich unter einem neuen Aspekt: Die Themen des Herzchakras, das jetzt besonders aktiviert ist, sind Liebe, Gefühlswärme, Mitgefühl und Hingabe.

Der Mensch ist nun bereit, zu teilen und sich zu engagieren: in der Familie, im Beruf und im sozialen Bereich. Diese Lebensphase ist oft die produktivste im Leben, denn die Menschen tun alles, was sie in dieser Zeit tun, mit vollem Enthusiasmus und aus ganzem Herzen. Wer die Entwicklungsaufgaben dieser Zeit meistert, wird die Kraft, alles aus ganzem Herzen tun zu können, sein Leben lang behalten.

Die Entwicklungsaufgabe besteht in der Erkenntnis, dass alles liebenswert ist und dass auch die kleinsten Dinge eine Bedeutung haben. Je nachdem, welches Chakra gerade am aktivsten ist, wird sich der Fokus der Liebe unterscheiden – vom engen Fokus der Liebe zum Materiellen bis zum Aufgehen im All-Einen. Meist liegt die Entwicklung irgendwo zwischen diesen beiden Extremen, doch sollte man die Entwicklungsaufgabe im Herzen behalten und den Versuch machen, seine Liebe nicht in das Gefängnis der Einseitigkeit einzusperren.

Das reife Erwachsenenalter (29. bis 35. Lebensjahr)

Gegen Ende des dritten Lebensjahrzehnts wechselt das Grundthema abermals. Die nächsten sieben Jahre spielt das Halschakra eine übergeordnete Rolle, und damit rückt das Thema Kommunikation stark in den Vordergrund. Die Ausprägungen dieses Themas verändern sich im gewohnten Rhythmus der Chakras.

Im reifen Erwachsenenalter werden meist wichtige berufliche Entscheidungen getroffen, bevor der Mensch sich neuen Aufgaben zuwendet.

Die besondere Aufgabe dieser Phase liegt nun darin, aus den materiellen Grundlagen, die bislang geschaffen wurden, die richtigen Folgen zu ziehen. Die Kommunikationsenergie des Halschakras bewirkt auch eine verbesserte innere Kommunikation: Menschen in diesem Lebensabschnitt können besser nach innen blicken und sehen sich mit dem konfrontiert, was sie sind. Meist stellen sie einen Unterschied zwischen dem fest, was sie einmal sein wollten und was sie tatsächlich sind. Die vorrangige Aufgabe ist nun, eine funktionierende Kommunikation mit dem Unterbewusstsein zu etablieren, das Ich-Bewusstsein auf den neuesten Stand zu bringen und rational seine Möglichkeiten zur Entwicklung zu überdenken. Im Beruf entscheidet sich in dieser Zeit meist, wo die Karriere später enden wird. Jetzt werden beruflich wichtige Weichen gestellt – die gesteigerten kommunikativen Fähigkeiten können dabei oft entscheidende Wendepunkte herbeiführen.

Die Zeit der Erkenntnis (36. bis 42. Lebensjahr)

In der Mitte des vierten Lebensjahrzehnts stellt das Stirnchakra mit seinem Thema geistige Erkenntnis neue Entwicklungsaufgaben. Menschen in dieser Lebensphase beginnen oft, sich auf neuen Gebieten zu engagieren. Die Energien des Stirnchakras helfen dabei, die verschiedenen Aspekte des Seins tiefer zu durchblicken. Es ist daher interessant, auf welche Aspekte sich neue Erkenntnisse besonders beziehen – dies gibt Hinweise auf die bisherige Entwicklung der Chakras.

Manche Menschen richten ihren Blick nun verstärkt auf das Materielle: Sie interessieren sich für Aktien, bauen ein Haus, schaffen Sicherheit für die Familie. Ihre Erkenntnis wird vor allem vom Wurzelchakra gelenkt. Andere erkennen die Bedeutung der Sinnlichkeit und geben ihr bisheriges Leben auf, um neue Sinnenfreuden zu erfahren (in diesem Alter sind Ehescheidungen am häufigsten) – die Erkenntnis bekommt einen besonderen Impuls vom Sakralchakra. Wieder andere wollen etwas bewirken und Einfluss auf die Welt nehmen; hier spielt das Nabelchakra eine besondere Rolle. Für einige, bei denen das Herzchakra besonders aktiv ist, bezieht sich die tiefere Erkenntnis auf Liebe und Miteinander. Besonders wertvoll ist die Phase der Erkenntnis dann, wenn sie sich auf die höheren Chakra-Energien beziehen: Menschen, deren Halschakra stark ist, engagieren sich nun besonders für die Wahrheit und für die Kommunikation zwischen den Menschen; bei anderen, bei denen das Stirnchakra dominiert, sind besondere geistige Erkenntnisse und schöpferische Ideen die Folge; und bei jenen, deren Kronenchakra bereits gut entwickelt ist, führt die vermehrte Erkenntnisfähigkeit oft dazu, dass sie sich einem spirituellen Weg widmen und/oder übersinnliche Fähigkeiten entwickeln.

Die Vollendung des großen Zyklus (43. bis 49. Lebensjahr)

Mit diesem Lebensabschnitt wird der sieben mal sieben Jahre während große Zyklus des menschlichen Lebens vollendet. Das höchste Chakra, das Kronenchakra mit seinen Themen Spiritualität, geistige Kraft und Erleuchtung, durchdringt nun das Leben; wie stark, hängt von den vorausgegangenen Entwicklungen ab.

Prinzipiell fällt es dem Menschen in diesem Lebensabschnitt leichter, die verschiedenen Aspekte des Lebens – Materielles, Emotionales, Geistiges und Spirituelles – von einer ganzheitlichen Warte aus zu betrachten. Das Durchlaufen dieser Phase ist die Voraussetzung für die Erfahrung, die als Erleuchtung bezeichnet wird.

Allerdings ist das Erreichen des Alters von sieben mal sieben Jahren keineswegs ausreichend – für viele Menschen endet diese Zeit in einer Krise: Sie überblicken ihr bisheriges Leben, spüren intuitiv, dass eine wichtige Phase abgeschlossen ist und dass sie nicht das erreicht haben, was ihnen möglich gewesen wäre. Es kommt zur Midlifecrisis.

Mit dem Abschluss des sieben mal siebenjährigen Zyklus beginnt der große Zyklus jedoch wieder von neuem: Durch die gewonnene Lebenserfahrung und Reife vollziehen sich die Schritte diesmal auf einem höheren Niveau. Die meisten von uns bekommen jetzt sozusagen eine »zweite Chance«, da die Fortschritte in der Medizin und die Lebensverhältnisse oft zu einem hohen Alter führen. Spätestens jetzt wird es Zeit, sich ganz und gar auf das Wesentliche im Leben zu konzentrieren, um diese wertvolle Chance auch zu nutzen.

Die Zeit der Midlifecrisis: Der Blick zurück ist oft eine Enttäuschung, da nicht alle gesteckten Ziele erreicht wurden. Mit der Vollendung des großen Zyklus kommt jedoch die »zweite Chance«.

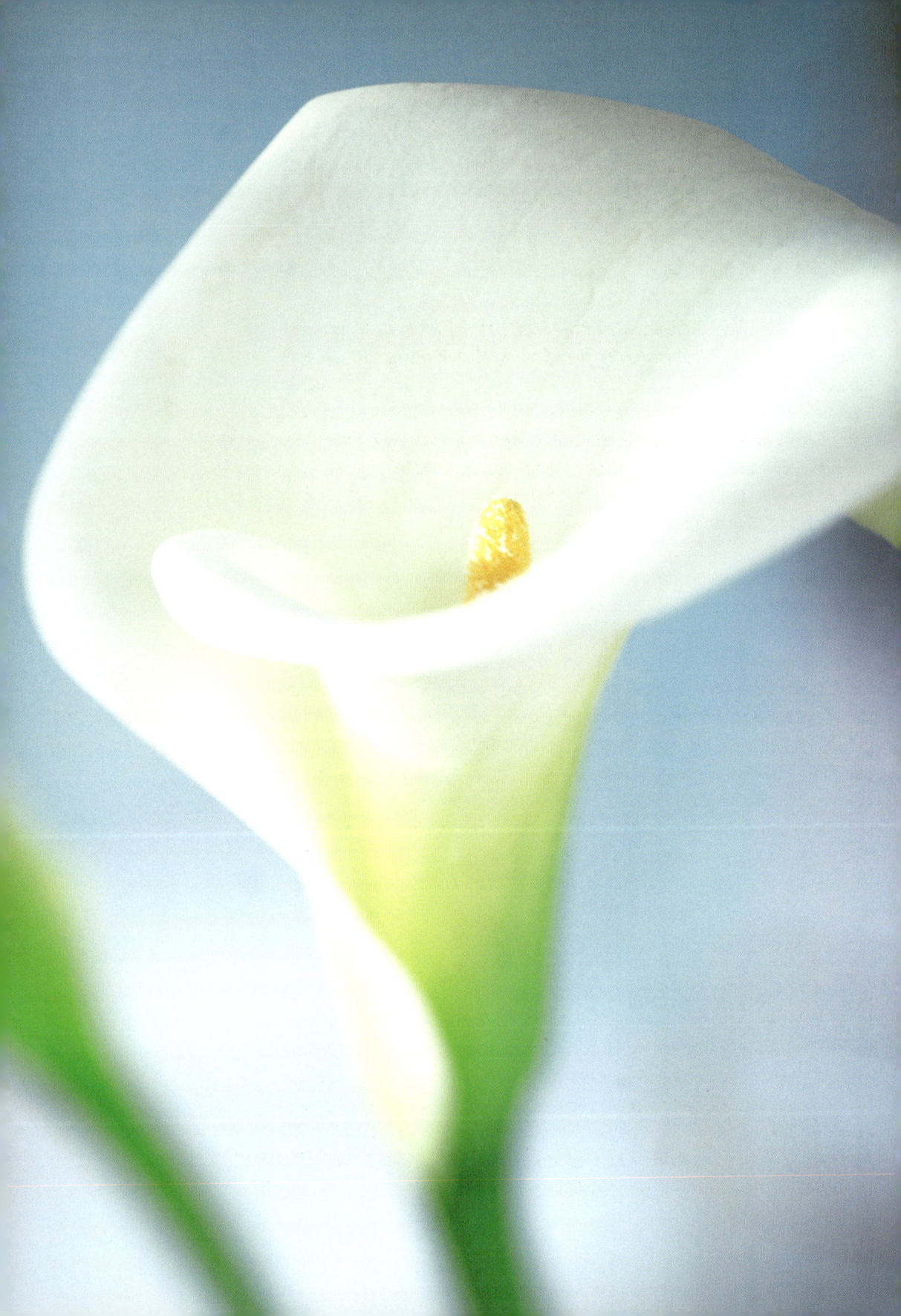

CHAKRAS und Gesundheit

Alle Methoden innerhalb der Chakra-Arbeit haben das Ziel, die energetische Funktion aller Chakras zu verbessern und Disharmonien im Energiekreislauf entgegenzuwirken. Dies ist von großer Bedeutung: Kann die Lebensenergie nicht ungehindert und gleichmäßig fließen, führt das zu zahlreichen Problemen. Wie sich die Aktivität der Chakras auf die Psyche auswirkt, haben die Kapitel »Chakra und Persönlichkeit« und »Chakra und Psychologie« gezeigt. In diesem Kapitel richtet sich der Blick auf die körperlichen Wirkungsbereiche der einzelnen Chakras.

Die Chakra-Therapie ist eine Energieheilkunde. Ihr Ziel ist es, die energetische Ebene des Menschen in Balance zu bringen.

Gesund durch Chakra-Therapie

Der Zustand der Chakras beeinflusst alle Organe, die Knochen, das Hormonsystem, die Verdauung, den Kreislauf, das Nervensystem – den gesamten Organismus. Die Chakra-Lehre geht davon aus, dass jeder körperlichen Erkrankung eine energetische Ursache zugrunde liegt: innere Faktoren, die das natürliche Gleichgewicht des Menschen stören. Auf diese Erkenntnis stützen sich auch die Chinesische Medizin, Ayurveda, die Tibetische Medizin und weite Teile des Schamanismus.

Ganzheitlich heilen

Ganzheitliche Heilweisen wie die Chakra-Lehre wollen nicht defekte Teile durch neue ersetzen oder Symptome unterdrücken. Zwar hat das mitunter seine Berechtigung. Um aber wirklich zu heilen, müssen die tieferen Ursachen von Erkrankungen untersucht werden. Heilung ist ein Prozess, bei dem der Mensch nicht nur von seinen Beschwerden befreit wird, sondern aus dem er auch innerlich befreit, gereift und heiler hervorgeht. Die Psychosomatik weiß, dass Magen-Darm-Störungen, Asthma oder Bluthochdruck oft mit emotionalen Konflikten einhergehen.

Können sich die Chakras entfalten, ist der Weg frei zur Gesundheit von Körper, Geist und Seele.

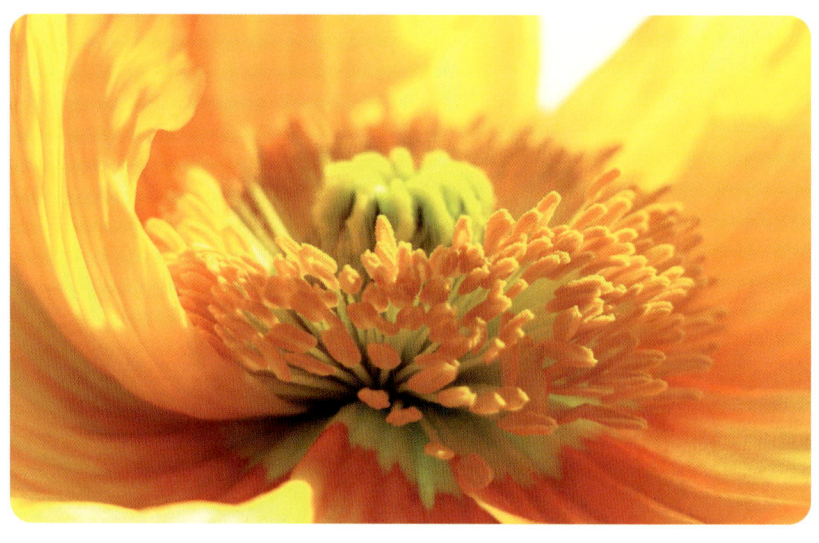

In den Energie-kreisläufen und Energiezentren unseres feinstoff-lichen Körpers finden wir die Ursachen für viele Probleme.

Wir alle haben das schon erfahren: Am ehesten neigen wir zu Erkältungen, wenn der Stress überhand nimmt, und wer unter Allergien leidet, bemerkt, dass Beschwerden schlimmer werden, wenn man angespannt und gereizt ist. Die Chakra-Lehre geht über die Erkenntnis, dass viele Krankheiten eine seelische Ursache haben, hinaus: Auch seelische Probleme haben eine Ursache, die immer mit einem Mangel an Gelassenheit, innerer Stärke, Heiterkeit und innerer Ruhe zu tun hat. Wenn die spirituelle Entwicklung behindert ist und die Chakras sich nicht frei entfalten können, belastet das unseren Geist, unsere Seele und schließlich unseren Körper. Magenprobleme haben beispielsweise oft seelische und geistige Ursachen, etwa Gereiztheit und die Neigung, Ärger hinunterzuschlucken. Seelische und geistige Probleme werden oft dadurch verursacht, dass die Energie nicht frei fließt und die Verbundenheit mit dem Höheren Selbst verloren gegangen ist. Die Chakra-Therapie ist eine Energieheilkunde. Ihr Ziel ist es, die energetische Ebene in Ordnung zu bringen. Nicht zuletzt geht es darum, sein Bewusstsein zu erweitern und Erfahrungen zu sammeln, die zu tieferen Erkenntnissen führen.

Um den wahren Ursachen von Erkrankungen auf den Grund zu gehen, hilft die Kenntnis über die Zusammenhänge der körperlichen Bereiche und ihrer Beeinflussung durch die Chakras. Wenn Sie überlegen, warum ausgerechnet Sie gerade an einer Krankheit leiden, kann dies zu interessanten Einsichten führen. Die Beschäftigung mit den Ursachen von Erkrankungen ist immer auch ein Weg zur Selbsterkenntnis.

Das Wurzelchakra und die Gesundheit

Das Wurzelchakra liegt am untersten Ende der Wirbelsäule im Dammbereich. Die Aktivität des Wurzelchakras wirkt sich vom Beckenboden aus auf den gesamten Beckenbereich und in besonderem Maße auch auf den Dickdarm aus. Das erste Chakra steht zudem auch mit dem Skelett, dem Unterkörper, Beinen und Füßen, in Verbindung.

Menschen mit einem gesunden Wurzelchakra stehen buchstäblich mit beiden Beinen auf dem Boden.

Das gesunde Wurzelchakra

Ein starkes Wurzelchakra zeigt sich durch einen guten Zustand der festen körperlichen Strukturen: durch stabile Knochen, Zähne und Nägel. Auch die problemlose Ausscheidung der Nahrung sowie eine optimale Dickdarmfunktion weisen auf ein gut entwickeltes Wurzelchakra hin.

Das Wurzelchakra ist das Energiezentrum des Körpers, über das die Menschen mit der Erde verbunden sind. Seine Energie versorgt Beine und Füße, durch die wir Kontakt zur Erde aufnehmen und mit beiden Beinen auf dem Boden stehen. Die Energie des Wurzelchakras schützt den Ischiasnerv – der auch Lebensnerv genannt wird – und wirkt sich nicht zuletzt auch auf die Blutqualität aus.

Der Einfluss der Hormone

Auf der hormonellen Ebene beeinflusst das Wurzelchakra ganz besonders stark die Aktivität der Nebennieren. Sein Energiefluss wirkt sich auf die körpereigene Kortisonbildung sowie auf die Adrenalin- und Noradrenalinproduktion aus. Die Hormone, die in den Nebennieren produziert werden, sind für die Aufrechterhaltung der Lebensfunktionen und für die Stressbewältigung von Bedeutung.

Über die Hormonproduktion hat das Wurzelchakra indirekt auch Auswirkungen auf die ursprünglichen Überlebensmechanismen und auf die Fähigkeit des Körpers, Stress abzubauen.

Dies hängt mit den Themenbereichen Urvertrauen und Überlebenstrieb zusammen, den zentralen Themen des Wurzelchakras (siehe Seite 21 ff.). Schließlich wird auch die Allergieempfindlichkeit durch die Funktion der Nebennieren mitbestimmt.

Rückenschmerzen, vor allem Hexenschuss und Ischiasentzündungen, können auf ein schwaches Wurzelchakra hindeuten.

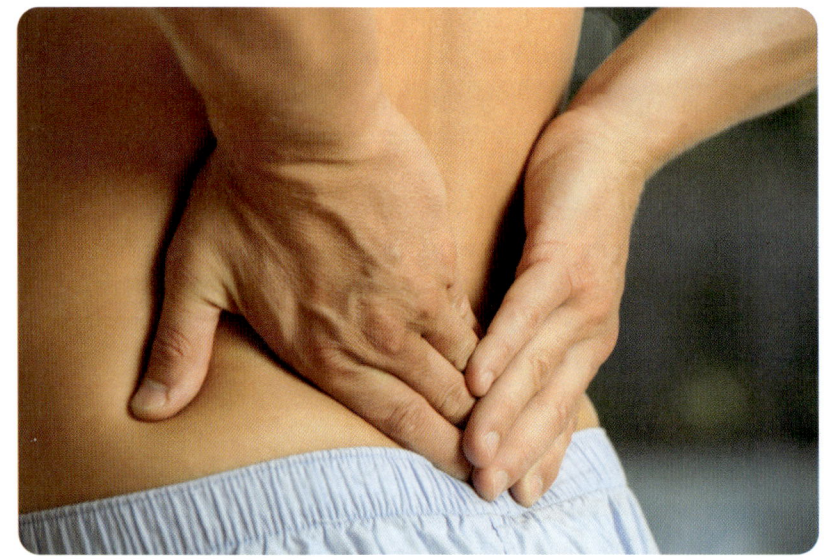

Mögliche Beschwerden durch Blockaden

Indem Sie Ihr Wurzelchakra in der Chakra-Arbeit sanft anregen und Blockaden beseitigen, können Sie vielen Erkrankungen entgegenwirken. Sie können auch den Heilungsprozess unterstützen, falls Ihr Körper sein natürliches Gleichgewicht bereits verloren hat. Die folgenden gesundheitlichen Probleme können mit energetischen Störungen im Bereich des Wurzelchakras zusammenhängen:

Das blockierte Wurzelchakra kann eine Reihe von Beschwerden nach sich ziehen; viele betreffen die untere Körperhälfte.

- Darmerkrankungen
- Hämorrhoidalleiden
- Verstopfung, Durchfall
- Kreuzschmerzen im Bereich des Steißbeins
- Hexenschuss
- Ischiasprobleme
- Knochenerkrankungen
- Osteoporose (Knochenschwund)
- Schmerzen in Beinen und Füßen
- Krampfadern, Venenleiden
- Blutarmut, Blutdruckschwankungen
- Stressbedingte Erkrankungen
- Allergische Beschwerden

Das Sakralchakra und die Gesundheit

Das Sakralchakra liegt einige Fingerbreit unterhalb des Nabels. Dieses Chakra wird oft als Geschlechtszentrum oder Sexualchakra be-zeichnet, da es vor allem die Funktion der Keimdrüsen und Geschlechtsorgane steuert. Darüber hinaus durchstrahlt die Energie des Sakralchakras den ganzen Beckenraum und beeinflusst alle Beckenorgane, vor allem Nieren, Blase und Gebärmutter. Auch die Hüften und die Lendenwirbelsäule liegen im Einflussbereich dieses Chakras. Das Sakralchakra ist dem Wasser-Element zugeordnet und hängt mit den Körperflüssigkeiten zusammen: Es wirkt sich auf Blutstrom, Lymphfluss, Harnwege und Samenflüssigkeit aus. Beschwerden in diesen Bereichen hängen oft damit zusammen, dass die Betroffenen nicht mehr im Fluss sind und irgendwie feststecken (besonders deutlich wird dies in der Sym-ptomatik von Nierensteinen).

Ein starkes Sakralchakra sorgt für eine gute Entgiftung des Körpers, für ein starkes Immunsystem und für gesunde Geschlechtsorgane.

Das gesunde Sakralchakra

Ein gut entwickeltes zweites Chakra schützt Hoden und Prostata bzw. Eierstöcke und Gebärmutter vor Erkrankungen und wirkt Potenzstörungen und Menstruationsbeschwerden entgegen.
Kann sich das Sakralchakra entfalten, treten Nieren- oder Blasenprobleme seltener auf, und die Entgiftung über die Harnwege und die Reinigung des Körpers funktionieren.

Der Einfluss der Hormone

Auf hormoneller Ebene hängt das Sakralchakra mit den Keimdrüsen und mit der Produktion der Keimzellen und Geschlechtshormone zusammen. Potenz, Zeugungskraft, Fruchtbarkeit, Orgasmus- und Fortpflanzungsfähigkeit werden vom ihm beeinflusst. Nach östlicher Auffassung sind die sexuellen Energien wichtig für die gesamte Gesundheit und die Vitalität. Die Produktion der Geschlechtshormone hat Auswirkungen auf die Ge--fühle und Stimmungen: Starke Stimmungsschwankungen können beispielsweise aus Störungen im Sakralchakra resultieren. Nicht zuletzt sind die Abwehrmechanismen des Immunsystems von der reibungslosen Funktion der Keimdrüsen abhängig.

Das Sakralchakra hat Auswirkungen auf alle Körperflüssigkeiten und sorgt für Lebensfreude und Vitalität.

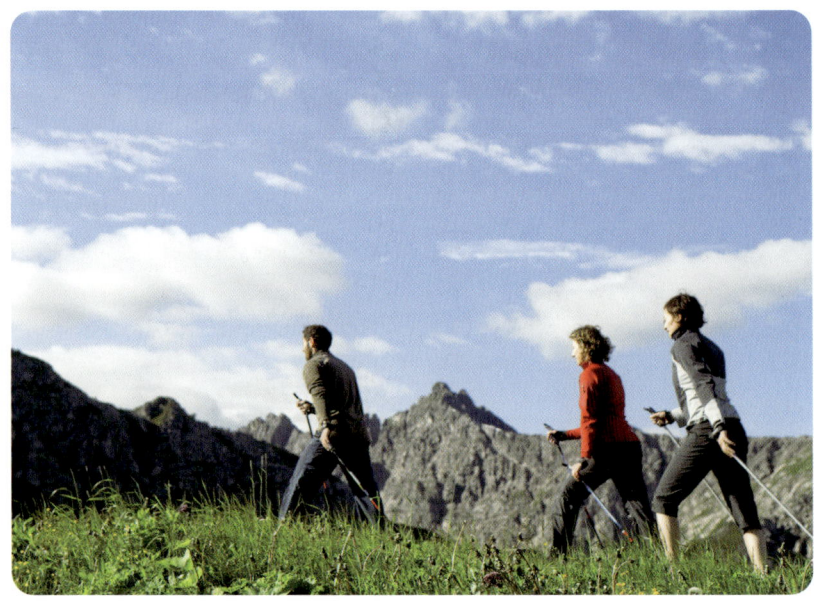

Mögliche Beschwerden durch Blockaden

Sie können die Energie Ihres Sakralchakras durch Chakra-Arbeit aktivieren und Blockaden lösen. Dadurch stärken Sie Ihre sexuellen Energien, Ihre Lebensenergie und Vitalität. Die folgenden Probleme deuten auf ein blockiertes oder schwach entwickeltes Sakralchakra hin:

Gerade Beschwerden im Bereich der Geschlechtsorgane sowie Blasen- und Nierenprobleme deuten auf Störungen des Sakralchakras hin.

- Menstruationsbeschwerden
- Erkrankungen der Gebärmutter und des Gebärmutterhalses
- Eierstock- oder Eileiterentzündungen
- Zysten
- Prostataerkrankungen
- Potenzstörungen, Impotenz
- Hodenerkrankungen
- Pilzerkrankungen im Bereich der Geschlechtsorgane
- Geschlechtskrankheiten
- Nierenerkrankungen, Nierensteine
- Blasenprobleme, Blasenschwäche, Harnwegsinfektionen
- Rückenschmerzen im Bereich der Lendenwirbelsäule
- Hüftschmerzen
- Hautkrankheiten aufgrund mangelnder Entgiftung

Das Nabelchakra und die Gesundheit

Das Nabelchakra wird auch als Solarplexuschakra bezeichnet. Anatomisch ist diese Bezeichnung zutreffender, da dieses Chakra sich nicht auf Höhe des Nabels, sondern einige Fingerbreit darüber, im Bereich der Magengrube und des Solarplexus befindet. Das Nabelchakra wirkt sich vor allem auf die Verdauungsorgane aus. Zu seinem Einflussbereich zählen Magen, Gallenblase, Leber, Milz, Dünndarm und die gesamte Bauchhöhle. Dieses Chakra wird dem Feuerelement zugeordnet, ein Hinweis auf die Bedeutung, die dieses Chakra für die Verdauung hat: Wärmeprozesse, speziell der Verdauungsvorgang, werden von der Aktivität des Solarplexuschakras angeregt.

Von einem gesunden Solarplexuschakra profitieren vor allem die Verdauungsorgane sowie alle Wärmeprozesse des Körpers.

Das gesunde Nabelchakra

Menschen mit einem gut entwickelten Nabelchakra haben einen guten Appetit und verwerten aufgenommene Nahrung optimal. Sie leiden selten an Erkrankungen von Magen, Leber oder Dünndarm. Da das Nabelchakra sich auch auf das vegetative Nervensystem auswirkt, haben sie meist gute Nerven, schlafen gut und sind selten gestresst. Im seelischen Bereich hängt das Nabelchakra mit den Gefühlen zusammen. In der Psychosomatik weiß man, dass emotionale Probleme sich besonders oft auf die Verdauungsorgane Magen oder Darm auswirken; man spricht von einem nervösen Magen. Gewichtsprobleme hängen häufig mit seelischen Schwierigkeiten zusammen, die in den Wirkungsbereich des Solarplexuschakras fallen. Bei der Bekämpfung von Übergewicht, aber auch bei der Therapie von Magersucht sollte daher auch das Nabelchakra harmonisiert werden.

Der Einfluss der Hormone

Auf hormoneller Ebene steht das Nabelchakra mit der Bauchspeicheldrüse (Pankreas) in Verbindung. Sie liefert Verdauungsenzyme, beeinflusst die Regulierung des Kohlehydrat-Stoffwechsels, die Verdauung und Umwandlung der Nahrung und neutralisiert den Magensaft. In Drüsenzellen der Bauchspeicheldrüse (den Langerhansschen Inseln) wird Insulin gebildet. Erzeugen die Zellen nicht genug Insulin, entsteht Diabetes.

Ein guter Appetit und Genuss am Essen sind Zeichen für ein gesundes Nabelchakra.

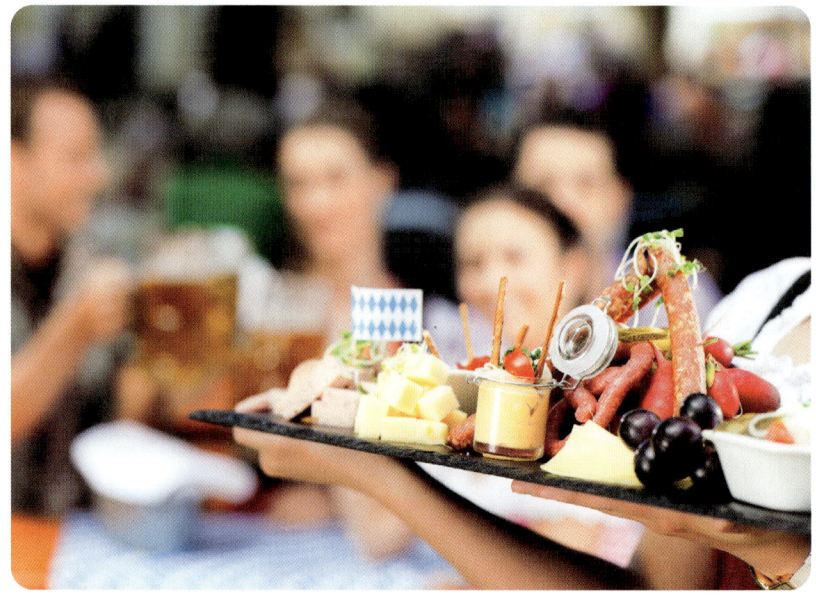

Mögliche Beschwerden durch Blockaden

Sie können den Energiefluss in Ihrem Nabelchakra durch Chakra-Arbeit sanft anregen und damit vielen Beschwerden vorbeugen. Wenn Sie an Erkrankungen leiden, die in Zusammenhang mit einem geschwächten Nabelchakra stehen, können entsprechende Techniken in hohem Maße dazu beitragen, das körperliche Gleichgewicht wiederherzustellen. Im Folgenden finden Sie Gesundheitsprobleme, die mit einem geschwächten oder blockierten Nabelchakra zusammenhängen können:

Viele Probleme haben mit Magen, Darm oder mit dem vegetativen Nervensystem zu tun.

- Magenbeschwerden, Magengeschwüre
- Sodbrennen
- Erkrankungen von Leber, Milz und Gallenblase
- Gelbsucht
- Bauchschmerzen (im Oberbauch)
- Verdauungsstörungen
- Rückenschmerzen im Lendenwirbelsäulenbereich
- Nervenerkrankungen
- Diabetes (Zuckerkrankheit)
- Übergewicht
- Magersucht

Das Herzchakra und die Gesundheit

Das Herzchakra liegt in der Mitte der Brust auf Höhe des Herzens. Seine Aktivität hat Auswirkungen auf den gesamten Brustkorb. Besonders das Herz, das in allen Kulturen die Kraft der Liebe und der Gefühle symbolisiert, wird von der Energie des Herzchakras beeinflusst. Über das Herz wirkt sich das Herzchakra auch auf den Blutkreislauf und den Blutdruck aus: Blutdruckstörungen weisen daher auch auf Störungen der Herzchakra-Energie hin.

Das gesunde Herzchakra

Auch die Lungen hängen mit dem Herzchakra zusammen. Nicht umsonst wird dieses Chakra dem Luftelement zugeordnet, welches seine körperliche Entsprechung im Bereich der Atmung hat. Menschen mit einem starken Herzchakra atmen tief und regelmäßig. Ihr Kreislauf funktioniert bestens, ihr Puls ist gleichmäßig, und sie leiden selten an Erkrankungen der Lungen und Bronchien. Da es ihnen leicht fällt, ihr spirituelles Herz zu öffnen, kommt es kaum zu Blockaden, die das anatomische Herz berühren.

Neben Kreislauf, Herz und Lungen beeinflusst das Herzchakra auch die Arme und Hände sowie Schultern, die Brustwirbelsäule und den oberen Rücken. Das Herzchakra reguliert auch den Tastsinn − insofern hängt das Herzchakra auch mit der Bereitschaft zusammen, andere Menschen zu berühren und sich von ihnen berühren zu lassen. Hinter vielen Hautproblemen verbirgt sich daher auch die grundsätzliche Schwierigkeit, anderen körperlich nahe zu kommen.

Ist das Herzchakra gut entwickelt, verfügt der Mensch über ein gesundes Herz, starke Lungen und eine gute Durchblutung.

Der Einfluss der Hormone

Auf hormoneller Ebene hängt die Herzchakra-Aktivität mit der Thymusdrüse zusammen, die vorwiegend aus lymphatischem Gewebe besteht. In der Thymusdrüse werden Lymphozyten und Antikörper gebildet − ihre Funktion spielt für die Immunabwehr eine große Rolle.

Eine Schwächung des Herzchakras kann daher auch die Anfälligkeit für Erkrankungen, die mit dem Immunsystem zu tun haben, erhöhen. Dazu gehören insbesondere Infektionen, Allergien und Krebserkrankungen.

Ist das Herzchakra geschwächt, ist oft das Immunsystem in Mitleidenschaft gezogen – häufige Infektionen sind die Folge.

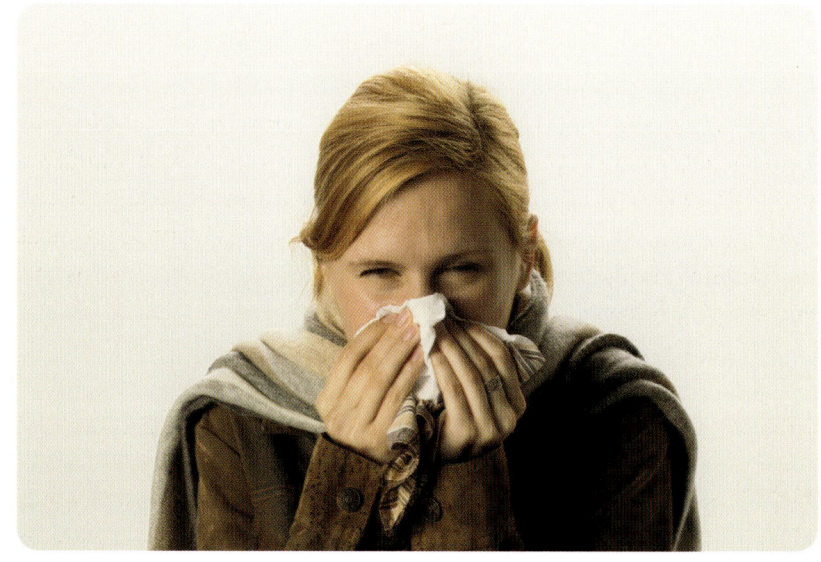

Mögliche Beschwerden durch Blockaden

Aktivieren und harmonisieren Sie Ihr Herzchakra durch die sanften Übungen der Chakra-Arbeit. Auf diese Weise können Sie Erkrankungen vermeiden. Sollten Sie bereits Beschwerden haben, die in den Wirkungsbereich des Herzchakras fallen, können Sie die Heilung durch den Einsatz von Chakra-Übungen unterstützen. Die folgenden gesundheitlichen Probleme weisen auf energetische Störungen des Herzchakras hin:

Neben Herz-, Lungen- und Durchblutungskrankheiten kann ein unharmonisches Herzchakra auch zu einem schwachen Immunsystem führen.

- Koronare Herzkrankheiten und Angina pectoris
- Herzrhythmusstörungen, Herzklopfen
- Hypertonie (Bluthochdruck) und Hypotonie (niedriger Blutdruck)
- Erhöhte Cholesterinwerte
- Durchblutungsstörungen
- Lungenerkrankungen, Lungenentzündung
- Asthma, Atembeschwerden
- Erkältungen
- Allergien
- Rückenschmerzen im Bereich der Brustwirbelsäule
- Schulterschmerzen
- Rheumatische Probleme im Bereich der Arme und Hände
- Hauterkrankungen

Das Halschakra und die Gesundheit

Das Halschakra liegt im Kehlkopfbereich und wird daher auch als Kehlkopf- oder Kehlchakra bezeichnet. Seine Aktivität wirkt sich vorrangig auf den Hals-, Kehlkopf- und Kieferbereich sowie auf die Luft- und Speiseröhre aus. Das Hals- oder Kehlkopfchakra gilt als Zentrum der Sprache und Kommunikation. Es beeinflusst die oberen Lungen, die Atmung und vor allem die Stimme.

Eine kräftige Stimme, gesunde Atmungsorgane und ein gesunder oberer Wirbelsäulenapparat weisen auf ein starkes Halschakra hin.

Das gesunde Halschakra

Menschen mit einem gut entwickelten Halschakra erkennt man an einer vollen, wohltönenden Stimme. Sie können frei durchatmen und erkranken höchst selten an Mandel- oder Halsentzündungen. Neben dem Kehlkopf und den Stimmbändern beeinflusst das Halschakra die Halswirbelsäule, den Nacken- und oberen Schulterbereich. In geringerem Maße wirkt es sich auch auf die Ohren aus, die jedoch vor allem vom Stirnchakra mit Energie versorgt werden.

Störungen in der Funktion des Halschakras führen oft zu Rachenschmerzen, zu Druckgefühlen im Hals oder zu Sprachstörungen. Auch Zahn- oder Kieferprobleme können auf ein geschwächtes Kehlkopfchakra hinweisen, da das Halschakra auch den Kiefer mit Energie versorgt.

Der Einfluss der Hormone

Auf hormoneller Ebene steht das Halschakra mit Schilddrüse und Nebenschilddrüse in Verbindung. Eine harmonische Schilddrüsenfunktion hat für das energetische Gleichgewicht des Körpers Bedeutung. Die Schilddrüse bildet stoffwechselaktive Jodverbindungen und reguliert den Stoffwechsel- und Energiehaushalt. Aber nicht nur der Eiweiß-, Kohlehydrat-, Fett-, Wasser- und Mineralstoffwechsel, sondern auch das Nervensystem wird von der Schilddrüse beeinflusst. Funktionsstörungen der Schilddrüse können einerseits zu Nervosität, andererseits zu Antriebsschwäche führen. Eine der wichtigen Funktionen der Nebenschilddrüse ist die Regulierung des Kalziumhaushalts, der für Knochen und Zähne eine große Rolle spielt und mit der Heilung von Entzündungen zusammenhängt.

Das Halschakra beeinflusst auch die Halswirbelsäule, vor allem den Nacken- und den oberen Schulterbereich.

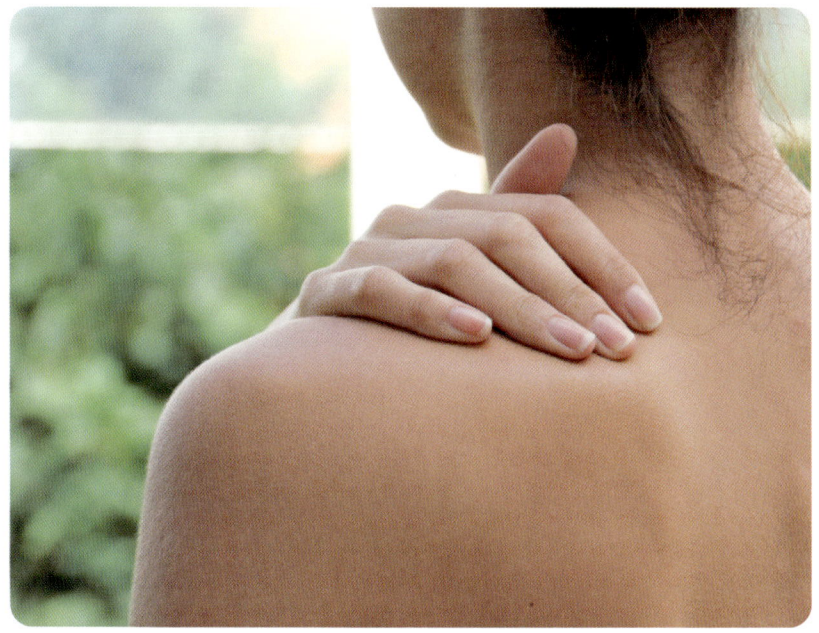

Mögliche Beschwerden durch Blockaden

Durch harmonisierende Chakra-Übungen können Sie die Funktion Ihres Halschakras gezielt harmonisieren und stärken. Gerade wenn Sie an Erkrankungen leiden, die mit einem geschwächten Halschakra in Verbindung stehen, dann kann dies sehr hilfreich sein.

Falls eines der folgenden Gesundheitsprobleme Sie belasten sollte, wird es Zeit, dass Sie auch auf der Ebene der Chakras aktiv werden und sich insbesondere der Stärkung Ihres Kehlkopfchakras widmen:

Sprachstörungen, Hals- und Rachenschmerzen, Zahn- und Kieferprobleme können mit einem schwachen Halschakra einhergehen.

- Halsschmerzen
- Mandelentzündung
- Heiserkeit
- Sprachstörungen wie Stottern
- Zahnschmerzen, Zahnfleischentzündungen, Aphten
- Schmerzen im Bereich der Halswirbelsäule
- Nacken- und Schulterschmerzen
- Steifheit und Verspannungen im Nacken- oder Schulterbereich
- Überfunktion der Schilddrüse
- Unterfunktion der Schilddrüse

Das Stirnchakra und die Gesundheit

In der Mitte der Stirn, etwas oberhalb des Punktes zwischen den beiden Augenbrauen, befindet sich das Stirnchakra, das auch als Drittes Auge oder als Stirnzentrum bezeichnet wird.

Die Energie des Stirnchakras spielt besonders auf der seelischen und auf der geistigen Ebene eine große Rolle, beeinflusst jedoch auch den Körper. Das Gehirn und insbesondere das Kleinhirn stehen in unmittelbarer Verbindung zur Aktivität des Stirnchakras.

Darüber hinaus reguliert das sechste Chakra außer dem Tast- und Geschmackssinn unsere Sinnesorgane, vor allem den Sehsinn, aber auch den Geruchsinn und den Hörsinn.

Die Augen, die Nase, der Gehörgang, das Mittel- und Innenohr, die Nasennebenhöhlen, darüber hinaus aber auch das gesamte Hormon- und Nervensystem des Menschen werden über das Stirnchakra, das Dritte Auge, mit Energie versorgt.

Das gesunde Stirnchakra

Menschen mit einem gut entwickelten Stirnchakra verfügen über geistige Klarheit, ein ausgezeichnetes Gedächtnis und ein ausgeprägtes Konzentrationsvermögen. Gesichts- und Gehörsinn eines Menschen mit ausgeprägtem Stirnchakra funktionieren optimal – und das meist auch bis ins fortgeschrittene Alter.

Beschwerden wie zum Beispiel Seestörungen, Bindehautentzündungen, Migräne und Kopfschmerzen, Stirn- und Nebenhöhlenentzündungen, chronischer Schnupfen oder Ohrenprobleme wie Mittelohrentzündungen tauchen sehr selten bei einem gesunden Stirnchakra auf.

Wer ein starkes Stirnchakra hat, muss auch im hohen Alter selten eine Brille tragen und kann auf Hörgeräte verzichten.

Der Einfluss der Hormone

Das Stirnzentrum steht in einer direkten Verbindung zur Hirnanhangdrüse, der Hypophyse. Diese ist die übergeordnete endokrine Drüse des Menschen; mit Hilfe elektrischer Impulse und Botenstoffe steuert sie das endokrine Drüsensystem, beeinflusst das Immun- und Nervensystem und damit auch die seelische Verfassung des Menschen.

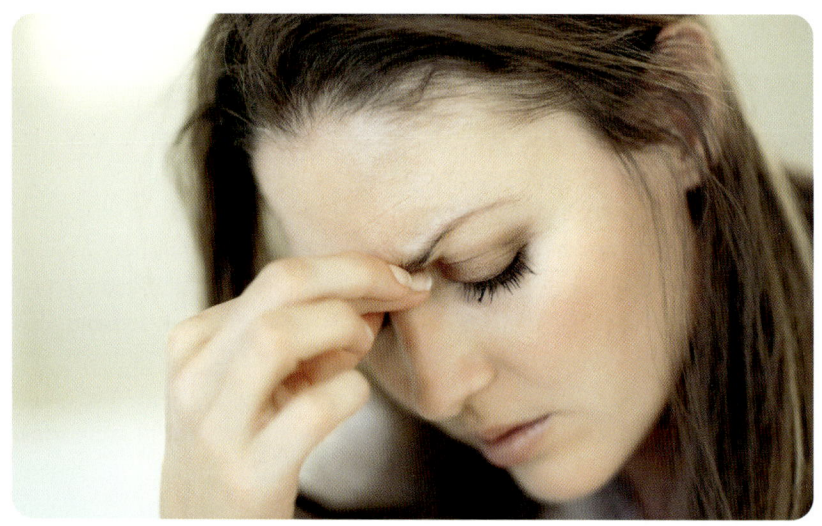

Häufige Kopfschmerzen und Migräne können auf ein blockiertes Stirnchakra hinweisen.

Mögliche Beschwerden durch Blockaden

Das Stirnchakra besitzt Einfluss auf das Nervensystem und wirkt sich somit auch auf unseren Seelenzustand aus.

Indem Sie Ihr Stirnchakra durch die Chakra-Arbeit sanft anregen, stärken und mögliche Blockaden beseitigen, lässt sich Ihr körperliches und seelisches Wohlbefinden enorm erhöhen. Die folgenden gesundheitlichen Probleme können darauf hinweisen, dass Ihr Stirnchakra geschwächt oder auch blockiert ist:

- Kopfschmerzen
- Migräne
- Gehirnerkrankungen
- Augenleiden
- Bindehautentzündungen
- Sehschwäche
- Hörschwäche
- Mittelohrentzündung
- Schnupfen
- Nebenhöhlenentzündungen
- Erkrankungen des Nervensystems
- neurologische Störungen
- Geisteskrankheiten
- Schizophrenie
- Konzentrations- und Lernschwäche

Das Kronenchakra und die Gesundheit

Das Kronenchakra liegt am höchsten Punkt des Kopfes, am Scheitelpunkt. Es wirkt in die Aura hinein und ist ein geistiges und spirituelles Energiezentrum, beeinflusst aber auch den Körper. Es ist nicht einzelnen Organen zuzuordnen, sondern übt eine harmonisierende und schützende Wirkung auf den gesamten Organismus aus. Es beeinflusst Mittelhirn und Augen und hängt mit den lebenserhaltenden Programmen des Körpers und der Zellen zusammen.

Das gesunde Kronenchakra

Im Normalfall ist ein starkes Kronenchakra Garant für eine ausgezeichnete, lang anhaltende körperliche Stabilität. Schwere chronische Krankheiten, vor allem geistige und seelische Probleme, treten dann auf, wenn die Energie in diesem Chakra stark blockiert ist.

In gleichem Maße, wie das starke Kronenchakra Garant für ausgezeichnete Gesundheit ist, kann es in blockiertem Zustand schwere Krankheiten auslösen.

Der Einfluss der Hormone

Auf hormoneller Ebene wirkt sich das Kronenchakra auf die Funktion der Zirbeldrüse (Epiphyse) aus. Sie steuert die Lichtaufnahme und reguliert den Schlaf-Wach-Rhythmus über das Hormon Melatonin.

Mögliche Beschwerden durch Blockaden

Chakra-Übungen können die Funktion des Kronenchakras anregen, chronischen Krankheiten vorbeugen und den Heilungsprozess unterstützen.

- Kopfschmerzen
- Schwächung der Immunabwehr
- Nervenleiden, Lähmungserscheinungen, Multiple Sklerose
- Krebserkrankungen
- Verwirrungszustände, Vergesslichkeit, Geisteskrankheiten
- Depressionen
- Ein- und Durchschlafstörungen

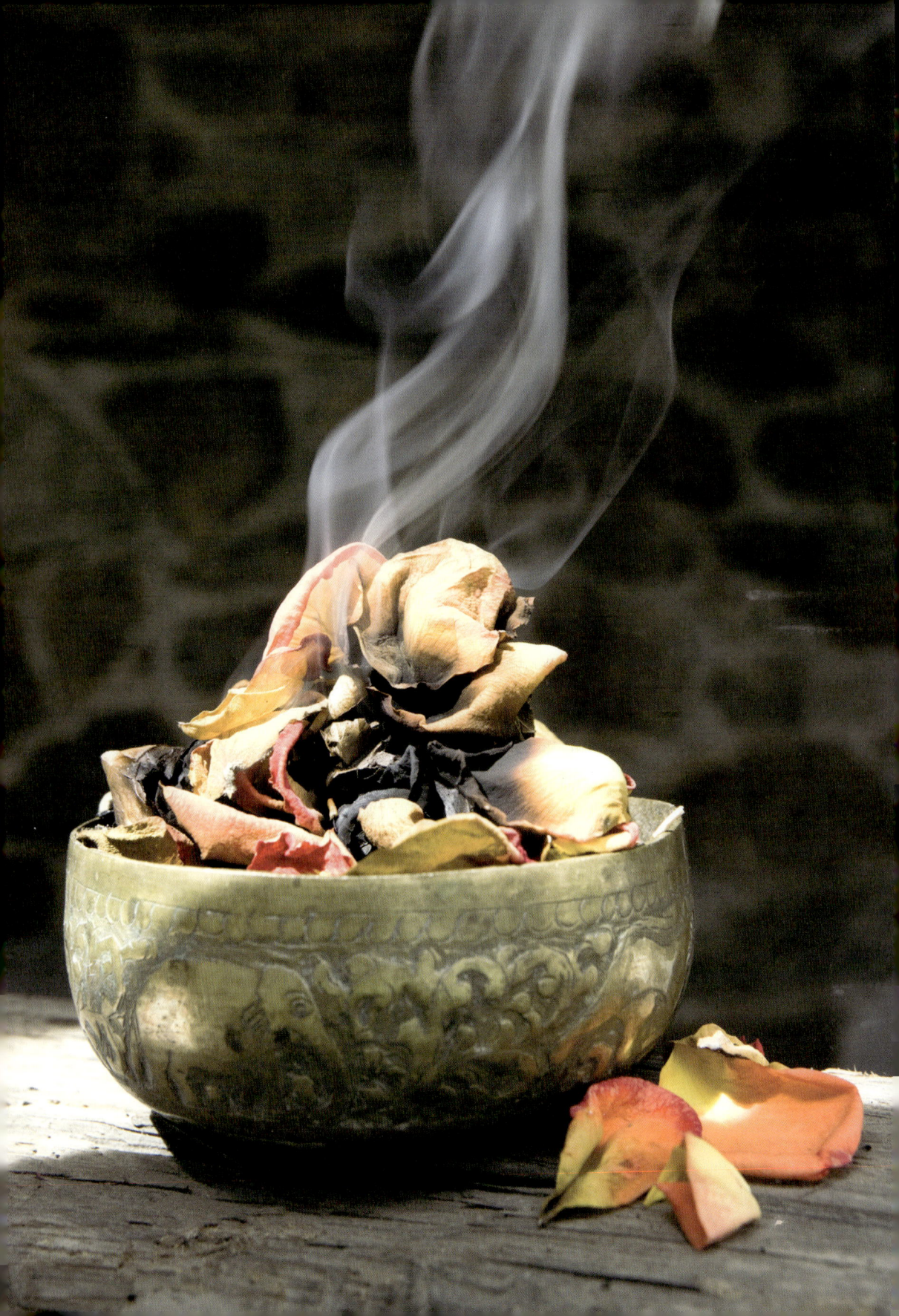

CHAKRA-Therapie

Wollen Sie Ihre Chakras aktivieren und entwickeln, haben Sie zwei verschiedene Möglichkeiten: durch Chakra-Yoga und durch Chakra-Therapie. Übungen des Chakra-Yoga werden im Kapitel »Chakra-Yoga« vorgestellt. Die Chakra-Therapie macht Sie mit unterschiedlichen Verfahren bekannt: Sieben Programme für die einzelnen Chakras helfen Ihnen, Ihre Energiezentren zu harmonisieren.

Chakra-Yoga will in erster Linie den Energiefluss in den Chakras anregen. Dabei geht es darum, die Entwicklung der Bewusstseinszentren durch Sammlung und Steigerung der Lebensenergie *(Prana)* zu beschleunigen. Die Chakra-Therapie dagegen hat weniger das Aktivieren der Chakras im Sinn als das Harmonisieren.

Mit den sieben, speziell für die einzelnen Chakras zusammengestellten Harmonieprogrammen kann jedes Chakra ausbalanciert werden.

Harmonieprogramme

Die vielfältigen Anwendungen der Chakra-Therapie sind in sieben Harmonieprogrammen für die einzelnen Chakras zusammengefasst. Alle diese Anwendungen sind sehr hilfreich, um seelische oder gesundheitliche Probleme zu lösen, die mit blockierten oder geschwächten Chakras zusammenhängen.

Heilmethoden der Chakra-Therapie

Bevor Ihnen die praktischen Übungen vorgestellt werden, erhalten Sie zunächst einen Überblick über die verschiedenen Methoden der Chakra-Arbeit. Zu den Heilmethoden, durch die die Chakras möglichst effektiv harmonisiert werden können, gehören die Aroma-, Heilkräuter-, Edelstein- und Bachblütentherapie. Diese alternativen Therapieformen werden durch Vokalvibrationsübungen und Affirmationen sowie durch Chakra-Energiemassagen und allgemeine Tipps für den Alltag ergänzt.

Für die Chakra-Therapie gilt: Vertrauen Sie sich selbst. Sie haben alle Kräfte und Fähigkeiten, die Sie brauchen, um Ihre Chakras zu entwickeln.

Stärken und harmonisieren Sie Ihre Chakras mit gezielten Programmen.

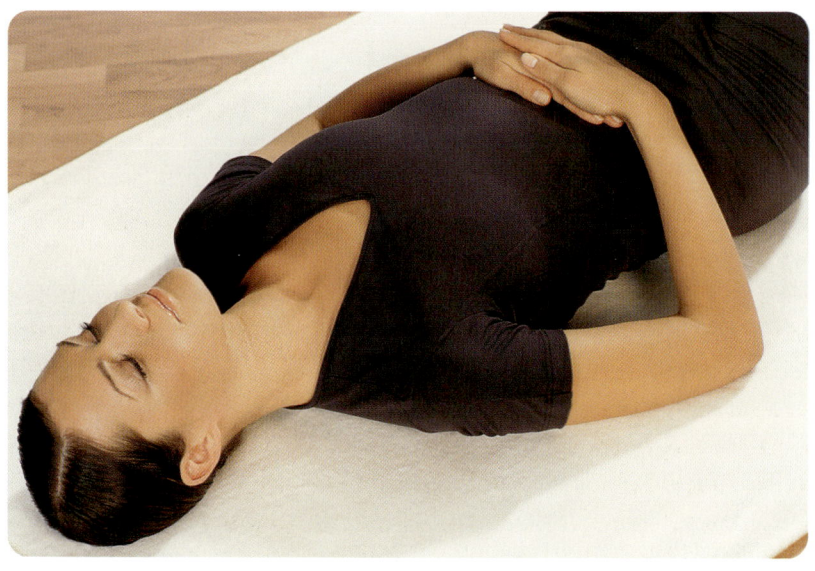

Wenn Sie die Techniken anwenden, die in diesem Buch beschrieben sind, auf Ihre innere Stimme und Ihre Intuition hören, werden Sie auch ohne weitere Anleitung wunderbare Ergebnisse erzielen. Nur in sehr seltenen Ausnahmefällen – etwa, wenn schwere Blockaden in den Chakras vorliegen oder körperliche oder seelische Probleme übermächtig werden –, ist professionelle Hilfe nötig. Im Grunde aber ist es besser, sich selbst auf den Weg zu machen: Sie selbst wissen am besten, was Ihnen gut tut.

Sie erhalten hier einen Überblick über Heilanwendungen. Obwohl diese Methoden sich gut kombinieren lassen und in Programmen zusammengefasst sind, müssen Sie sie nicht alle gemeinsam anwenden. Bei konkreten Problemen ist es allerdings wirkungsvoller, eine »Kur« zu machen und mehrere oder sogar alle Anwendungeneine Zeit lang durchzuführen.

Die hier vorgestellten Methoden eignen sich besonders gut, da sie einfach durchzuführen und zugleich sehr wirkungsvoll sind.

Die Methoden der Chakra-Therapie haben einige wichtige Vorteile

- Sie erhöhen das körperliche Wohlbefinden.
- Sie führen zu seelischer Ausgeglichenheit.
- Sie wirken entspannend.
- Sie reinigen die Chakras.
- Sie regen den Energiefluss in den Energiebahnen sanft an.
- Sie beseitigen Blockaden in den Chakras.

Die Aromatherapie

In Ägypten wurden Düfte schon vor rund 5.000 Jahren zur Heilung eingesetzt. Auch in der modernen Aromatherapie wird die Macht der Düfte genutzt. Düfte können unsere Stimmung in Sekundenschnelle verändern, da der Geruchsinn direkter als jeder andere Sinn mit unserem Unterbewusstsein und unseren Gefühlen verbunden ist.

Über das Riechfeld in der Nasenschleimhaut steht der Geruchsnerv unmittelbar mit dem so genannten Limbischen System in Verbindung; diese Steuerzentrale im Stammhirn übt einen starken Einfluss auf die Gefühle und auf den Hormonhaushalt aus.

Auch die Chakras wirken sich stark auf die Gefühle und die Hormonausschüttung aus. Ebenso andersherum: Wie der Zustand der Chakras Gefühle und Stimmungen beeinflusst, so beeinflussen diese auch den Energiefluss in den Chakras. Wenn Sie sich beispielsweise niedergeschlagen fühlen und frustriert sind, dann wird sich dies auch auf den Zustand Ihrer Chakras negativ auswirken.

Die Aromatherapie harmonisiert den Gefühlsbereich und trägt damit indirekt dazu bei, Chakra-Blockaden zu lösen. Im Mittelpunkt dieser sanften Therapieform stehen ätherische Öle, die in jeder Pflanze in Form winziger Öltröpfchen enthalten sind.

Da es große Qualitätsunterschiede bei ätherischen Ölen gibt, sollten Sie ganz besonders darauf achten, ausschließlich hochwertige, naturreine Öle für die Aromatherapie zu verwenden.

Die Aromatherapie ist eine sanfte Therapieform, die den Gefühlsbereich harmonisiert und somit Chakra-Blockaden lösen kann.

Anwendung

- Die Aromaöle dürfen nie unverdünnt eingesetzt werden. Da es selten zu allergischen Reaktionen auf bestimmte Öle kommen kann, sollten Sie anfangs sehr vorsichtig mit der Dosierung der Öle umgehen.
- Die einfachste Möglichkeit, ätherische Öle anzuwenden, besteht darin, wenige Tropfen in der Duftlampe zu verdampfen.
- Sie können auch Fußbäder und Bäder aromatisieren oder eine Chakra-Massage mit ätherischen Ölen durchführen.
- Bei der Chakra-Massage streichen Sie den Hautbereich über dem jeweiligen Chakra mit sanften, kreisförmigen Bewegungen so lange aus, bis das Öl in die Haut eingezogen ist.

Die Pflanzenheilkunde

Heilpflanzen wurden in allen Kulturen erfolgreich eingesetzt, um Krankheiten zu heilen und das Wohlbefinden zu erhöhen. Vor allem in der mittelalterlichen Klostermedizin war der Einsatz heilsamer Kräuter weit verbreitet. Wissenschaftliche Untersuchungen konnten die Wirksamkeit vieler pflanzlicher Mittel mittlerweile eindeutig belegen, und die Phytotherapie (Pflanzenheilkunde) ist inzwischen auch ein anerkannter Bereich der modernen Heilkunde.

Schon in den Klostergärten des Mittelalters machten sich die Mönche die Heilkraft bestimmter Pflanzen und Heilkräuter zunutze.

Neben ätherischen Ölen enthalten Heilkräuter viele wertvolle Stoffe: Flavonoide, Saponine, Gerbstoffe, aber auch Vitamine und Mineralstoffe. Viele Heilwirkungen lassen sich auf diese Inhaltsstoffe zurückführen. Andere sind nur durch so genannte synergetische Effekte erklärbar; das bedeutet, dass bestimmte Heilwirkungen nur durch das harmonische Zusammenwirken der vielen Inhaltsstoffe einer Pflanze auftreten, während einzelne, isolierte Inhaltsstoffe diese Wirkungen nicht zeigen.

Heilkräuter wirken auf körperlicher Ebene unter anderem entzündungshemmend, antibakteriell, schmerzlindernd, krampflösend, tonisierend, entgiftend, abwehrstärkend oder fiebersenkend. Doch es gibt auch eine Reihe von Heilpflanzen, die der Seele gut tun und beruhigend, angstlösend, antidepressiv, schlaffördernd oder harmonisierend wirken.

Einige Heilpflanzen beeinflussen Bereiche, die eindeutig Chakras zugeordnet werden können. Indem die heilenden Kräuter Körper und Seele harmonisieren, regen sie den Energiefluss und damit die Chakra-Aktivität an. Die einfachste Möglichkeit, Heilkräuter einzusetzen, besteht in der Zubereitung von speziellen Heiltees. Die Anwendungsform hängt jedoch von der jeweiligen Heilpflanze ab. Einige Wirkstoffe lassen sich für die Harmonisierung der Chakras effektiver einsetzen, wenn man die Heilpflanzen in Wein oder Milch ansetzt, statt sie in Form von Tee einzunehmen.

Die Edelstein-Therapie

Die Heilkraft der Edelsteine war schon bei den alten Ägyptern, Griechen und Römern bekannt. Aristoteles interessierte sich ebenso dafür wie Hildegard von Bingen. Weltweit haben Heilkundler aller Traditionen Erfahrungen mit der Energie der Edelsteine gesammelt. Die Edelstein-Therapie ist eine subtile, feinstoffliche Heilmethode. Ihre Wirkungen sind zwar erfahrbar, für die Wissenschaft bisher jedoch nicht greif- und begreifbar.

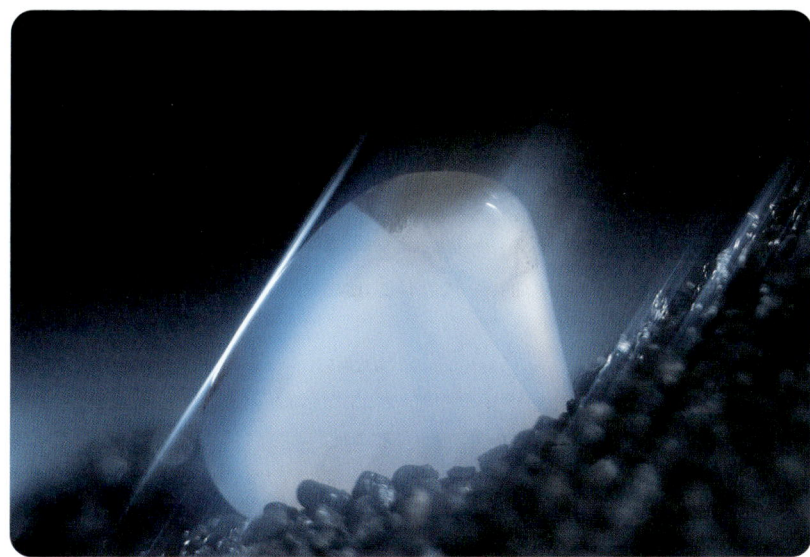

Bereits in der Antike nutzten Menschen die heilenden Energien der Steine.

Heilsteine wirken über feinstoffliche Kräfte, Farben und Schwingungsmuster auf das menschliche Energiesystem ein. Diese Farben, Kräfte und Schwingungsmuster entsprechen verschiedenen Chakra-Ebenen und beeinflussen diese. Jedes Chakra kann durch eine Vielzahl von Heilsteinen aktiviert und harmonisiert werden. Edelstein-Therapie ist Erfahrungs-Heilkunde: Nicht jeder Stein wirkt bei jedem Menschen gleich. Sie sollten ausprobieren, welche Edelsteine bei Ihnen am besten wirken.

Heilsteine wirken auf das Energiesystem des Menschen ein und beeinflussen die verschiedenen Chakra-Ebenen.

Anwendung

- Zur Unterstützung von Heilungsprozessen und zur Beseitigung von Chakra-Blockaden können Sie die Edelsteine unterschiedlich anwenden: Am einfachsten und effektivsten ist es, den Stein Ihrer Wahl auf der Haut zu tragen.
- Sie können Rohsteine oder in einer Trommel geschliffene Steine (Trommelsteine) verwenden, indem Sie sie direkt auf den Bereich der jeweiligen Chakras auflegen.
- Oder Sie verwenden die Steine als Handschmeichler – ihre Energie wird dabei über die Handchakras aufgenommen. Eine weitere Möglichkeit besteht darin, den Edelstein an einer Kette, möglichst aus reinem Gold, am Körper zu tragen.

Die Bachblüten-Therapie

Die von dem Arzt und sensitiven Forscher Dr. Edward Bach begründete Bachblüten-Therapie gehört zu den wirkungsvollsten Heilmethoden der Alternativmedizin. Ähnlich wie die Homöopathie ist die Bachblüten-Therapie eine ganzheitliche Methode, die ihre Wirkung über feinstoffliche Kreisläufe entfaltet. Bachblüten sind Energieträger. Bei den verwendeten Essenzen handelt es sich nicht um Pflanzenextrakte, sondern um Mittel, die die subtile Information der Pflanze enthalten. Bei der Herstellung der Bachblüten werden die Heilschwingungen bestimmter Pflanzen auf Quellwasser übertragen. Bachblüten werden mit der „Sonnenmethode" an warmen, sonnigen Tagen angesetzt oder, wenn die Kraft der Sonne nicht mehr ausreicht, mit der „Kochmethode" gewonnen.

Die Bachblüten-Therapie kann zur Bekämpfung körperlicher Beschwerden eingesetzt werden. Ihre stärksten Wirkungen entfaltet sie aber bei der Behandlung von seelischen Problemen: Ängsten, Depressionen, Hemmungen, Unsicherheit usw. Ebenso wie die Chakra-Arbeit harmonisiert die Bachblüten-Therapie den Gemütszustand des Menschen.

Einige der 38 Bachblüten lassen sich gut anwenden, um die Energie in den Chakras anzuregen. Die energetischen Einflussbereiche bestimmter Bachblüten entsprechen genau denen der Chakras.

Die besten Erfolge lassen sich hierbei erzielen, wenn jeweils zwei Bachblütenessenzen – möglichst aber nicht mehr – miteinander kombiniert werden, da das Wirkungsspektrum auf feinstofflicher Ebene dadurch besonders groß ist.

Die Therapie mit Bachblüten ist eine ganzheitliche Methode, mit der vor allem der Gemütszustand harmonisiert werden kann.

Anwendung

- Die Bachblüten öffnen Herz und Seele und tragen auf diesem Weg dazu bei, den Energiestrom in den Chakras anzuregen.
- Innerhalb der Chakra-Therapie sollten dreimal täglich jeweils drei Tropfen der beiden ausgewählten Bachblütenessenzen eingenommen werden. Der beste Zeitpunkt für die Einnahme ist kurz vor den Hauptmahlzeiten.
- Träufeln Sie sich die Bachblüten-Essenzen auf die Zunge, und behalten Sie sie mindestens eine Minute lang im Mund, bevor Sie sie hinunterschlucken. Bachblüten erhalten Sie in Apotheken, die sich auf Naturheilmittel spezialisiert haben.

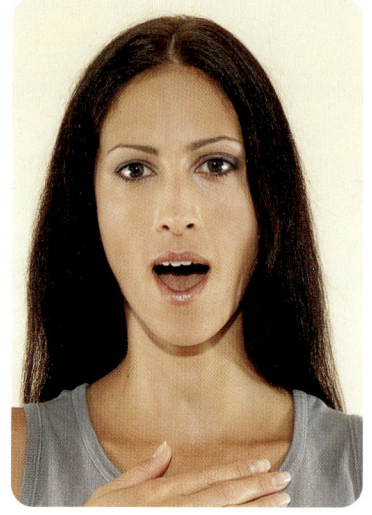 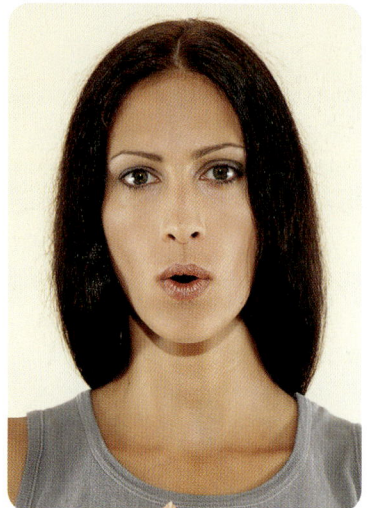 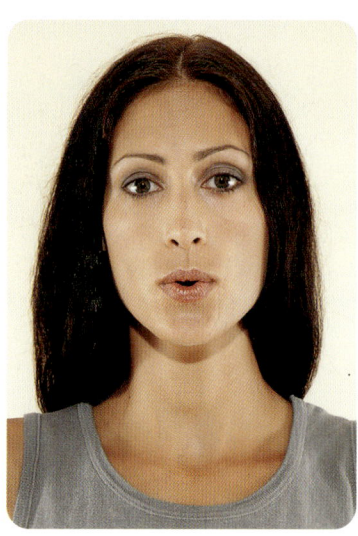

Jeder Vokal regt andere Körperbereiche und Chakras an.

Vokalvibrationen

Die Vokalvibration ist eine Technik aus der Atemtherapie. Jeder Vokal hat eine Schwingung, die in unterschiedliche Körperbereiche hineinschwingt. Dunkle Vokale wie »U« oder »O« schwingen weit in den Bauch- und Beckenraum hinein, helle Vokale wie »I« sind vor allem im Kopf spürbar. Durch Experimente können Sie erfahren, wie sich die einzelnen Vokale auswirken. Bis auf das Kronenchakra gibt es für jedes Chakra einen Vokal. Das Schwingungsmuster des Vokals regt das jeweilige Chakra gezielt an.

Mit der Vokalvibration können Sie die Aktivität in dem Chakra anregen.

Anwendung

- Wenn Sie einen Vokal einige Minuten lang singen und sich dabei auf das entsprechende Chakra konzentrieren, werden Sie spüren, wie der Bereich belebt und aktiviert wird. Sie brauchen nicht wirklich zu singen; schließen Sie die Augen, atmen Sie durch die Nase ein, und atmen Sie langsam durch den Mund aus, wobei Sie den Vokal Ihrer Wahl erklingen lassen.
- Sie müssen den Vokal nicht laut singen. Singen Sie in leiser oder mittlerer Lautstärke, lassen Sie ihn möglichst lang erklingen, und bleiben Sie entspannt. Es dauert zwei bis drei Minuten, bis sich die Wirkung der Vibrationen in Körper und Seele entfaltet.

Affirmationen

Affirmationen sind bejahende Kraftsätze, die in verschiedenen Schulen des Positiven Denkens angewendet werden. Sie nützen die Macht der Worte, um positive Veränderungen in Körper, Seele und Geist zu bewirken. Durch den bewussten Einsatz von Worten kann das Unterbewusstsein gezielt programmiert werden. Affirmationen gehören zu den hypnotischen Techniken. Durch die mehrmalige monotone Wiederholung kurzer Sätze wird ein tranceähnlicher Zustand erzeugt. In diesem tief entspannten Zustand haben die positiven Inhalte der Sätze einen besonders starken Einfluss auf unser Unterbewusstsein: Sie pflanzen sich im Bewusstsein fort und haben sehr förderliche Wirkungen auf das Denken und schließlich auf das Lebensgefühl. Indem Sie bestimmte Kraftgedanken sprechen, wenden Sie eine Autosuggestion an – Sie beeinflussen sich selbst. Die in diesem Buch ab Seite 132 angebotenen Affirmationen stärken seelische und geistige Bereiche, die mit bestimmten Chakras in Verbindung stehen. So kann das Herzchakra durch Sätze, die sich auf die Kraft der Liebe oder des Mitgefühls konzentrieren, harmonisiert werden. Am wirkungsvollsten sind Affirmationen, wenn Sie sie kurz vor dem Einschlafen flüstern (oder in Gedanken wiederholen); auch morgens nach dem Aufwachen ist eine günstige Zeit. Prinzipiell können Sie sie jederzeit anwenden, sofern Sie die Gelegenheit haben, sich zu entspannen und die Augen zu schließen.

Bei den Affirmationen, die Sie in den jeweiligen Chakra-Programmen finden, handelt es sich lediglich um Vorschläge. Sie können selbstverständlich andere Sätze wählen, sollten dabei jedoch auf einige Punkte achten:

Affirmationen sind bewusst eingesetzte Worte, die das Unterbewusstsein positiv programmieren: eine Art subtiler Selbsthypnose.

Anwendung

- Affirmationen sollten immer positiv formuliert sein – sagen Sie nicht »ich habe keine Angst«, sondern »ich bin voller Vertrauen«.
- Die Sätze sollten kurz, einfach und prägnant sein.
- Wiederholen Sie Affirmationen möglichst häufig – mindestens zehnmal, besser jedoch öfter.
- Sprechen Sie die Sätze innerlich, oder flüstern Sie sie ganz leise.
- Sprechen Sie die Worte langsam und etwas lang gezogen aus; es darf ruhig etwas monoton klingen, das Unterbewusstsein kann den Inhalt der Worte dadurch besonders leicht annehmen.

Die Chakra-Energiemassage

Die Chakra-Energiemassage ist eine spirituell orientierte Massageform. Sie trägt dazu bei, die Funktion der Chakras anzuregen und zu verbessern und die körperliche und seelische Harmonie dadurch wiederherzustellen. Die Bezeichnung ist im Grunde irreführend, da unter Massage gemeinhin Techniken wie Kneten, Klopfen usw. verstanden werden, die bei der Chakra-Energiemassage nicht zum Einsatz kommen. Sie ist im Gegensatz zur konventionellen Massage eine sehr sanfte Form der Massage, bei der die Heilkraft der Hände die zentrale Rolle spielt.

Die Chakra-Energiemassage kann ohne Schwierigkeiten und erfolgreich für die Selbstbehandlung eingesetzt werden, Sie können sie aber auch bei einem Partner anwenden. Die Chakra-Energiemassage ist eine Form von Heilung durch Handauflegen.

Das Auflegen der Hände und das Übermitteln von Heilkraft durch Berührung war in vielen alten Kulturen bekannt und gebräuchlich. Lange Zeit in Vergessenheit geraten, wurde es durch Reiki, eine japanische Form der Übertragung von Heilenergie mittels der Hände, wiederbelebt und wird heute vielfach praktiziert. Im Gegensatz zu Reiki stammt die Chakra-Energiemassage aus Indien. Sie ist eine Form der Pranaheilung (Prana = kosmische Lebensenergie, Seite 192ff.), die von westlichen Menschen ohne weiteres angewendet werden kann. Alles, was Sie dazu brauchen, ist Einfühlungsvermögen und die Kraft Ihrer Vorstellung.

Bei der Chakra-Energiemassage wirkt man mit der Heilkraft der Hände – ähnlich wie beim japanischen Reiki – auf die betroffenen Chakras ein.

Anwendung

- Bei der Chakra-Energiemassage liegen Sie auf dem Rücken und legen die Hände sanft auf die Chakras; die Finger werden dabei locker zusammengehalten.
- Legen Sie die linke Handfläche auf das Chakra Ihrer Wahl: Die linke Hand steht mit der rechten Gehirnhälfte und mit dem bildhaften Vorstellungsvermögen in Wechselbeziehung. Die rechte Hand wird entspannt auf den linken Handrücken gelegt.
- Über die Handchakras wird Energie auf das behandelte Chakra übertragen.
- Um diese Wirkung zu verstärken, wird die Atmung etwas vertieft; gleichzeitig werden die Farben visualisiert, die den Chakra-Schwingungen entsprechen.

Das Wurzelchakra-Programm

Die folgenden Anwendungen dienen dazu, Ihr erstes Chakra zu harmonisieren und den Energiefluss in diesem Bewusstseinszentrum sanft anzuregen. Ihr Wurzelchakra verbindet Sie mit der Kraft der Erde. Wenn Sie aus der Haut fahren oder in Ihren Gedanken feststecken, sollten Sie sich wieder auf die Energien in Ihrer Basis konzentrieren. Über das Wurzelchakra können Sie viel Lebensenergie tanken, mehr Vertrauen in das Leben gewinnen und sich mit den Kräften der Natur verbinden. Wenn Sie mit Ihrem ersten Chakra arbeiten, wird sich nach und nach Ihr Körperbewusstsein verbessern. In einigen Fällen ist es besonders wichtig, die Energien des Wurzelchakras anzuregen und das innere Gleichgewicht wiederherzustellen.

Mit dem Wurzelchakra-Programm können Sie Ihr Wurzelchakra, das Sie mit der Kraft der Erde verbindet, harmonisieren und anregen.

Check: Wann sollten Sie Ihr Wurzelchakra harmonisieren?

- ... wenn Sie zu wenig Vertrauen in das Leben haben,
- ... wenn Sie sich in Ihrem Körper nicht geborgen fühlen,
- ... wenn Sie an Zukunfts- oder Existenzängsten leiden,
- ... wenn Sie leicht den Boden unter den Füßen verlieren,
- ... wenn Schwierigkeiten Sie schnell umwerfen,
- ... wenn Sie sich oft erschöpft und energielos fühlen,
- ... wenn Sie sich zu wenig bewegen,
- ... wenn Sie leicht frieren und oft kalte Hände und Füße haben,
- ... wenn Ihre Verdauung schlecht funktioniert und/oder
- ... wenn Sie an Darmproblemen leiden,
- ... wenn Sie zu Kreuzschmerzen neigen oder
- ... wenn Sie unter Ischiasproblemen oder Hexenschuss leiden.

Sanfte Heilanwendungen für das Wurzelchakra

Die folgenden Methoden harmonisieren das Wurzelchakra. Am besten ist es, möglichst viele der Anwendungen miteinander zu kombinieren, aber Sie können auch einzelne Mittel nutzen. Die besten Erfolge erzielen Sie, wenn Sie eine Kur für Ihr Wurzelchakra durchführen. Dazu sollten Sie eine Woche lang täglich alle genannten Anwendungen einsetzen.

Aromatherapie

Einige ätherische Öle regen das Wurzelchakra gezielt an: vor allem *Nelke, Rosmarin, Zypresse* und *Zeder*. Wählen Sie daraus intuitiv das ätherische Öl aus, das Sie am meisten anspricht.

- Träufeln Sie über den Tag verteilt immer wieder einige Tropfen dieser Essenz in die Duftlampe. Lassen Sie das Aroma in Ihren Wohn- oder Arbeitsräumen verdampfen. Wenn Sie unterwegs sind, träufeln Sie Tropfen in ein Taschentuch und schnuppern regelmäßig daran.
- Rosmarin eignet sich besonders gut für Bäder. Für ein warmes Vollbad vermischen Sie 8 bis 10 Tropfen ätherisches Rosmarinöl mit 100 ml Sahne. Geben Sie das Öl-Sahne-Gemisch erst kurz vor dem Baden ins Badewasser. Gönnen Sie sich zweimal in der Woche ein Rosmarinbad.
- Für eine Chakra-Duftmassage empfiehlt sich eine Mischung aus Zypresse und Nelke. Verwenden Sie Jojoba- oder Sesamöl als Basisöl. Auf 1 EL Basisöl geben Sie je 2 Tropfen Zypresse und Nelke. Vermischen Sie das Ganze. Verteilen Sie die Mischung in Ihren Handflächen, und massieren Sie den unteren Rücken im Steißbeinbereich und den Po mit kreisenden und streichenden Bewegungen, bis das Öl ganz in die Haut eingezogen ist.

Wenn Sie Ihr Wurzelchakra besonders wirkungsvoll stärken wollen, empfiehlt sich eine einwöchige Kur mit allen Therapiemethoden.

Pflanzenheilkunde

Baldrian, Lindenblüten und *Holunder* sind die Heilpflanzen, die sich am besten eignen, um die Aktivität des Wurzelchakras über den Organismus anzuregen. Holunder- und Lindenblüten stimulieren vor allem die Wärmeprozesse im Körper.

- Trinken Sie zweimal täglich entweder eine große Tasse Holunder- oder Lindenblütentee. Übergießen Sie hierzu 1 EL der getrockneten Blüten mit 250 ml kochendem Wasser, lassen Sie das Ganze sieben Minuten zugedeckt ziehen, und seihen Sie dann ab.
- Auch Baldrianwein – ein bewährtes Stärkungsmittel – gleicht die Energien im Wurzelchakra sehr gut aus und löst Blockaden. Lassen Sie hierzu 3 EL getrocknete und zerkleinerte Baldrianwurzeln mindestens 10 Tage lang in 1 Liter Rotwein ziehen. Filtern Sie den Baldrianwein durch ein sauberes Leintuch, und nehmen Sie dreimal täglich vor den Mahlzeiten 2 EL davon ein.

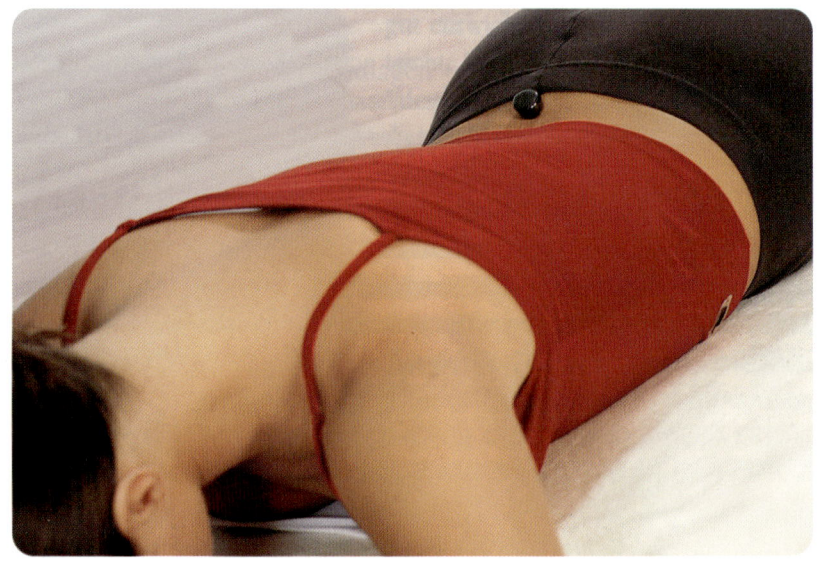

Bei der Edelstein-Therapie zur Stärkung Ihres Wurzel-chakras legen Sie den Heilstein auf Ihrer unteren Rückenpartie direkt auf die Haut.

Edelstein-Therapie

Rubine, Hämatite und *Granate* sind die besten Heilsteine, um das Wurzelchakra zu harmonisieren. Wählen Sie intuitiv einen dieser Steine aus.

- Tragen Sie den Stein an einer Goldkette, oder nehmen Sie ihn als Handschmeichler mehrmals täglich in die Hand.
- Vor allem Rubine eignen sich zur direkten Chakra-Therapie: Legen Sie den Rubin auf Ihren unteren Rückenbereich – am besten direkt auf die Haut. Schließen Sie die Augen, und nehmen Sie innerlich Kontakt zu Ihrem Wurzelchakra auf; spüren Sie der Wirkung nach.

Handschmeichler sollten sie mehrmals im Laufe des Tages für längere Zeit in die Hand nehmen.

Bachblüten-Therapie

Clematis (Waldrebe), *Sweet Chestnut* (Edelkastanie) und *Rock Rose* (Gemeines Sonnenröschen) harmonisieren die seelischen Bereiche, die vom Wurzelchakra beeinflusst werden. Für die Chakra-Therapie kombinieren sie am besten jeweils zwei der oben angegebenen Bachblüten miteinander.

- Nehmen Sie die Bachblüten dreimal täglich vor dem Essen ein. Träufeln Sie je 3 Tropfen der gewählten Mischung (insgesamt 6 Tropfen) auf die Zunge. Lassen Sie sie einige Zeit im Mund und speicheln Sie sie vor dem Schlucken gründlich ein.

Vokalvibration

Führen Sie zweimal täglich die Vokalvibration durch. Setzen Sie sich entspannt und aufrecht hin; schließen Sie die Augen. Der Vokal »U« regt das Wurzelchakra an. Atmen Sie durch die Nase ein, und lassen Sie mit dem Ausatmen ein lang gezogenes »U« ertönen. Führen Sie die Übung einige Minuten durch; spüren Sie den Vibrationen bis zum Beckenboden nach.

Affirmationen

Wählen Sie eine der folgenden Affirmationen aus, und wiederholen Sie diese möglichst mehrmals täglich. Die beste Zeit ist kurz nach dem Aufwachen und kurz vor dem Einschlafen. Sprechen Sie die Sätze innerlich aus, oder flüstern Sie sie leise. Sprechen Sie die Worte langsam und entspannt, und wiederholen Sie jeden Satz mindestens zehnmal.

- Ich vertraue der Kraft des Lebens.
- Ich fühle mich in meinem Körper wohl und geborgen.
- Ich lasse mich von der Erde tragen, öffne mich für die Natur.

Bei der Energiemassage für Ihr Wurzelchakra stellen Sie sich vor, wie ein roter Lichtstrom aus Lebensenergie Ihren Unterkörper durchfließt.

Chakra-Energiemassage

Führen Sie einmal am Tag eine Chakra-Energiemassage für das Wurzelchakra durch, möglichst jedoch nicht am späten Abend.

- Legen Sie sich dazu entspannt auf den Rücken, und schließen Sie die Augen. Um die Energie in den Handchakras anzuregen, reiben Sie die Handflächen zunächst einige Male kreisförmig aneinander.
- Legen Sie die Hände nun auf den Unterleib, und zwar rechts und links in die Leistengegend. Die Daumen liegen in Höhe des Schambeins, die restlichen Finger weisen nach unten.
- Stellen Sie sich beim Einatmen vor, wie Sie Prana (Lebensenergie) durch die Atmung aufnehmen. Atmen Sie dann möglichst langsam aus. Während der tiefen Ausatmung lassen Sie die Energie in Ihr Wurzelchakra fließen. Stellen Sie sich dabei vor, dass ein roter Lichtstrom aus Ihren Händen in Ihren Unterleib fließt.
- Führen Sie sieben tiefe und langsame Atemzüge aus. Stellen Sie sich bei jedem Ausatmen immer wieder vor, wie rote, warme Strahlen aus Ihren Händen in Ihren Unterleib strömen.
- Nach sieben Atemzügen legen Sie die Hände wieder auf den Boden. Spüren Sie den Wirkungen noch einige Zeit nach.

Bei der Energiemassage Ihres Wurzelchakras liegen Sie entspannt auf dem Rücken und legen die Handflächen rechts und links auf den Unterleib.

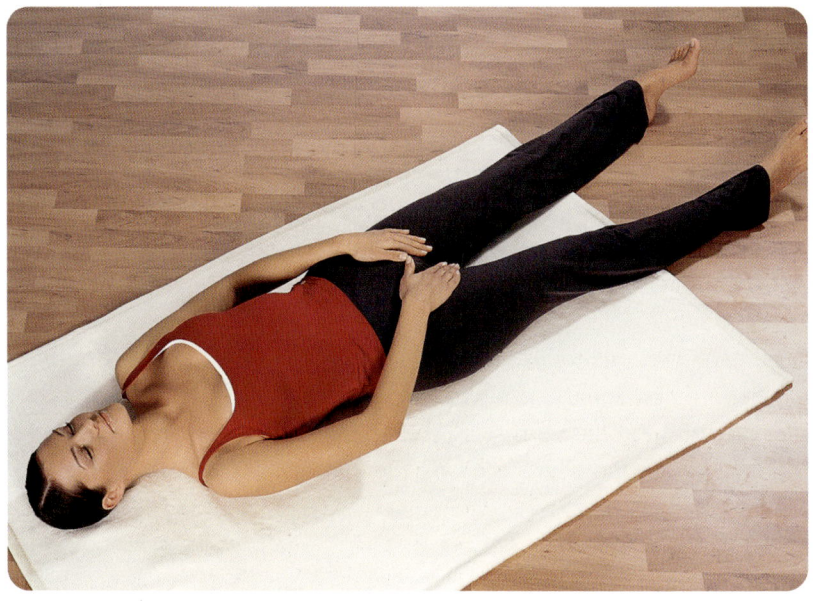

So aktivieren Sie Ihr Wurzelchakra im Alltag

- Bewegen Sie sich regelmäßig. Werden Sie körperlich aktiv, suchen Sie sich eine Sportart, die Spaß macht. Kleine Bewegungseinheiten genügen – Leistungssport sollten Sie vermeiden.
- Gönnen Sie sich täglich eine Fußmassage. Kneten Sie die Fußsohlen kräftig durch, bis sie warm sind. So aktivieren Sie Fußchakras, Reflexzonen und das Wurzelchakra.
- Gehen Sie so oft wie möglich an die frische Luft. Unternehmen Sie lange Spaziergänge, und gehen Sie öfter einmal barfuß.
- Führen Sie morgens kalte Waden- und Schenkelgüsse durch. Führen Sie dazu langsam einen kalten Wasserstrahl von den Füßen bis zu den Oberschenkeln aufwärts und wieder zurück.

Sie können Ihr Wurzelchakra bereits dadurch anregen, dass Sie regelmäßig Wanderungen an der frischen Luft unternehmen.

- Nehmen Sie, wann immer Sie können, Kontakt zur Erde auf. Gehen Sie in die Natur, suchen Sie unberührte Plätze auf, meditieren Sie unter einem Baum, oder arbeiten Sie im Garten.
- Tragen Sie Kleidungsstücke in Rottönen, oder verwenden Sie rote Stoffe in Ihrer Wohnung. Stellen Sie rote Blumen auf. Hören Sie rhythmische Musik, oder nehmen Sie an einem Trommelkurs teil.
- Genießen Sie den Sonnenuntergang.
- Führen Sie die Übungen vor allem in der Vollmondphase durch.

Das Sakralchakra-Programm

Sie können Ihr Sakralchakra auf sanfte Weise anregen, wenn Sie die im Folgenden aufgezählten Verfahren anwenden. Ein harmonisches zweites Chakra schenkt Ihnen Vitalität und Lebensfreude: Es verbindet Sie mit Ihren sinnlichen und sexuellen Energien und lässt Sie Ihre Kreativität entfalten.

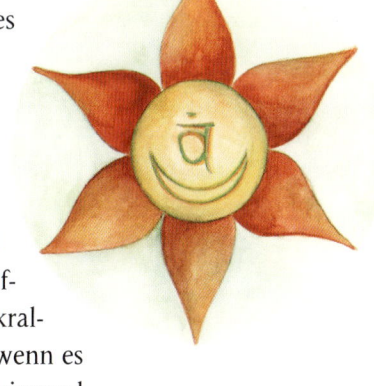

Ein spirituelles Leben steht der Lebensfreude nicht im Wege. Im Gegenteil: Nehmen Sie das Geschenk des Lebens dankbar an, indem Sie Ihr Dasein mit all seinen Freuden bewusst genießen und Ihre Umwelt mit allen Ihren Sinnen intensiv wahrnehmen. So schaffen Sie die besten Voraussetzungen für inneres Wachstum. Sein Sakralchakra zu pflegen ist immer wichtig, ganz besonders aber dann, wenn es geschwächt oder blockiert ist. In einem solchen Fall sollten Sie dringend Ihr inneres Gleichgewicht durch die Harmonisierung des Sakralchakras wiederherstellen.

Check: Wann sollten Sie Ihr Sakralchakra harmonisieren?

- … wenn es Ihnen an Lebensfreude mangelt,
- … wenn Sie sich sexuell unbefriedigt fühlen oder
- … wenn Sie unter sexuellen Problemen leiden,
- … wenn Sie Ihr Leben nicht richtig genießen können und
- … wenn Sie Schönheit und Poesie des Lebens nicht erkennen,
- … wenn Sie sehr streng mit sich umgehen und
- … wenn Sie Leistung und Disziplin zu viel Bedeutung beimessen,
- … wenn es Ihnen schwer fällt, kreativ zu sein,
- … wenn Sie zu Eifersucht neigen oder
- … wenn Sie häufig Schuldgefühle entwickeln,
- … wenn Sie anfällig für Schmerzen im unteren Rücken sind,
- … wenn Sie zu Potenzstörungen neigen oder
- … wenn Sie zu sexueller Lustlosigkeit neigen,
- … wenn Sie häufig Menstruationsprobleme haben,
- … wenn Sie häufig Blasen- oder Nierenprobleme haben,
- … wenn Sie häufig Prostataerkrankungen haben,
- … wenn Sie manchmal zu stark von Ihren Trieben gesteuert werden.

Stärken Sie Ihr Sakralchakra, und Sie werden an Lebenslust, Kreativität und Sinnlichkeit gewinnen.

Sanfte Heilanwendungen für das Sakralchakra

Sie können die im Folgenden vorgestellten Anwendungen gut miteinander kombinieren oder sich nur einzelne Methoden heraussuchen, um die Energien Ihres Sakralchakras zu harmonisieren.

Bei chronischen körperlichen Beschwerden oder bei seelischen Problemen, die mit Störungen im Sakralchakra in Verbindung gebracht werden können, hilft am ehesten eine einwöchige Kur zur Stärkung Ihres Sakralchakras, in der Sie möglichst alle der im Folgenden angebotenen Verfahren zusammen einsetzen.

Aromatherapie

Die ätherischen Öle, die sich zur Harmonisierung Ihres zweiten Chakras am besten eignen, sind *Bitter Orange, Pfeffer, Myrrhe, Sandalwood* und *Vanille*. Wählen Sie intuitiv dasjenige ätherische Öl aus, das Sie am meisten anspricht und dessen Duft Ihnen spontan am angenehmsten ist. Beachten Sie dabei jedoch, dass besonders das Pfefferöl sehr stark anregend ist. Gerade am Abend kurz vor dem Einschlafen sollten Sie dieses Öl daher nicht mehr zur Aromatherapie einsetzen.

Durch eine einwöchige Kombination aus allen Heilverfahren, die das Sakralchakra stärken, erzielen Sie eine optimale Wirkung.

- Träufeln Sie über den Tag verteilt immer wieder einige Tropfen Ihrer Lieblingsessenz in die Duftlampe, und aromatisieren Sie so die Räume, in denen Sie sich aufhalten. Sie können auch einige Tropfen in ein Taschentuch träufeln und regelmäßig daran schnuppern.
- Um die Sinnlichkeit und damit das Sakralchakra anzuregen, eignet sich ein warmes Vollbad ganz besonders gut. Träufeln Sie dazu 5 Tropfen Vanille und 3 Tropfen Sandalwood in eine Tasse mit 100 ml Sahne, und mischen Sie das Ganze.
  Sobald die Badewanne voll gelaufen ist, geben Sie die Mischung dazu. Wichtig: Sie sollten in der Woche nur zwei bis höchstens drei dieser anregenden Aromabäder nehmen.
- Sie können die Energien Ihres Sakralchakras auch durch eine Chakra-Duftmassage ausgleichen. Vermischen Sie dazu 1 EL Avocado- oder Jojobaöl, das Sie als Basisöl verwenden, mit je 2 Tropfen Bitter Orange und Myrrhe.
  Geben Sie die Mischung in Ihre Handflächen, und massieren Sie den Bereich unterhalb des Nabels mit sanften Kreisbewegungen.
  Massieren Sie Ihren Unterbauch mit dem aromatisierten Öl so lange, bis das Öl ganz in die Haut eingezogen ist.

Pflanzenheilkunde

Brennnessel, Schafgarbe und *Petersilie* sind die besten Heilpflanzen, um das Sakralchakra anzuregen. Brennnessel unterstützt die Funktion der Harnwege und hilft gegen starke Monatsblutungen und Blasenschwäche.

- Überbrühen Sie 1 EL Brennnesselkraut oder Schafgarbenkraut mit 250 ml kochendem Wasser. Lassen Sie den Tee 10 Minuten lang ziehen, und seihen Sie ab. Trinken Sie täglich 2 bis 3 Tassen.
- Petersilie wirkt sehr positiv. Am besten die Petersilie frisch verzehren, da alle wertvollen Inhaltsstoffe dabei optimal aufgenommen werden.

Edelstein-Therapie

Hyazinth, Goldtopas, Aventurin, Koralle und *Feueropal* sind die besten Heilsteine, um das Sakralchakra auszugleichen. Um den richtigen Stein zu finden, hören Sie bei der Auswahl auf Ihre innere Stimme.

- Tragen Sie den Stein eine Woche lang an einer Goldkette am Körper.
- Die Energie von Goldtopas und Feueropal überträgt sich besonders über die Handchakras. Benutzen Sie sie daher als Handschmeichler.
- Für die Chakra-Therapie eignen sich Hyazinth, Korallen und Aventurin: Um das Sakralchakra zu harmonisieren, legen Sie sich den Stein Ihrer Wahl drei Fingerbreit unterhalb Ihres Nabels direkt auf den Unterbauch. Schließen Sie die Augen, und konzentrieren Sie sich auf Ihr Sakralchakra. Spüren Sie, wie der Stein Ihr Sakralchakra stärkt.

Die Therapie mit Heilpflanzen wie Petersilie, Schafgarbe und Brennnessel stärkt Ihren Organismus und damit indirekt Ihr Sakralchakra. In der Schwangerschaft sollten Sie jedoch auf die Einnahme von Petersilie unbedingt verzichten.

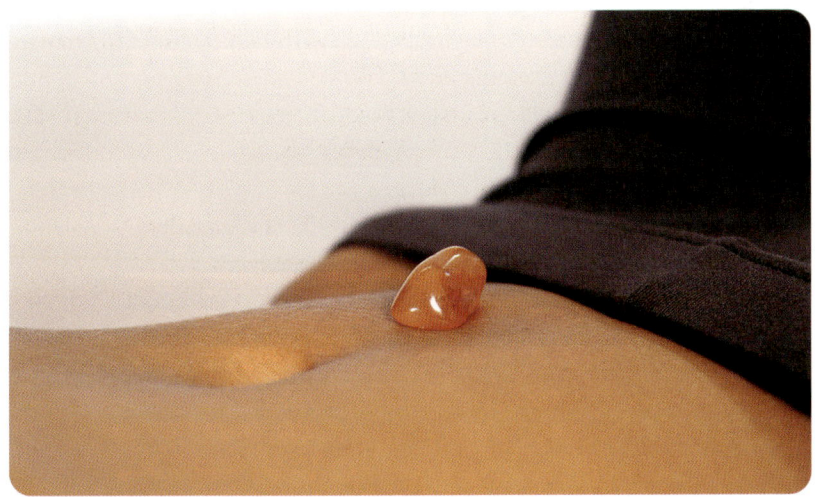

Sie können den Stein an einer Kette tragen, ihn als Handschmeichler verwenden oder ihn direkt auf ihr Sakralchakra legen.

Bachblüten-Therapie

Oak (Eiche), *Olive* (Olive) und *Pine* (Föhre) sind die Bachblütenessenzen, die in der Chakra-Therapie am besten geeignet sind, um das Sakralchakra auf sanfte Weise zu harmonisieren. Am effektivsten für die Chakra-Therapie ist es, wenn Sie zwei dieser Bachblütenessenzen wahlweise miteinander kombinieren, also Oak/Olive, Oak/Pine oder Pine/Olive.

Bachblüten haben die stärkste Wirkung, wenn Sie zwei für das jeweilige Chakra passende Essenzen miteinander einnehmen.

- Nehmen Sie die Bachblütenessenzen dreimal täglich vor den Hauptmahlzeiten ein. Träufeln Sie dazu jeweils 3 Tropfen von jeder Bachblütensorte (also insgesamt 6 Tropfen) auf die Zunge, und lassen Sie die Tropfen einige Zeit im Mund, bevor Sie sie gut einspeicheln und schlucken.

Vokalvibration

Die spezifischen Schwingungsmuster im Vokal »O« (ein langes, geschlossenes O wie im Wort »Boot«) regen besonders die Energien des Sakralchakras gezielt an. Führen Sie die Vokalvibration für die Aktivierung Ihres Sakralchakras wenn möglich zweimal am Tag durch.

- Sitzen Sie aufrecht, und schließen Sie die Augen. Konzentrieren Sie sich. Atmen Sie durch die Nase ein, und lassen Sie mit dem Ausatmen ein lang gezogenes »O« ertönen.
Führen Sie die Übung einige Minuten lang durch, und achten Sie darauf, wie sich die Vibrationen in Ihrem Unterbauch ausbreiten.

Affirmationen

Wählen Sie eine der unten angegebenen Affirmationen aus (oder eine Affirmation zum Themenbereich des Sakralchakras nach eigener Wahl), und wiederholen Sie diese mehrmals täglich mindestens zehnmal. Die beste Zeit für das Sprechen der Affirmation ist kurz nach dem Aufwachen und kurz vor dem Einschlafen. Sprechen Sie die Sätze innerlich aus, oder flüstern Sie sie leise. Sprechen Sie die einzelnen Worte der Affirmation langsam und entspannt.

- **Ich genieße mein Leben mit all meinen Sinnen.**
- **Ich lasse meiner Kreativität und meiner Lebensfreude freien Lauf.**
- **Ich nehme meinen Körper und meine Sinnlichkeit liebevoll an.**

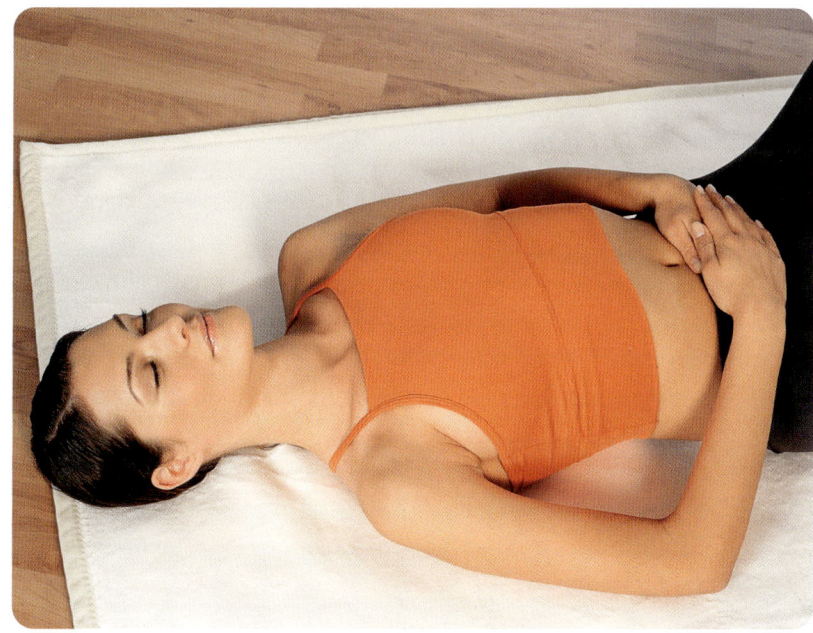

Beim Einatmen nehmen Sie Lebensenergie auf, beim Ausatmen strömt diese in Ihr Sakralchakra.

Chakra-Energiemassage

Führen Sie möglichst einmal täglich eine Chakra-Energiemassage durch, um Ihr Sakralchakra sanft anzuregen.

- Legen Sie sich auf den Rücken, schließen Sie die Augen, und lassen Sie die Handflächen einige Male sanft aneinander kreisen, um die Handchakras zu aktivieren.
- Legen Sie Ihre linke Handfläche unterhalb des Nabels auf die Bauchmitte, die rechte Hand legen Sie auf die linke. Atmen Sie bewusst und langsam in den Bauch, so dass Ihre Hände sich heben und senken. Stellen Sie sich vor, dass Sie beim Einatmen Lebensenergie aufnehmen und beim Ausatmen in Ihr Sakralchakra strömen lassen.
- Stellen Sie sich gleichzeitig einen orangefarbenen Energiestrahl vor, der mit jedem Ausatmen aus Ihren Handflächen in den Bauch strömt. Visualisieren Sie eine orangene Energiekugel, die mit jedem Atemzug größer wird und schließlich Ihren ganzen Unterbauch durchstrahlt.
- Führen Sie diese Imagination sieben Atemzüge lang aus.
- Legen Sie die Hände auf den Boden, und spüren Sie noch etwas nach. Achten Sie darauf, ob und welche Veränderungen Sie feststellen, ob Sie Wärme oder ein Wohlgefühl in Ihrem Bauch spüren.

Bei der Energiemassage für Ihr Sakralchakra versorgen Sie Ihre Bauchmitte durch Handauflegen mit Lebensenergie.

So aktivieren Sie Ihr Sakralchakra im Alltag

- Nehmen Sie Kontakt zum Element Wasser auf: Genießen Sie Bäder, gehen Sie schwimmen oder an einem See spazieren.
- Sorgen Sie dafür, dass Sie genug Flüssigkeit zu sich nehmen. Trinken Sie täglich mindestens zwei bis drei Liter Flüssigkeit, am besten in Form von Mineralwasser, Säften und ungezuckerten Kräutertees.
- Entfalten Sie Ihre Kreativität: Töpfern, malen, kochen Sie.
- Bringen Sie die Farbe Orange in Ihr Leben. Tragen Sie entsprechende Kleidungsstücke oder Tücher, legen Sie ein orangefarbenes Tischtuch auf den Tisch, stellen Sie orangefarbene Blumen oder eine Schüssel voller Orangen in Ihr Wohnzimmer.
- Beleben Sie Ihre Sinnlichkeit: Nehmen Sie aromatische Bäder, benutzen Sie duftende Hautöle, besuchen Sie ein Dampfbad.
- Gehen Sie zum Tanzen. Vor allem Bauchtanz oder Paartänze wie Tango Argentino und Salsa aktivieren das Sakralchakra.
- Nehmen Sie an einem Tantrakurs teil.
- Hören Sie orientalische Musik oder Musik von Bach und Vivaldi.
- Nutzen Sie die Zeit des zunehmenden Mondes für abendliche Spaziergänge und Übungen, die das Sakralchakra aktivieren.

Auch im normalen Tagesablauf können Sie viele Gelegenheiten nutzen, um Ihre sinnliche Wahrnehmung zu stimulieren.

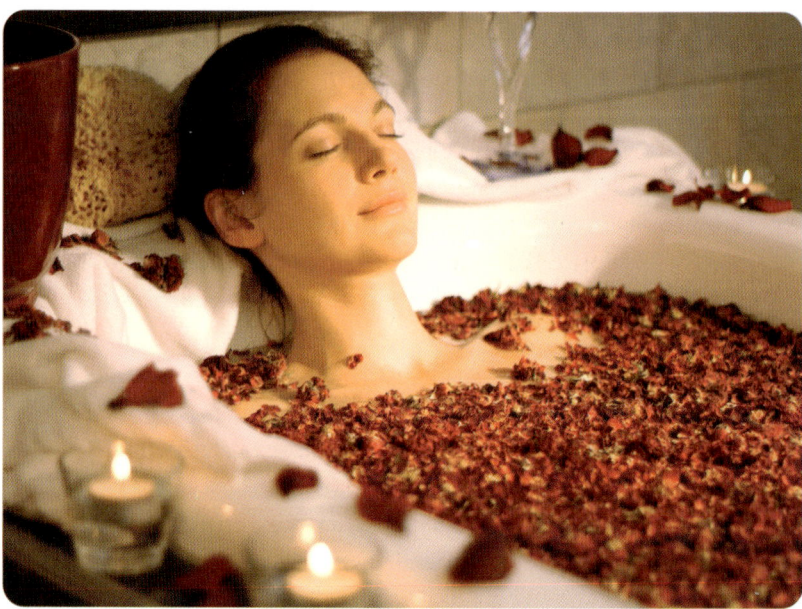

Auch das regt Ihr Sakralchakra an: Verwöhnen Sie sich ab und zu mit einem entspannenden Aromabad.

Das Nabelchakra-Programm

Ein starkes Nabelchakra ist die beste Voraussetzung für die Bildung einer starken Persönlichkeit. Indem Sie die Entwicklung Ihres Nabelchakras fördern, entwickeln Sie ein gutes Gefühl für Ihre Fähigkeiten und Möglichkeiten.

Es wird Ihnen dadurch leicht fallen, Ihre wahren Ziele im Leben zu erkennen und die nötige Willenskraft zu entwickeln, um diese Ziele auch zu erreichen.

Das Nabelchakra verbindet Sie mit der Welt Ihrer Gefühle. Es hilft Ihnen, aus dem Bauch zu entscheiden und Ihrer spontanen Eingebung zu vertrauen. Wenn die Energie in Ihrem Nabelchakra frei fließen kann, wird der Einfluss des Feuerelements spürbar: Das Feuer weckt die Begeisterung und vermittelt ein warmes Gefühl, das sich auch auf andere Menschen überträgt.

Wenn die Energie Ihres Nabelchakras geschwächt oder gehemmt ist, sollten Sie dieses Chakra gezielt harmonisieren und stärken. Sie sollten vor allem dann etwas für Ihr Nabelchakra unternehmen, wenn Sie unter den folgenden Beschwerden leiden.

Aktivieren Sie Ihr Nabelchakra, wenn Sie Ihre Persönlichkeit stärken, Ihre Durchsetzungskraft erhöhen und Ihr inneres Feuer anfachen wollen.

Check: Wann sollten Sie Ihr Nabelchakra harmonisieren?

- … wenn es ihnen schwer fällt, Ihre Gefühle frei auszudrücken,
- … wenn Sie schwer Ihre Ziele erkennen und/oder erreichen,
- … wenn Sie sich gegenüber anderen nicht durchsetzen können,
- … wenn Sie schlecht mit Kritik umgehen können,
- … wenn Ihre Gefühle sich öfter mal verselbstständigen und Sie dann Dinge tun, die Sie anschließend bereuen,
- … wenn Sie Alpträume oder Schlafstörungen haben oder
- … wenn Sie unter Ängsten leiden,
- … wenn Sie anfällig für Magenprobleme sind und
- … wenn Sie häufig unter Sodbrennen leiden,
- … wenn Ihr Bauch sich oft hart und verkrampft anfühlt und Sie öfter unter einem flauen Gefühl im Bauch leiden,
- … wenn Sie unter Gewichtsproblemen leiden und/oder
- … wenn Sie unter Essstörungen leiden,
- … wenn Sie zu Eifersucht und Aggressionen neigen.

Sanfte Heilanwendungen für das Nabelchakra

Um Ihr Nabelchakra zu harmonisieren, können Sie einzelne Mittel nutzen oder mehrere Anwendungen miteinander kombinieren. Die besten Erfolge erzielen Sie allerdings, wenn Sie eine Woche lang täglich sämtliche angebotenen Verfahren miteinander kombiniert einsetzen.

Aromatherapie

Lavendel, Kamille, Zitrone und *Anis* können gut angewendet werden, um das dritte Chakra auf sanfte Weise zu beleben.

- Geben Sie einige Tropfen eines ätherischen Öls in die Duftlampe, und lassen Sie es in Ihren Wohn- oder Arbeitsräumen verdampfen.
- Kamillenbäder sind besonders empfehlenswert, um den Energiefluss im Nabelchakra auszugleichen. Für ein warmes Vollbad benötigen Sie 10 Tropfen ätherisches Kamillenöl (am besten verwenden Sie »Römische Kamille«) und 100 ml Sahne. Vermischen Sie das Ganze, und geben Sie die Mischung kurz vor dem Baden ins Badewasser. Nehmen Sie höchstens dreimal in der Woche ein Kamillenbad.
- Für eine Chakra-Duftmassage empfiehlt sich eine Mischung aus Lavendel und Anis. Verwenden Sie Jojoba- oder Sesamöl als Basisöl. Auf 1 EL Basisöl geben Sie je 2 Tropfen Lavendel und Anis und vermischen alles gründlich. Verteilen Sie das Massageöl in Ihren Handflächen, und massieren Sie den Bereich oberhalb des Bauchnabels sanft mit diesem Öl.

. Bei der Aromatherapie können Sie die Essenzen in einer Duftlampe verdampfen oder damit ein Bad oder ein Massageöl aromatisieren.

Pflanzenheilkunde

Die besten Heilpflanzen, die die Funktion des dritten Chakras von innen her unterstützen, sind *Fenchel, Kamille* und *Wacholder*.

- Die Heilkraft des Wacholders entfaltet sich auf der Ebene des Nabelchakras am besten, wenn Sie die Beeren in Wein ansetzen. Geben Sie 5 EL getrocknete Wacholderbeeren auf 1 Liter Rotwein, und lassen Sie das Ganze etwa 10 Tage ziehen. Filtern Sie den Wacholderwein ab, und nehmen Sie zweimal täglich ein Likörglas davon zu sich.
- Kamille und Fenchel lassen sich gut als Mischung für einen Tee verwenden. Gießen Sie 2 TL getrocknete Kamillenblüten und 2 TL Fenchel mit 250 ml kochendem Wasser auf. Lassen Sie den Tee 10 Minuten lang ziehen, seihen Sie ab, und süßen Sie nach Wunsch mit Honig.

Edelstein-Therapie

Citrin, Chrysoberyll, Bernstein, Tigerauge und *gelber Jaspis* sind die wirkungs-vollsten Heilsteine, um die Energien des Nabelchakras zu harmonisieren.

- Wählen Sie intuitiv einen der oben genannten Heilsteine aus, und tragen Sie diesen Stein an einer Goldkette oder einem Ring direkt auf der Haut.
- Als Handschmeichler eignen sich besonders Tigerauge und Bernstein. Tigerauge wurde schon bei den alten Griechen als Stein der Lebens-freude verehrt. Bernstein ist das versteinerte Harz von Nadelbäumen. Die Energie dieser beiden Steine wird über die Handchakras optimal aufgenommen – allerdings sollten Sie den Stein Ihrer Wahl dazu mehrmals täglich für längere Zeit in der Hand halten.
- Für die direkte Chakra-Therapie eignet sich der Citrin oder der Chrysoberyll am besten. Legen Sie einen dieser Steine etwa drei Fin-gerbreit oberhalb des Bauchnabels direkt auf die Haut. Konzentrieren Sie sich auf das Energiefeld Ihres Nabelchakras, und spüren Sie, ob und inwiefern sich die Kräfte des Heilsteins auf Ihr Nabelchakra auswirken.

Die Handchakras können die Energie der Heilsteine am besten aufnehmen und an das betroffene Chakra weiterleiten.

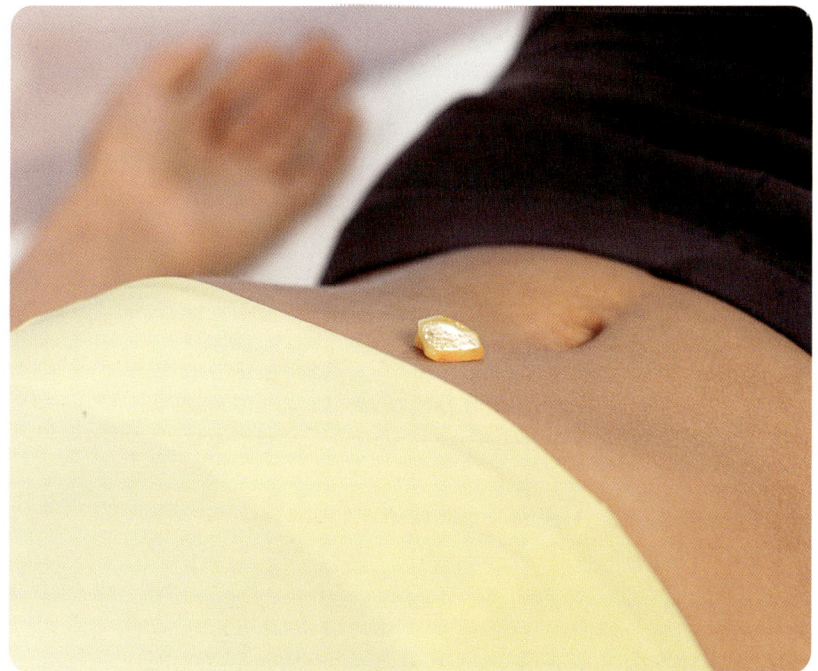

Für die direkte Nabelchakra-Therapie eignen sich Citrin oder Chrysoberyll besonders gut.

Bachblüten-Therapie

Die Bachblüten mit den stärksten Wirkungen auf den seelischen Einflussbereich des dritten Chakras sind *Impatiens* (Springkraut), *Scleranthus* (Einjähriger Knäuel) und *Hornbeam* (Hainbuche). Sie können sich für eine der Bachblütenessenzen entscheiden, besser ist es jedoch, eine Kombination aus zwei Mitteln zu wählen. Erfahrungsgemäß ist die beste Mischung Impatiens/Scleranthus oder Sie kombinieren Hornbeam/Scleranthus, oder Impatiens/Hornbeam.

- Nehmen Sie die Bachblüten dreimal täglich vor den Mahlzeiten ein. Träufeln Sie je 3 Tropfen der beiden Essenzen (also 6 Tropfen) auf die Zunge. Lassen Sie die Essenzen einige Zeit im Mund wirken.

Vokalvibration

Führen Sie zweimal am Tag eine Vokalvibration mit dem Vokal »O« durch. Das offene »O« (wie in »Kork«) ist der Vokal, der die Energien des Nabelchakras am besten anregen und harmonisieren kann.

- Setzen Sie sich entspannt hin, schließen Sie die Augen, und lassen Sie Ihre Gedanken zur Ruhe kommen.
- Atmen Sie durch die Nase ein, und lassen Sie mit dem Ausatmen ein lang gezogenes, offenes »O« ertönen.
- Führen Sie die Vokalübung einige Minuten lang durch, und beobachten Sie, ob Sie die Vibrationen bis in den oberen Bauchbereich hinein verfolgen können.

Bachblüten wirken hauptsächlich auf den seelischen Bereich des geschwächten Chakras ein.

Affirmationen

Suchen Sie sich eine der folgenden Affirmationen aus. Wiederholen Sie diese Affirmation mehrmals täglich. Die beste Zeit ist unmittelbar nach dem Aufwachen und kurz vor dem Einschlafen.

Sprechen Sie die Sätze innerlich aus, oder flüstern Sie sie ganz leise. Sprechen Sie die Worte langsam und entspannt aus, und wiederholen Sie jeden der folgenden Sätze mindestens zehnmal.

- Ich lasse meinen Gefühlen freien Lauf und vertraue meinen spontanen Entscheidungen.
- Ich nütze meine persönlichen Kräfte, um die Welt positiv zu verändern.
- Durch die Macht meines Willens kann ich jedes Ziel erreichen.

Chakra-Energiemassage

Führen Sie einmal am Tag eine kurze Chakra-Energiemassage durch, um die Energie ganz bewusst in Ihr Nabelchakra zu schicken.

- Legen Sie sich auf den Rücken, schließen Sie die Augen. Reiben Sie die Handflächen aneinander, um die Handchakras zu sensibilisieren.
- Legen Sie Ihre Hände auf das Nabelzentrum oberhalb des Nabels, und zwar in Magenhöhe. Die linke Handfläche liegt dabei sanft auf dem Oberbauch, die rechte legen Sie auf den linken Handrücken.
- Atmen Sie einige Male in den Bauch – lassen Sie den Atem dabei kommen und gehen. Stellen Sie sich für sieben Atemzüge vor, dass Sie beim Einatmen Lebensenergie aufnehmen und diese Energie beim Ausatmen von den Händen aus in das dritte Chakra fließen lassen.
- Lassen Sie gleichzeitig innere Bilder entstehen, indem Sie sich vorstellen, wie die Lebensenergie in Form gelber Strahlen aus Ihren Händen in Ihr Nabelchakra strömt. Stellen Sie sich vor, wie dieser Körperbereich immer mehr von heilender Energie, die Sie sich als gelbe Energiekugel oder Wirbel vorstellen können, durchstrahlt wird.
- Legen Sie die Hände entspannt auf den Boden, und spüren Sie nach, ob sich dieser Bereich lebendiger, wärmer oder entspannter anfühlt.

Die Affirmationen wirken auf Ihr Unterbewusstsein und sind eine Art Selbsthypnose.

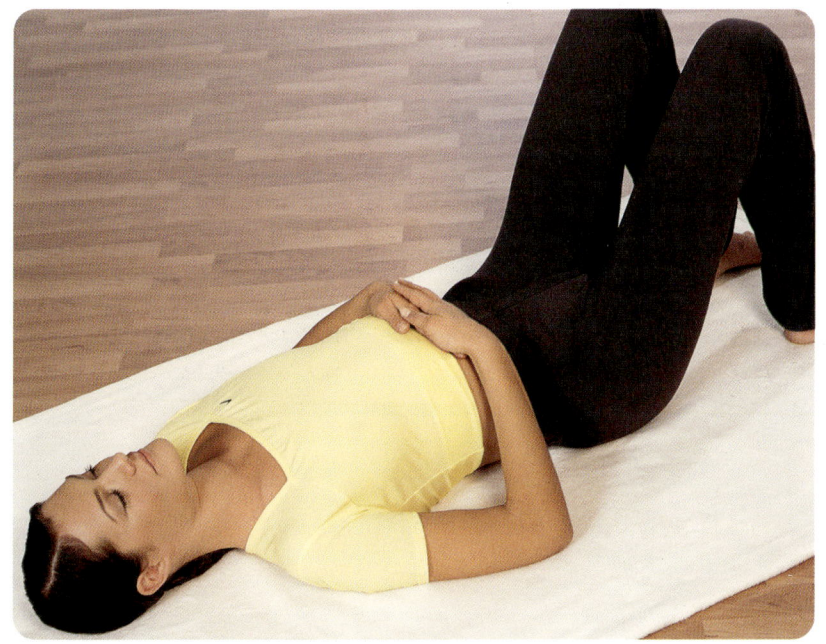

Lebensenergie fließt bei der Chakra-Energiemassage aus Ihren Händen in Ihr Solarplexuschakra.

So aktivieren Sie Ihr Nabelchakra im Alltag

Gerade die Farbe Gelb – es können ein gelber Pullover, Zitronen oder gelbe Tulpen sein – stimuliert Ihr Nabelchakra.

- Halten Sie sich warm. Sorgen Sie vor allem in der kalten Jahreszeit dafür, dass Sie nie frieren.
- Achten Sie darauf, dass Sie in den Bauch und nicht in die Brust atmen. Gewöhnen Sie es sich an, länger aus- als einzuatmen.
- Öffnen Sie sich für die Kraft der Sonne: Gönnen Sie sich möglichst regelmäßig kurze Sonnenbäder, und laden Sie sich dabei ganz bewusst mit der Energie der Sonne auf.
- Bringen Sie gelbe Farben in Ihr Leben. Kaufen Sie sich gelbe Kleidungsstücke, schmücken Sie Ihren Tisch mit einem gelben Tischtuch und/oder gelben Blumen, oder stellen Sie eine Schale mit Zitronen auf.
- Nehmen Sie Kontakt zum Feuerelement auf. Suchen Sie die Nähe zu Kaminen oder Lagerfeuern, und zünden Sie zu Hause immer wieder einmal Kerzen an.
- Versuchen Sie herauszufinden, was Sie begeistert. Geben Sie den Dingen, die Sie begeistern, möglichst viel Raum in Ihrem Leben.
- Gefühlsbetonte Musik stärkt das Nabelchakra. Hören Sie Musik von Chopin, Schubert oder Brahms, oder gehen Sie in die Oper.
- Lernen Sie, Ihre Gefühle auszudrücken: Beschäftigen Sie sich mit Körpersprache, nehmen Sie Schauspiel- oder Pantomimestunde.
- Führen Sie Übungen, die das Nabelchakra stärken, vor allem in der Phase des zunehmenden Mondes durch.

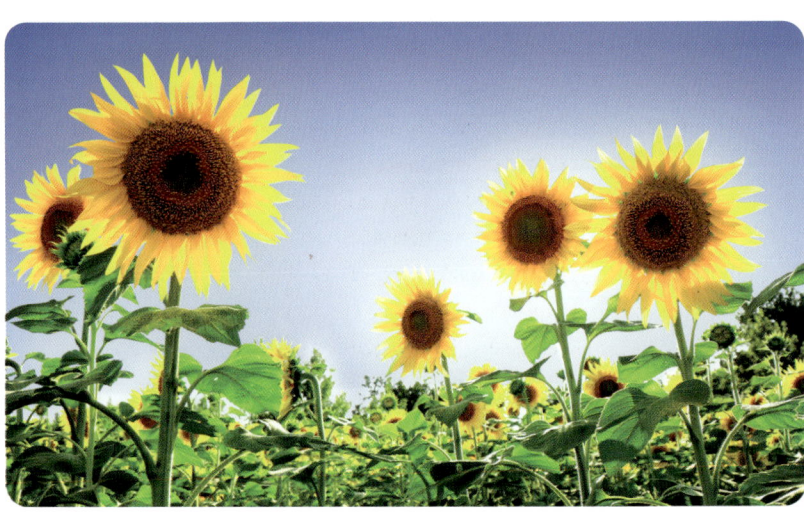

Ein Strauß mit gelben Sonnenblumen kann sich bereits wohltuend auf Ihr Nabelchakra auswirken.

Das Herzchakra-Programm

Ein gesund entwickeltes Herzchakra hilft Ihnen, Brücken zu anderen Menschen zu bauen. Indem Sie Liebe und Mitgefühl für Ihre Mitmenschen entwickeln, werden Ihre Beziehungen sich mit der Zeit auch befriedigender und erfüllender gestalten.

Doch nicht nur das Mitgefühl mit anderen Menschen, sondern auch die Kunst, sich selbst liebevoll annehmen zu können und sich über seine eigenen Wünsche und Bedürfnisse im Klaren zu sein, werden durch ein starkes Herzchakra kultiviert.

Nur wenn Sie sich Ihrer eigenen Wünsche und Bedürfnisse bewusst werden, können Sie zu sich selbst finden.

Die Beschäftigung mit den Kräften des Herzchakras ist von daher für jeden Menschen und zu jeder Zeit lohnend, denn der Weg zur Freiheit führt ausschließlich über die Entwicklung des Herzchakras. In einigen Fällen ist es besonders wichtig, die Energien des vierten Chakras auf sanfte Weise anzuregen und auszugleichen.

Die Wirkungen eines starken und harmonischen Herzchakras machen nicht nur Sie persönlich, sondern auch Ihre Umgebung glücklich.

Check: Wann sollten Sie Ihr Herzchakra harmonisieren?

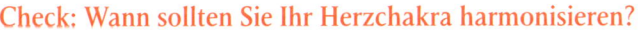

- … wenn es Ihnen schwer fällt, sich auf andere Menschen einzulassen,
- … wenn Sie sich einsam und isoliert fühlen,
- … wenn Sie zwischenmenschliche Probleme haben und
- … wenn Sie sich mit Ihrem Partner immer schlechter verstehen,
- … wenn Sie sich mit Freunden immer schlechter verstehen,
- … wenn Sie mehr Mitgefühl für andere Wesen entwickeln wollen, um inneren Frieden zu erfahren,
- … wenn Sie oft erschöpft sind, nachdem Sie sich mit Freunden oder Bekannten getroffen haben,
- … wenn es Ihnen schwer fällt, sich selbst aus ganzem Herzen anzunehmen,
- … wenn Sie Herz- oder Kreislaufprobleme haben,
- … wenn Sie häufig unter Atembeschwerden leiden oder
- … wenn Sie Asthma haben,
- … wenn Sie oft unter Erkältungen leiden oder
- … wenn Sie unter Hauterkrankungen leiden.

Sanfte Heilanwendungen für das Herzchakra

Es gibt viele sanfte Wege, die Energie Ihres Herzchakras auszugleichen. Im Folgenden finden Sie die wirkungsvollsten Methoden. Sie erzielen eine größere Wirkung, wenn Sie mehrere Anwendungen kombinieren. Bei Problemen, die mit dem Herzchakra zusammenhängen, ist eine Kur geeignet, bei der Sie sieben Tage die folgenden Verfahren einsetzen.

Aromatherapie

Einige ätherische Öle regen das Herzchakra besonders gut an. Dazu gehören vor allem *Rose, Jasmin* und *Estragon*. Bei der Auswahl der richtigen Essenz sollten Sie Ihrer Nase und Ihrer Intuition folgen.

- Träufeln Sie über den Tag verteilt immer wieder einige Tropfen Ihres Lieblingsöls in eine Duftlampe. Sie können auch einige Tropfen in ein Taschentuch träufeln und regelmäßig daran schnuppern.
- Rosenbäder können die Kräfte des Herzzentrums schnell harmonisieren. Mischen Sie 8 Tropfen Rosenöl mit 100 ml Sahne. Geben Sie die Mischung, kurz bevor Sie sich in die Wanne setzen, ins Wasser.
- Für eine Chakra-Duftmassage können Sie eine Mischung aus Jasmin und Estragon verwenden. Als Basisöl empfiehlt sich Jojoba- oder Sesamöl. Geben Sie auf 1 EL Basisöl 2 Tropfen Jasmin und 3 Tropfen Estragon. Verteilen Sie die Mischung gleichmäßig in den Handflächen. Massieren Sie den Brustbereich mit kreisenden und streichenden Bewegungen, bis das Öl in die Haut eingezogen ist.

Besonders wirkungsvoll können Sie Ihr Herzchakra harmonisieren, wenn Sie ein Bad mit Rosenöl nehmen.

Pflanzenheilkunde

Durch Heilpflanzen können Sie Ihr Herzchakra über den Organismus stärken. *Weißdorn, Thymian* und *Melisse* eignen sich am besten.

- Trinken Sie täglich zwei große Tassen Melissen- oder Weißdorntee. Weißdorn unterstützt die Herz- und Kreislaufprozesse und wirkt sich dadurch indirekt auf das Herzchakra aus. Übergießen Sie 1 EL getrockneten Weißdorn mit 250 ml kochendem Wasser, lassen Sie das Ganze 15 Minuten zugedeckt ziehen, und seihen Sie dann ab.
- Auch Melisse unterstützt das Herzchakra und lässt sich gut in Form von Tee einnehmen. 1 EL getrocknete Melissenblätter werden dazu mit einer großen Tasse kochendem Wasser übergossen und 8 Minuten lang ziehen gelassen. Seihen Sie den Tee anschließend ab.

- Thymian-Honigwein ist ein wertvolles Elixier für das Herzchakra. Geben Sie 4 EL getrocknetes Thymiankraut in 1 Liter trockenen Rotwein. Kochen Sie das Ganze kurz auf, geben Sie 4 EL Honig hinzu, und füllen Sie es in eine Flasche. Lassen Sie die Mischung 1 Woche lang ziehen. Gießen Sie den Wein anschließend durch ein Sieb, und nehmen Sie dreimal täglich je 2 EL davon ein.

Edelstein-Therapie

In der Edelstein-Therapie sind *Smaragd*, *Chrysopras*, *Jade* und *Rosenquarz* die am besten geeigneten Heilsteine, um das Herzchakra auf sanfte Weise anzuregen und zu harmonisieren.

- Wählen Sie intuitiv einen dieser Steine aus, und tragen Sie ihn auf der Haut, wobei Sie eine Goldkette verwenden sollten.
- Als Handschmeichler eignen sich Smaragde und Rosenquarze am besten, da ihre Energie über die Handchakras gut aufgenommen wird.
- Vor allem Jade eignet sich gut für die direkte Chakra-Therapie. Bei den Chinesen nannte man Jade auch den Stein der Liebe.
  Legen Sie sich entspannt auf den Rücken, und legen Sie den Jadestein in die Mitte Ihrer Brust. Schließen Sie die Augen, konzentrieren Sie sich ganz auf Ihr Herzchakra, und versuchen Sie zu erspüren, wie der Heilstein sich auf das Kraftfeld Ihres Herzchakras auswirkt.

Um Ihr Herzchakra zu aktivieren, legen Sie einen Jadestein auf die Mitte Ihrer Brust und spüren Sie seine Wirkung auf dieses Chakra-Kraftfeld.

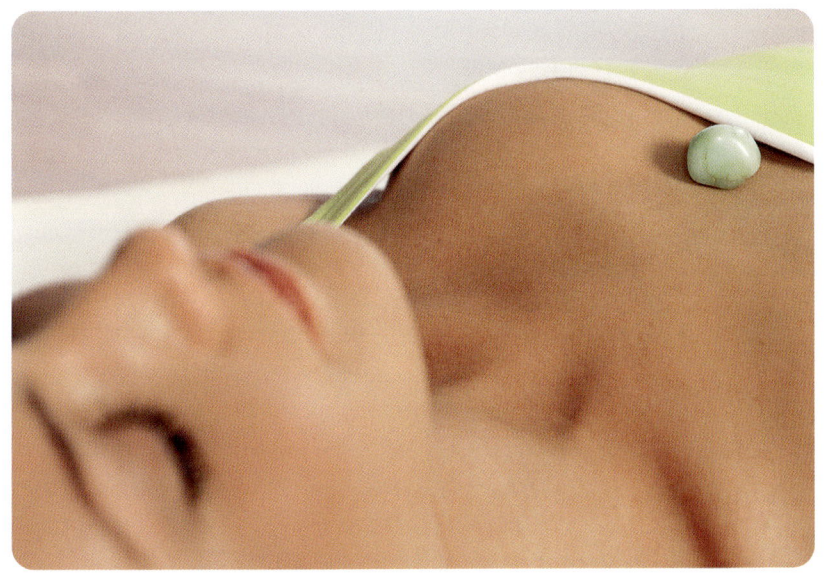

Zur direkten Chakra-Therapie legen Sie sich auf den Rücken und konzentrieren sich ganz auf Ihr Herzchakra.

Bachblüten-Therapie

Einige der Bachblütenessenzen wirken genau in dem seelischen Bereich, der dem Herzchakra zugeordnet ist. Dazu gehören vor allem die Essenzen *Red Chestnut* (Rote Kastanie), *Willow* (Weide) und *Chicory* (Zichorie). Mischen Sie jeweils zwei dieser Bachblüten miteinander, also Red Chestnut/Willow, Willow/Chicory oder Red Chestnut/Chicory.

Bei der Vokalvibration wird durch das Sprechen des Vokals »A« der Brustraum angeregt und das Herzchakra stimuliert.

● Nehmen Sie die Bachblüten dreimal täglich vor den Hauptmahlzeiten ein. Träufeln Sie dazu je 3 Tropfen der Mischung (also insgesamt 6 Tropfen) auf die Zunge. Schlucken Sie die Bachblüten jedoch nicht gleich hinunter, sondern speicheln Sie sie zunächst einige Zeit ein.

Vokalvibration

Das spezifische Schwingungsmuster des Vokals »A« regt das vierte Chakra besonders gut an. Führen Sie morgens und abends einige Minuten lang die Vokalvibration mit dem »A« durch.

● Setzen Sie sich entspannt und aufrecht hin, und schließen Sie die Augen, atmen Sie durch die Nase ein, und lassen Sie mit jedem Ausatmen ein lang gezogenes »A« ertönen. Spüren Sie, wie das »A« im ganzen Brustraum vibriert. Wenn es Ihnen schwer fällt, die Vibrationen zu spüren, können Sie die Handflächen auf die Brust legen.

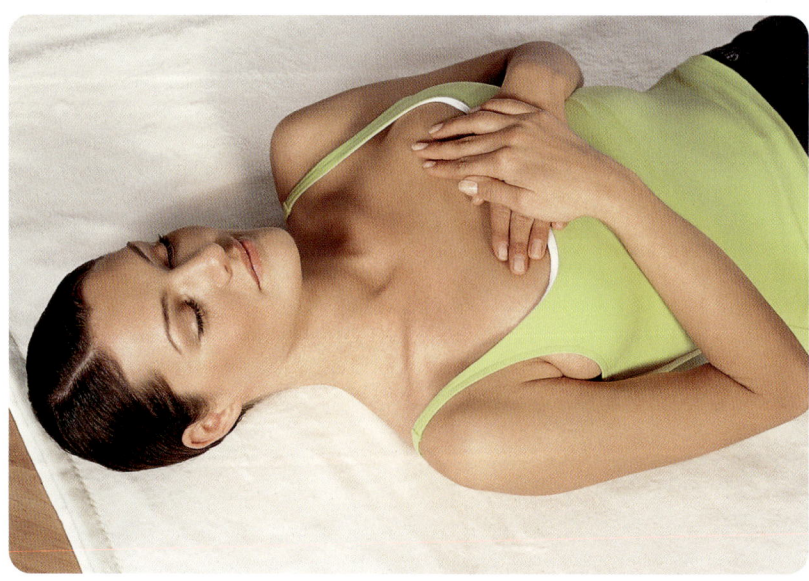

Nehmen Sie sich möglichst einmal am Tag Zeit für eine kurze Herzchakra-Energiemassage.

Affirmationen

Wählen Sie eine der folgenden Affirmationen aus, und wiederholen Sie diese möglichst mehrmals täglich. Die beste Zeit für diese Übung ist kurz nach dem Aufwachen und kurz vor dem Einschlafen. Sprechen Sie die Sätze innerlich aus, oder flüstern Sie sie leise.

Sprechen Sie die Worte langsam und entspannt, und wiederholen Sie jeden Satz mindestens zehnmal.

- Ich öffne mein Herz, um Liebe zu geben und zu empfangen.
- Ich nehme mich selbst – so wie ich bin – liebevoll an.
- Ich gebe und empfange mit offenem Herzen und verbinde mich so mit allen Wesen.

Chakra-Energiemassage

Um das Herzchakra sanft anzuregen, sollten Sie einmal am Tag eine kurze Energiemassage für dieses Chakra durchführen.

- Legen Sie sich dazu entspannt auf den Rücken, und schließen Sie die Augen. Beleben Sie Ihre Handchakras, indem Sie die Handflächen einige Male sanft gegeneinander kreisen lassen. Legen Sie Ihre linke Handfläche dann auf Herzhöhe in die Mitte Ihrer Brust – die Fingerspitzen weisen dabei nach rechts. Die rechte Hand legen Sie dann auf die linke Hand. Lassen Sie den Atem einige Male ganz entspannt kommen und gehen.
- Vertiefen Sie die Atmung – vor allem das Ausatmen – dann ein wenig. Stellen Sie sich vor, wie Sie beim Einatmen Lebensenergie aufnehmen und sie beim Ausatmen in Ihr Herzzentrum fließen lassen.
- Sie können die Wirkung erhöhen, indem Sie sich die Lebensenergie als grünen Strahl vorstellen, der mit jedem Ausatmen von den Händen aus in das Herzchakra strömt.
- Sie können noch weitergehen, indem Sie in Ihrer Vorstellung eine grüne Energiekugel oder einen grünen Energiewirbel in der Mitte der Brust entstehen lassen. Arbeiten Sie dabei jedoch nicht mit dem Willen, sondern lediglich mit der Vorstellungskraft.
- Bleiben Sie insgesamt sieben Atemzüge lang bei dieser Technik.
- Legen Sie Ihre Hände dann wieder auf den Boden, und bleiben Sie noch einige Zeit entspannt liegen, um den Wirkungen nachzuspüren. Fühlen Sie, ob sich Ihr Brustraum jetzt anders als zuvor anfühlt, ob er weiter, freier oder belebter ist und ob sich die Atmung verändert hat.

Mit auf der Brust gekreuzten Händen lassen Sie die Lebensenergie in Form eines grünen Energiewirbels in Ihr Herzzentrum strömen.

So aktivieren Sie Ihr Herzchakra im Alltag

Einen großen Schritt auf dem Weg zu Liebe und Mitgefühl machen Sie, wenn Sie körperliche Berührungsängste gegenüber anderen Menschen abbauen.

- Gehen Sie liebevoll mit sich selbst um. Erfüllen Sie sich Ihre Wünsche, soweit Ihnen das möglich ist. Verwöhnen Sie sich täglich, indem Sie Dinge tun, die Sie wirklich genießen können.
- Nehmen Sie Kontakt zur Schönheit der Natur auf. Gehen Sie so oft wie möglich in Wäldern oder auf Wiesen und Feldern spazieren. Lassen Sie die Farbe Grün auf sich wirken.
- Kümmern Sie sich liebevoll um andere. Versuchen Sie für alle, die Ihre Hilfe brauchen, ein offenes Ohr zu haben.
- Arbeiten Sie daran, die innere Kraft zu entwickeln, die nötig ist, um möglichst allen Menschen, aber auch Tieren und anderen Lebewesen, die Ihnen begegnen, Mitgefühl entgegenzubringen.
- Tragen Sie grüne Kleidungsstücke; verwenden Sie zu Hause grüne Stoffe. Stellen Sie Pflanzen in Ihrer Wohnung auf.
- Hören Sie energiegeladene Musik, die Ihr Herz anspricht.
- Trauen Sie sich, andere Menschen zu berühren und zu umarmen.
- Bauen Sie Berührungsängste ab, indem Sie sich massieren lassen oder Massage- oder Shiatsukurse besuchen. Beschäftigen Sie sich mit Techniken, bei denen Heilenergie über die Hände übertragen wird, wie Pranaheilung oder Reiki.
- Neumond- und Vollmondphase sind ideal für diese Übungen.

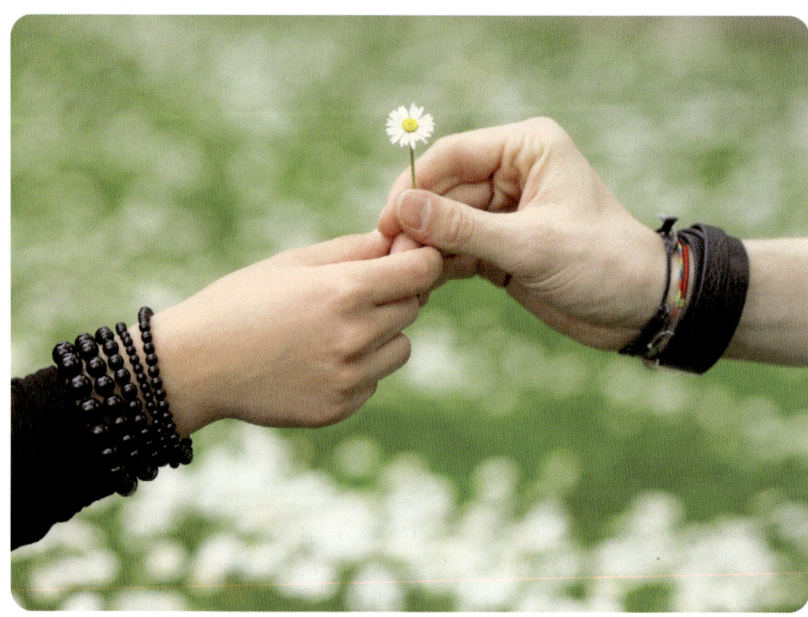

Durch das Harmonieprogramm für Ihr Herzchakra können Sie das Verhältnis zu Ihrem Partner verbessern.

Das Halschakra-Programm

Ein gut entwickeltes Halschakra ist die Voraussetzung für die Fähigkeit, effektiv mit anderen Menschen zu kommunizieren und sich klar und bestimmt auszudrücken.

Menschen mit einem starken Halschakra sind auf der Suche nach der Wahrheit. Sie vertrauen auf ihre Inspiration; und ihre wahrhaftige Ausdruckskraft ermöglicht es ihnen, anderen Menschen wertvolle Impulse zu geben. Das Halschakra gilt als Brücke zwischen der Intelligenz des Herzens und der Intelligenz des Geistes. In einigen Fällen ist es besonders wichtig, etwas für sein Halschakra zu tun, da es sonst zu unharmonischen Entwicklungen kommen kann, die den Weg zu Gelassenheit und innerer Freiheit versperren.

Die im Folgenden angebotenen Methoden zur Harmonisierung des Halschakras sind besonders wichtig für Sie, wenn Sie unter einem oder unter mehreren der hier aufgeführten Probleme leiden.

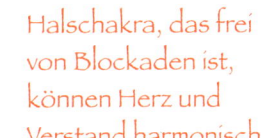

Durch ein starkes Halschakra, das frei von Blockaden ist, können Herz und Verstand harmonisch zusammenwirken.

Check: Wann sollten Sie Ihr Halschakra harmonisieren?

- … wenn Sie sich nur schwer ausdrücken können und
- … wenn Sie oft nicht die richtigen Worte finden, um Ihre Gefühle und Gedanken mitzuteilen,
- … wenn Sie zu Schüchternheit neigen und sich in Gegenwart anderer unsicher und gehemmt fühlen,
- … wenn Sie oft Dinge sagen, die Ihnen anschließend Leid tun,
- … wenn Sie im weitesten Sinne unter Sprach- oder Sprechstörungen leiden,
- … wenn es Ihnen bei Ihrer Arbeit in letzter Zeit zunehmend an Inspiration fehlt,
- … wenn Sie dazu neigen, andere Menschen zu manipulieren oder
- … wenn Sie dazu neigen, andere in Grund und Boden zu reden,
- … wenn es Ihnen schwer fällt, bei der Wahrheit zu bleiben, und
- … wenn Sie immer wieder zu Notlügen greifen,
- … wenn Sie an Schilddrüsenüberfunktion oder
- … wenn Sie an Schilddrüsenunterfunktion leiden,
- … wenn Sie häufig Halsverspannungen haben und
- … wenn Sie oft Nacken- oder Schulterschmerzen haben.

Sanfte Heilanwendungen für das Halschakra

Um Ihr Halschakra zu harmonisieren, können Sie die folgenden Anwendungen kombinieren oder auch einzelne Rezepte nutzen. Wenn Sie körperliche oder seelische Probleme haben, die mit einem geschwächten Halschakra zusammenhängen, sollten Sie sich eine einwöchige Kur gönnen, bei der Sie möglichst alle Methoden anwenden, die hier genannt sind.

Die für das Halschakra empfohlenen Duftöle Eukalyptus, Kampfer und Pfefferminze sind sehr stark und sollten darum mit Vorsicht verwendet werden. Sie sind nicht für Aromabäder geeignet.

Aromatherapie

Die besten Essenzen der Aromatherapie für das fünfte Chakra sind *Eukalyptus, Kampfer* und *Pfefferminze*. Aber Vorsicht: Diese ätherischen Öle sind sehr intensiv und sollten daher vorsichtig dosiert werden.

- Wählen Sie intuitiv ein Öl für sich aus. Träufeln Sie wenige Tropfen in eine Duftlampe, und genießen Sie das reinigende Aroma.
- Dampfbäder mit einigen Tropfen Pfefferminzöl unterstützen die Reinigung des Halschakras. Atmen Sie die Dämpfe abwechselnd durch Mund und Nase ein. Halten Sie die Augen unbedingt geschlossen!
- Für die Chakra-Duftmassage sollten Sie als Basisöl Sesamöl verwenden. Auf 1 EL Sesamöl geben Sie 3 Tropfen der Essenz, die Sie am meisten anspricht. Verteilen Sie die Mischung in Ihren Handflächen, und massieren Sie damit Hals und Nacken mit sanften, streichenden Bewegungen, bis das Öl in die Haut eingezogen ist.

Pflanzenheilkunde

Besonders die Heilpflanzen *Pfefferminze, Salbei* und *Huflattich* können wirkungsvoll eingesetzt werden, um die Aktivität des Halschakras auch über den Organismus anzuregen und auszugleichen.

- Pfefferminztee wirkt reinigend und erhöht die Aufnahme von Prana (Lebensenergie) aus der Luft. Trinken Sie zwei- bis dreimal täglich eine große Tasse Pfefferminztee. Brühen Sie 1 bis 2 TL Pfefferminzblätter mit 1 Tasse kochendem Wasser auf, lassen Sie das Ganze 7 Minuten lang ziehen, und seihen Sie dann ab.
- Auch Salbei lässt sich gut als Tee verwenden, noch effektiver ist jedoch Salbeimilch. Kochen Sie 1 TL getrocknete Salbeiblätter mit 200 ml Milch kurz auf. Nehmen Sie die Milch vom Herd, und lassen Sie sie noch 3 Minuten ziehen, bevor Sie abseihen. Süßen Sie mit 1 TL Honig. Trinken Sie dreimal täglich eine Tasse Salbeimilch.

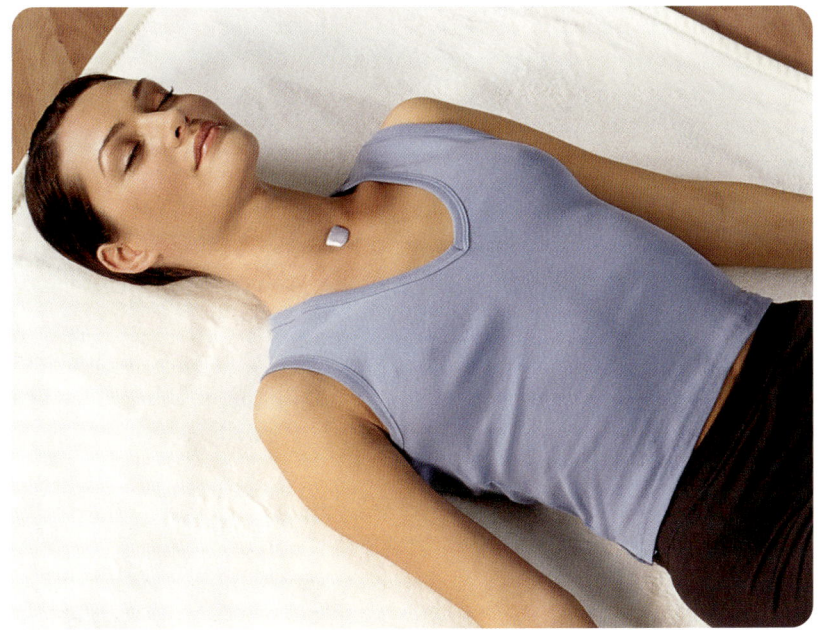

Bei der Edelstein-Therapie für Ihr Halschakra liegen Sie auf dem Rücken und legen den Stein Ihrer Wahl in die Halsgrube.

- Huflattich schützt Hals und Kehlkopf und hilft gegen Rachenkatarh und Husten. Für eine große Tasse Tee benötigen Sie 2 TL Huflattich. Lassen Sie den Tee nicht länger als 5 Minuten ziehen, und trinken Sie ihn zweimal täglich nach den Mahlzeiten.

Edelstein-Therapie

Die spezifischen Schwingungen der Heilsteine *Lapislazuli, Aquamarin* und *Topas* sind am besten dafür geeignet, das Halschakra sanft anzuregen und zu harmonisieren.

- Wählen Sie intuitiv einen der Steine aus. Tragen Sie den Stein an einer Goldkette direkt am Körper.
- Der Lapislazuli ist als Handschmeichler zu empfehlen. Damit seine heilenden Energien von den Handchakras aufgenommen werden, sollten Sie ihn mehrmals täglich für längere Zeit in die Hand nehmen.
- Für die direkte Chakra-Therapie eignen sich Aquamarine und blaue Topase besonders gut. Legen Sie sich auf den Rücken. Die beste Stelle, um den Heilstein aufzulegen, ist die Halsgrube. Schließen Sie die Augen, und nehmen Sie Kontakt zu Ihrem Halschakra auf. Entspannen Sie sich; versuchen Sie, die Wirkung des Steins zu erspüren.

Bei der Edelsteintherapie können Sie den Heilstein an einer Kette tragen, als Handschmeichler verwenden oder direkt auf das entsprechende Chakra auflegen.

Bachblüten-Therapie

Die Bachblütenessenzen *Agrimony* (Odermennig), *Cerato* (Bleiwurz) und *Mimulus* (Gefleckte Gauklerblume) wirken sich besonders harmonisierend auf jene seelischen Bereiche aus, die vom Halschakra beeinflusst werden. Am besten kombinieren Sie zwei dieser Bachblütenessenzen miteinander, also Cerato/Mimulus, Cerato/Agrimony oder Agrimony/Mimulus.

Bachblüten werden dreimal am Tag eingenommen, immer vor den Hauptmahlzeiten, und direkt auf die Zunge geträufelt.

- Nehmen Sie die Bachblüten dreimal täglich vor den Hauptmahlzeiten ein. Träufeln Sie dazu je 3 Tropfen Ihrer Mischung (also insgesamt 6 Tropfen) auf die Zunge. Lassen Sie sie einige Zeit im Mund, und speicheln Sie sie gründlich ein, bevor Sie sie hinunterschlucken.

Vokalvibration

Der Vokal, der am besten geeignet ist, um die Energien im Halschakra zu aktivieren und zu harmonisieren, ist das »E«. Führen Sie die Vokalvibration mit dem »E« möglichst zweimal am Tag durch.

- Setzen Sie sich dazu entspannt und aufrecht hin, und schließen Sie die Augen. Atmen Sie durch die Nase ein, und lassen Sie mit jedem Ausatmen ein entspanntes, lang gezogenes »E« ertönen.
- Damit sich die wohltuenden Wirkungen der Vibrationen im Kehlkopfbereich gut entfalten können, sollten Sie die Übung mindestens 3 Minuten lang durchführen.

Affirmationen

Wählen Sie eine der folgenden Affirmationen und sprechen Sie sie kurz vor dem Aufstehen oder kurz vor dem Einschlafen aus (oder eine eigene Affirmation, die zum Themenbereich des Halschakras passt), und wiederholen Sie diese möglichst mehrmals täglich, am allerbesten aber kurz nach dem Aufwachen und kurz vor dem Einschlafen.

Sprechen Sie sich diese Affirmationen innerlich vor, oder flüstern Sie sie ganz leise vor sich hin. Sprechen Sie die Worte langsam und bewusst aus; wiederholen Sie jeden Satz mindestens zehnmal hintereinander.

- **Ich lasse meine Worte aus dem Herzen kommen, und ich bleibe bei der Wahrheit.**
- **Ich nutze die Macht des Wortes, um Gutes zu bewirken.**
- **Es fällt mir von Tag zu Tag immer leichter zu sagen, was ich denke und fühle.**

Chakra-Energiemassage

Möglichst einmal am Tag sollten Sie sich eine Entspannungsphase gönnen und eine kurze Chakra-Energiemassage zur Anregung und Harmonisierung Ihres Halschakras durchführen.

- Legen Sie sich auf den Rücken, schließen Sie die Augen, und reiben Sie die Handflächen aneinander, um die Handchakras zu aktivieren.
- Legen Sie Ihre Handflächen um den Hals, sanft und ohne Druck. Die Handgelenke berühren sich und liegen etwa in der Mitte der Schlüsselbeine; die geschlossenen Finger weisen in Richtung der Ohren.
- Atmen Sie tief durch. Stellen Sie sich vor, wie Sie mit dem Einatmen Lebensenergie aufnehmen und wie Sie sie mit dem Ausatmen in Ihren Hals strahlen lassen.
- Intensivieren Sie diese Übung, indem Sie sich nun vorstellen, wie die Lebensenergie mit jedem Ausatmen in Form von hellblauen Strahlen von Ihren Händen in den Kehlkopfbereich strömt.
- Bleiben Sie sieben Atemzüge lang bei dieser Imagination. Konzentrieren Sie sich darauf, den ganzen Kehlkopfbereich mit heilendem, hellblauem Licht zu durchstrahlen. Sie können sich dabei die Energie auch als eine hellblaue Lichtkugel vorstellen.

Bevor Sie Ihre Hände für die Energiemassage auf die entsprechenden Chakras legen, sollten Sie die Chakras Ihrer Hände durch sanftes Aneinanderreiben der Handflächen aktivieren.

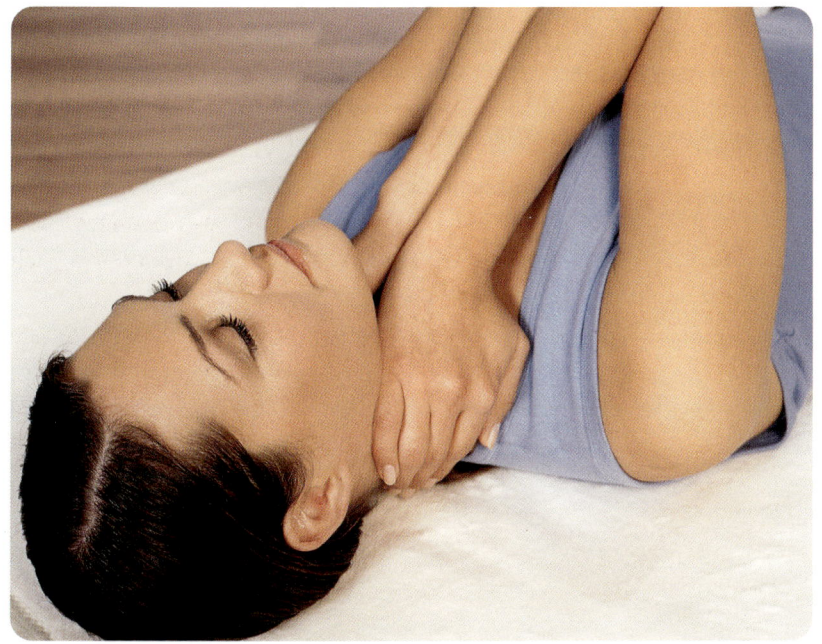

Stellen Sie sich bei der Energiemassage vor, wie die Lebensenergie während Sie ausatmen in Form hellblauer Strahlen in Ihr Halschakra strömt.

So aktivieren Sie Ihr Halschakra im Alltag

- Beschäftigen Sie sich mit dem Thema Kommunikation. Versuchen Sie, Gedanken und Gefühle in Worte zu fassen, nehmen Sie an Stimm- oder Rhetorikkursen teil. Lernen Sie eine Sprache.
- Führen Sie Tagebuch. Schreiben Sie auf, was Sie erleben.
- Schauen Sie sich in der Natur nach blauen Farben um. Lassen Sie den hellblauen Himmel auf sich wirken, oder verbringen Sie möglichst immer wieder Zeit am Meer oder an einem See.
- Bringen Sie hellblaue Farben in Ihr Leben. Kaufen Sie sich hellblaue Kleidungsstücke oder Halstücher. Tragen Sie blauen Schmuck, und verwenden Sie hellblaue Hand- und Badetücher. Stellen Sie eine Vase mit blauen Blumen auf.
- Entwickeln Sie Ihre Stimme durch Vokalvibration und Mantras. Nehmen Sie Gesangsstunden, lernen Sie ein Instrument, oder gehen Sie in einen Chor und drücken Sie sich durch Musik aus.
- Haben Sie den Mut, Ihre Meinung zu sagen. Bleiben Sie dabei stets freundlich,und versuchen Sie, bei der Wahrheit zu bleiben.
- Führen Sie Übungen, die das Halschakra stärken, vor allem in der Phase des abnehmenden Mondes durch.

Energie tanken: Legen Sie sich doch einfach mal auf eine Wiese und genießen Sie den blauen Himmel.

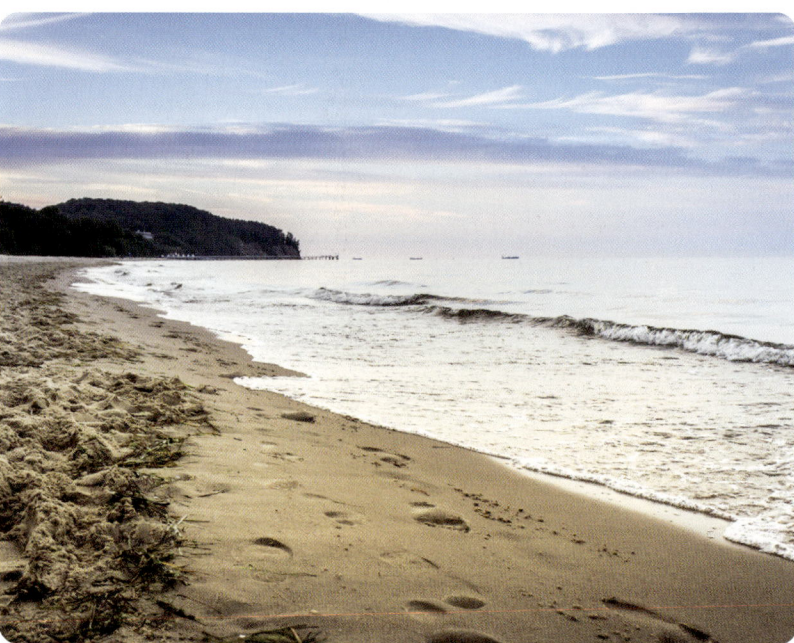

Ein Aufenthalt am Meer kann die Energien in Ihrem Halschakra aktivieren und stärken.

Das Stirnchakra-Programm

Über das Stirnchakra haben Sie Zugang zu tief gehenden Erkenntnissen und Einsichten. Wenn Ihr Stirnchakra gut entwickelt ist, werden die lichten Kräfte Ihr Dasein immer stärker beeinflussen. Sie können mit Hilfe Ihres Stirnchakras Kontakt zu Ihrer Intuition aufnehmen und die Kraft Ihrer Phantasie nutzen, um Ihre Ziele ohne Anstrengung zu erreichen. Solange das sechste Chakra blockiert oder geschwächt ist, wird es kaum möglich sein, Weisheit und inneren Frieden zu erlangen.

Im Folgenden finden Sie einige Methoden aufgeführt, mit denen Sie Ihr Stirnchakra harmonisieren können und eventuell vorhandene Blockaden behutsam auflösen können. Jeder Mensch sollte sich um die Entwicklung seines Dritten Auges kümmern.

Manchmal wird es allerdings höchste Zeit, das innere Gleichgewicht durch die Harmonisierung des Stirnchakras wiederherzustellen. Dies sollten Sie vor allem dann in Erwägung ziehen, wenn bei Ihnen eines oder mehrere der folgenden Probleme auftauchen.

Wenden Sie das Stirnchakra-Programm an, wenn Sie auf der Suche nach Erkenntnis sind oder wenn Sie Konzentrationsschwierigkeiten haben.

Check: Wann sollten Sie Ihr Stirnchakra harmonisieren?

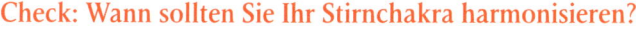

- … wenn Sie oft das Gefühl haben, dass das Leben sinnlos und grau ist,
- … wenn Sie regelmäßig unter Ängsten oder Stimmungstiefs leiden,
- … wenn es Ihnen schwer fällt, Ihre Phantasie spielen zu lassen und
- … wenn Sie die Stimme Ihrer Intuition nicht oder nur sehr leise vernehmen,
- … wenn Sie Ihren Weg nicht finden und Ihnen die Orientierung fehlt, da Sie Ihre Bestimmung im Leben und Ihre Aufgabe nicht erkennen können,
- … wenn Sie sich nur mit viel Mühe konzentrieren können und Ihre Gedanken immer wieder abschweifen,
- … wenn Sie anfällig für Kopfschmerzen oder Schnupfen sind,
- … wenn Sie Augenprobleme haben oder an Sehstörungen leiden,
- … wenn Sie mehr Licht in Ihr Leben bringen wollen,
- … wenn Sie höhere Erkenntnisse anstreben.

Sanfte Heilanwendungen für das Stirnchakra

Auf den folgenden Seiten sind die wichtigsten Heilanwendungen für die Harmonisierung des Stirnchakras zusammengefasst. Sie können daraus jederzeit das ein oder andere Rezept auswählen, um dieses Chakra zwischendurch anzuregen. Die Verfahren ergänzen sich allerdings gegenseitig auf ideale Weise; daher ist es besonders wirkungsvoll, sie miteinander zu kombinieren. Um das Stirnchakra gezielt und besonders wirkungsvoll zu stärken, sollten Sie sich sieben Tage Zeit nehmen. Wenden Sie in dieser Woche möglichst alle der angebotenen Verfahren an.

Wenn Sie das Stirnchakra mit Öl massieren, schließen Sie besser Ihre Augen, um Augenreizungen zu vermeiden.

Aromatherapie

Einige ätherische Öle sind besonders hilfreich, um die Energien des Stirnchakras auszugleichen. Dazu gehören insbesondere *Cajeput, Lemongrass* und *Veilchen*. Lassen Sie sich beim Einkauf des richtigen Öls von Ihrer Nase leiten, und entscheiden Sie ganz spontan und aus dem Bauch heraus, welches der Öle Sie am meisten anspricht.

- Träufeln Sie immer wieder einige Tropfen Ihrer Lieblingsessenz in die Duftlampe, die Sie in Ihrer Wohnung oder vielleicht sogar an Ihrem Arbeitsplatz aufstellen können. Sie können, wenn Sie unterwegs sind, auch einige Tropfen in ein Taschentuch träufeln und einfach regelmäßig daran schnuppern.
- Für Bäder, die die Aktivität des Stirnchakras ausgleichen, ist Veilchenöl besonders geeignet. Aromatisieren Sie ein Vollbad, indem Sie 8 Tropfen ätherisches Veilchenöl mit 100 ml Sahne vermischen und das Ganze kurz vor dem Baden ins warme Wasser geben. Es genügt vollkommen, zwei- bis höchstens dreimal in der Woche ein Veilchenbad zu nehmen.
- Sie können eine Chakra-Duftmassage durchführen, indem Sie etwas Öl in der Mitte der Stirn in die Haut einmassieren. Hinweis: Da dieser Bereich relativ nahe an den Augen liegt, sollten Sie Lemongrass vermeiden und mit der Dosierung sehr vorsichtig sein.
- Geben Sie 1 Tropfen ätherisches Cajeput- oder 1 Tropfen Veilchenöl auf 1 TL Jojoba- oder Mandelöl. Tauchen Sie Ihre Zeige- und Mittelfingerkuppen in das Öl, und massieren Sie die Mitte der Stirn. Führen Sie kreisförmige Bewegungen durch, bis das Öl in die Haut eingezogen ist. Hinweis: Schließen Sie während der Massage des Stirnchakras unbedingt die Augen, um Augenreizungen durch die Öle zu vermeiden.

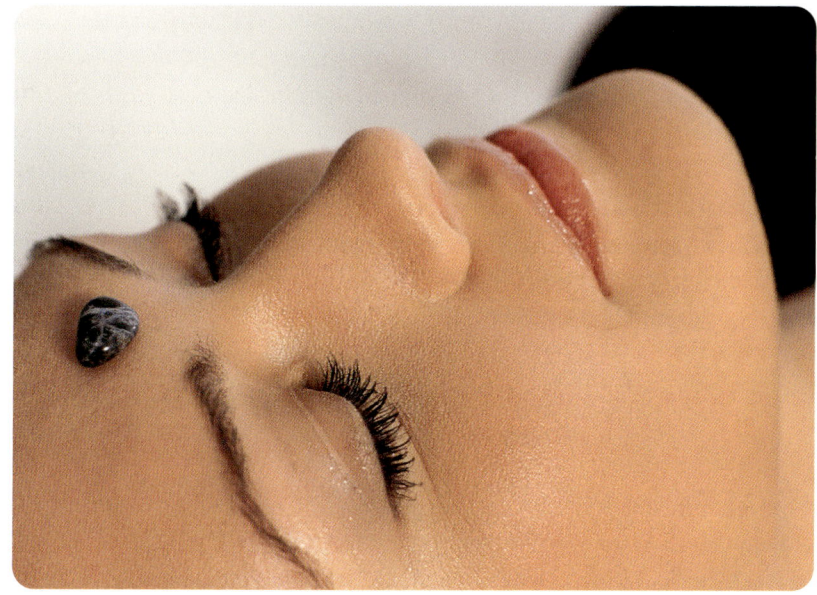

Edelstein-Therapie

Geeignet sind der *blaue Saphir*, der *Opal* und der *blaue Turmalin*. Lassen Sie sich beim Kauf von Ihrer Intuition leiten, und wählen Sie möglichst Steine, die dunkelblau sind und/oder violette Töne enthalten.

- Tragen Sie den Stein Ihrer Wahl an einer Goldkette, oder benutzen Sie ihn als Handschmeichler, wobei Sie ihn möglichst mehrmals täglich für längere Zeit in die Hand nehmen sollten.
- Vor allem Saphire eignen sich gut zur direkten Chakra-Therapie: Legen Sie sich entspannt auf den Rücken. Setzen Sie den Saphir in die Mitte Ihrer Stirn. Schließen Sie die Augen, und nehmen Sie Kontakt zu Ihrem Stirnchakra auf. Versuchen Sie zu erspüren, wie der Saphir sich auf das Energiefeld Ihres Dritten Auges auswirkt.

Pflanzenheilkunde

Johanniskraut, Fichte und *Augentrost* eignen sich besonders gut, um das Stirnchakra von innen her anzuregen und den Energiefluss in diesem Bereich zu unterstützen. Johanniskraut bringt Licht in die Seele und ist vor allem in der dunklen Jahreszeit ein gutes Mittel, um Stimmungstiefs zu vertreiben. Fragen Sie in Ihrer Apotheke nach einem geeigneten Präparat, da Johanniskraut nur in hoher Dosierung wirksam ist.

Rotwein mit Fichtennadeln regt über den Organismus den Energiefluss in Ihrem Stirnchakra an.

Um den Augen etwas Gutes zu tun und zugleich die Funktion des Stirnchakras auf eine sanfte Weise zu harmonisieren, eignen sich besonders Umschläge, die mit einem Tee aus Augentrost getränkt sind.

- Überbrühen Sie 1 EL Augentrost mit kochendem Wasser, 10 Minuten ziehen lassen und abseihen und etwas abkühlen lassen. Tauchen Sie ein Tuch ein, und legen Sie es auf Ihre Augenlider.
- Aus Fichte lässt sich ein Elixier herstellen, das die Energie im Stirnchakra stimuliert. 3 EL getrocknete Fichtennadeln in 1 Liter Rotwein geben. Kochen Sie den Wein auf, nehmen Sie ihn vom Herd, lassen Sie ihn abkühlen und füllen Sie ihn in eine Flasche; 1 Woche ziehen lassen, abfiltern. Dreimal täglich 1 EL vor dem Essen einnehmen.

Bachblüten-Therapie

Um das Stirnchakra mit Bachblüten zu aktivieren, wählen Sie am besten eine Zweierkombination aus den Mitteln *Crab Apple* (Holzapfel), *Vine* (Weinrebe) und *Walnut* (Walnuss).

- Nehmen Sie die Essenzen dreimal täglich vor den Mahlzeiten ein. Träufeln Sie je 3 Tropfen (also 6 Tropfen) auf die Zunge. Lassen Sie die Essenzen etwas im Mund, bevor Sie sie schlucken.

Vokalvibration

Führen Sie zweimal täglich eine Vokalvibration durch. Setzen Sie sich entspannt hin, und schließen Sie die Augen. Das »I« regt das Stirnchakra an. Damit die Übung wirkt, führen Sie sie mindestens drei Minuten durch. Atmen Sie durch die Nase ein, und lassen Sie beim Ausatmen ein lang gezogenes »I« ertönen. Konzentrieren Sie sich auf Ihr Stirnchakra.

Die Vokalvibration sollten Sie am Tag zweimal, jeweils mindestens drei Minuten lang, durchführen.

Affirmationen

Wählen Sie eine der folgenden Affirmationen aus, und wiederholen Sie diese kurz nach dem Aufwachen und vor dem Einschlafen. Sprechen Sie die Sätze innerlich aus, oder flüstern Sie sie leise. Sprechen Sie die Worte langsam, und wiederholen Sie jeden Satz mindestens zehnmal.

- **Ich nehme Kontakt zu meinem inneren Licht auf.**
- **Ich lasse meiner Phantasie freien Lauf.**
- **Ich höre auf meine innere Stimme.**
- **Ich schaue nach innen und erkenne, was wesentlich ist.**

Chakra-Energiemassage

Sie sollten sich einmal täglich eine kurze Chakra-Energiemassage gönnen, um Ihr Stirnchakra auf sanfte Weise anzuregen und zu harmonisieren. Gehen Sie dabei folgendermaßen vor:

- Legen Sie sich entspannt auf den Rücken, und schließen Sie sanft die Augen. Um die Energie in Ihren Handchakras anzuregen, reiben Sie beide Handflächen zunächst einige Male kreisförmig aneinander.
- Legen Sie Ihre linke Handfläche nun sanft auf Ihre Stirn – die Mitte der Handfläche sollte in der Mitte der Stirn liegen. Die rechte Hand legen Sie einfach auf den linken Handrücken. Die Handstellung sollte nicht verkrampft sein. Sie fällt Ihnen am leichtesten, wenn sie der natürlichen Linie der Ellbogen folgt; die Hände liegen dabei diagonal übereinander.
- Lassen Sie die Hände ganz entspannt auf Ihrer Stirn ruhen. Machen Sie sich innerlich ein Bild davon, wie Sie mit jedem Einatmen heilende Lebensenergie in sich aufnehmen und diese Energie mit dem Ausatmen in Ihre Stirn strömen lassen.
- Stellen Sie sich dabei vor, dass die Lebensenergie in Form dunkelblauer Strahlen aus Ihren Händen in die Stirn fließt und sich dort als dunkelblauer Energiewirbel oder Energieball manifestiert.

Lassen Sie sich nach der Energiemassage für Ihr Stirnchakra genügend Zeit, um der Wirkung nachzuspüren.

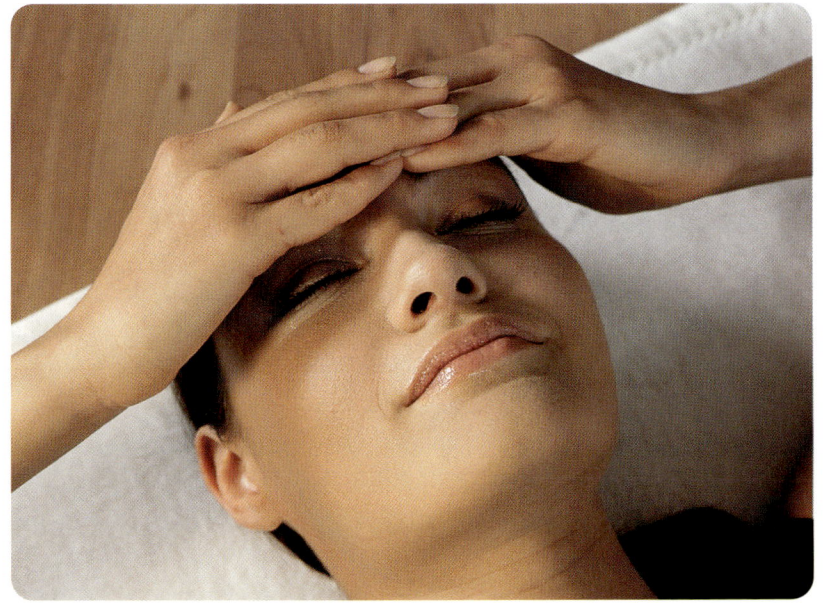

Ihre Hände sollten ganz entspannt und sanft auf Ihrer Stirn ruhen.

- Wiederholen Sie diese Imaginationsübung für die Dauer von sieben Atemzügen, wobei Sie die Atmung nach und nach etwas vertiefen.
- Nehmen Sie Ihre Hände anschließend langsam wieder auf den Boden. Öffnen Sie jetzt nicht sofort wieder die Augen, sondern spüren Sie erst noch einmal der Aktivierung Ihres Stirnchakras nach.
- Halten Sie die Augen geschlossen.
- Fühlen Sie ganz bewusst in sich hinein, und versuchen Sie zu erspüren, ob Sie Wärme oder Licht in Ihrem Stirnbereich erleben oder ob sich Kopf, Stirn und Augen jetzt angenehmer und entspannter anfühlen als zu Beginn der Chakra-Energiemassage. Erst dann öffnen Sie Ihre Augen langsam.

So aktivieren Sie Ihr Stirnchakra im Alltag

- Lesen Sie die philosophischen und heiligen Schriften aus dem östlichen und dem westlichen Kulturkreis.
- Beschäftigen Sie sich mit den Gedanken Buddhas, Laotses, Senecas, Schopenhauers, Goethes und anderer großer Denker und Philosophen.
- Führen Sie ein Traumtagebuch. Schreiben Sie kurz nach dem Aufwachen alles auf, was Sie geträumt haben.
  Überlegen Sie, was Ihre Träume bedeuten könnten. Je mehr Sie sich mit Ihren Träumen beschäftigen, desto intensiver und klarer werden sie.
- Meditieren Sie doch einmal nachts unter dem Sternenhimmel. Lassen Sie sich dabei ganz auf die Stille und die Kraft der Nacht ein.
- Verleihen Sie Ihrer Phantasie Flügel. Lesen Sie Märchen und phantastische Romane, stellen Sie sich verrückte Dinge bildlich vor, oder versuchen Sie einfach mal, selbst Kurzgeschichten zu schreiben. Denn alles, was Ihre Phantasie fördert, das regt auch das Stirnchakra an.
- Kaufen Sie sich einige dunkelblaue Kleidungsstücke. Verwenden Sie zu Hause viele dunkelblaue Farben in Form von Tüchern, Tischdecken, Geschirr oder Handtüchern.
- Führen Sie die hier aufgeführten Übungen, die der Entwicklung Ihres Stirnchakras dienen, vorzugsweise in der Phase des abnehmenden Mondes durch.

Fördern Sie Ihre Phantasie, und regen Sie damit den Energiefluss in Ihrem Stirnchakra an.

Das Kronenchakra-Programm

Das Kronenchakra ist das Bewusstseinszentrum der Spiritualität und der Religiosität des Menschen. Es ist das subtilste aller sieben Chakras, und seine Verbindung zum leiblichen Körper ist nicht so stark wie die der anderen Chakras.

Das Kronenchakra, auch als Scheitelchakra oder siebtes Chakra bezeichnet, lässt sich vorwiegend durch Chakra-Yoga und durch Meditation weiterentwickeln und weniger durch Naturheilmittel. Dennoch gibt es einige Möglichkeiten, das Kronenchakra über subtile Heilanwendungen zu harmonisieren.

Das Kronenchakra entwickelt sich bei Ihnen auf ganz natürliche Weise, wenn Sie sich um Ihre anderen Chakras intensiv kümmern und diese harmonisch ausgleichen.

Sie sollten bei den Übungen für das Kronenchakra allerdings besonders vorsichtig und sanft mit sich umgehen. Wenn Sie dabei behutsam und bewusst vorgehen, ist die Arbeit am Kronenchakra völlig ungefährlich. Es gibt einige Lehrer, die eine direkte Arbeit mit diesem siebten Chakra nicht empfehlen. In einigen Fällen ist es jedoch durchaus sinnvoll, das Kronenchakra gezielt zu harmonisieren.

Sie sollten sich der Entwicklung dieses Chakras intensiv zuwenden, wenn einer oder mehrere der im Folgenden aufgeführten Punkte auf Sie zutreffen.

Beim Harmonieprogramm für Ihr subtilstes Chakra, das Kronenchakra, sollten Sie besonders achtsam vorgehen.

Check: Wann sollten Sie Ihr Kronenchakra harmonisieren?

- ... wenn Sie zu Depressionen neigen und
- ... wenn es Ihnen zunehmend an Lebensfreude mangelt,
- ... wenn Sie sich sehr erschöpft und kraftlos fühlen, obwohl Sie genügend schlafen,
- ... wenn Sie an chronischen Erkrankungen leiden oder
- ... wenn Sie an lebensbedrohlichen Erkrankungen leiden,
- ... wenn Ihre Immunabwehrkräfte stark geschwächt sind,
- ... wenn Sie keinen Zugang zu höheren Welten finden und
- ... wenn Sie glauben, dass es kein Leben nach dem Tod gibt,
- ... wenn Sie das Geheimnis und die Kraft der Stille ergründen wollen.

Sanfte Heilanwendungen für das Kronenchakra

Die folgenden Anwendungen unterstützen die Harmonisierung Ihres Kronenchakras. Falls Sie konkrete Probleme haben, die mit Blockaden des Kronenchakras zusammenhängen, sollten Sie möglichst viele dieser Anwendungen miteinander kombinieren, um so die Wirkung zu verbessern. Die besten Erfolge lassen sich durch eine Sieben-Tage-Kur für das Kronenchakra erzielen, in der Sie möglichst alle der im Folgenden vorgestellten Heilverfahren durchführen.

Aromatherapie

Durch ätherisches *Weihrauchöl* und *Rosenholzöl* lassen sich die Spiritualität und damit besonders das Kronenchakra gut unterstützen.

Wenn Sie auch unterwegs auf Ihre Aromatherapie nicht verzichten möchten, geben Sie ein paar Tropfen Weihrauchöl auf ein Taschentuch.

- Träufeln Sie einige Tropfen eines dieser Öle in die Duftlampe, und genießen Sie das Aroma. Falls Sie unterwegs sind, können Sie auch einige Tropfen Weihrauch- oder Rosenholzessenz in ein Taschentuch träufeln und ab und zu daran schnuppern.
- Gönnen Sie sich ab und zu ein angenehmes, entspannendes Bad: Ein heißes Bad, das mit Rosenholzöl aromatisiert wird, regt das Kronenchakra indirekt an. Mischen Sie 7 Tropfen Rosenholzöl und 100 ml Sahne, und geben Sie das Öl-Sahne-Gemisch kurz vor dem Baden in die Wanne.

Edelstein-Therapie

Die Heilenergie von *Diamanten, Bergkristallen* und *Amethysten* wirkt sich positiv auf das Kraftfeld des Kronenchakras aus.

- Bergkristalle und Amethyste sind vor allem als Handschmeichler zu empfehlen, da ihre Energie von den Handchakras besonders gut aufgenommen wird.
- Für die direkte Chakra-Therapie sollten Sie einen kleinen Diamanten benützen: Sitzen Sie möglichst aufrecht, und legen Sie den Heilstein auf den Scheitel – den höchsten Punkt Ihres Kopfes (Abbildung auf Seite 169 unten). (Eventuell müssen Sie ihn mit der Hand festhalten, da die Übung nicht ganz einfach ist, aber wahrscheinlich gelingt es Ihnen auch, ihn für kurze Zeit auf dem Kopf zu balancieren.)
- Konzentrieren Sie sich auf Ihr Kronenchakra, und beobachten Sie dabei, ob Sie die Wirkung des Diamanten auf dieses Chakra spüren.

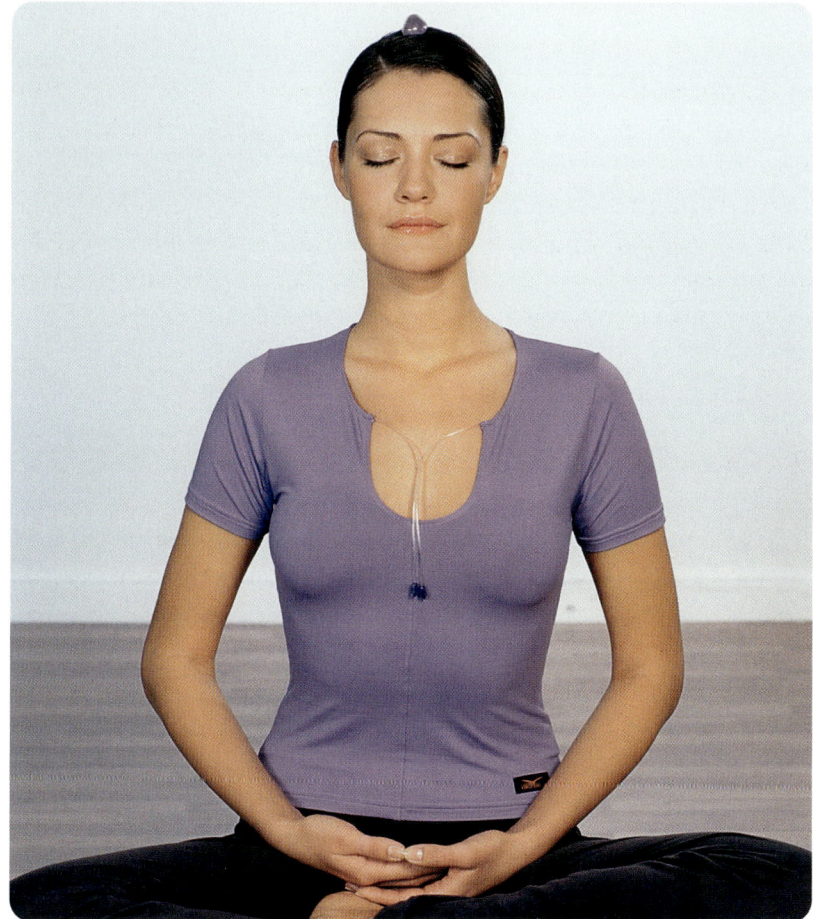

Legen Sie den Heilstein bei der direkten Therapie auf den Scheitel und spüren Sie der Kraft des Steins nach.

Bachblüten-Therapie

Mit Bachblütenessenzen lassen sich gezielt seelische Bereiche stärken, die im Einflussbereich des Kronenchakras liegen. Geeignet ist hierfür eine Kombination der beiden Bachblütenessenzen *Wild Rose* (Heckenrose) und *White Chestnut* (Rosskastanie).

Einen Diamanten direkt auf das Kronenchakra aufzulegen, ist eine besonders kraftvolle Methode.

● Nehmen Sie die Kombination der beiden Bachblütenessenzen dreimal täglich vor den Hauptmahlzeiten ein.
Träufeln Sie dazu jeweils 3 Tropfen der beiden Bachblütenessenzen (also insgesamt 6 Tropfen) auf die Zunge, und lassen Sie die Essenz einige Zeit im Mund wirken. Speicheln Sie sie gut ein, bevor Sie sie schließlich hinunterschlucken.

Bei der Energiemassage für Ihr Kronenchakra legen Sie zunächst die linke, dann die rechte Handfläche über Ihren Scheitel.

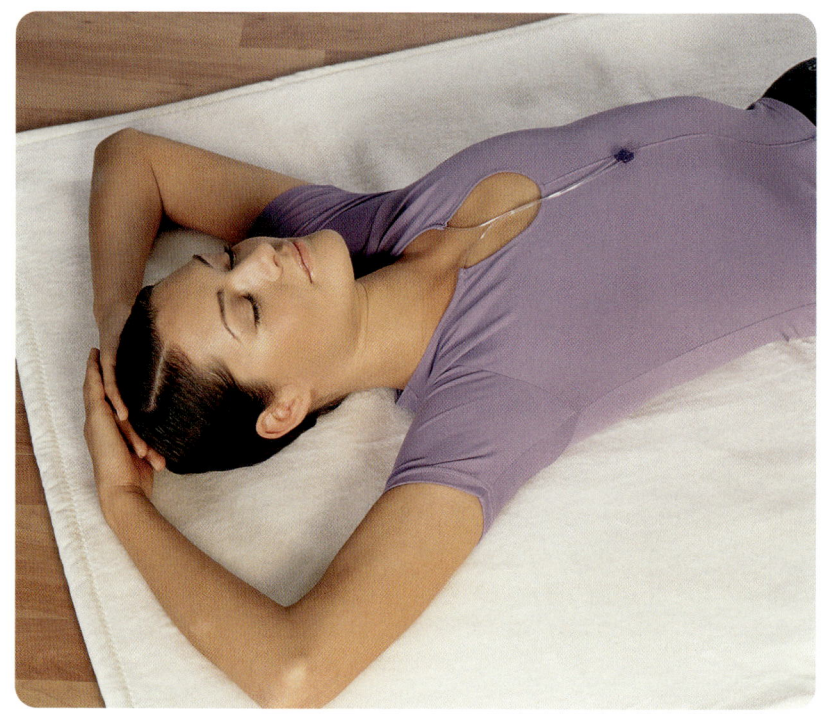

Wie ein kristallklares oder hellviolettes Licht fließt die Lebensenergie bei der Chakra-Energiemassage in Ihren Kopf.

Affirmationen

Wählen Sie eine der folgenden Affirmationen, und wiederholen Sie diese nach dem Aufwachen und kurz vor dem Einschlafen. Sprechen Sie die Sätze innerlich, oder flüstern Sie sie. Sprechen Sie die Worte langsam aus, und wiederholen Sie jeden Satz mindestens zehnmal.

- **Ich bin vollkommen bewusst –
  im Körper, in den Gedanken und in meinen Gefühlen.**
- **Das Wesen meines Geistes ist Licht und Frieden.**
- **Ich öffne mich für die unendliche Macht Gottes.**

Chakra-Energiemassage

Auch das siebte Chakra lässt sich durch eine entsprechende Chakra-Energiemassage auf sanfte Weise anregen und harmonisieren.

- Legen Sie sich entspannt auf den Rücken, und schließen Sie die Augen. Um die Energie in den Handchakras anzuregen, reiben Sie die Handflächen einige Male sanft aneinander.

- Legen Sie Ihre linke Handfläche dann auf den Scheitel, den höchsten Punkt des Kopfes. Die rechte Hand legen Sie auf die linke. Atmen Sie ein paar Mal entspannt ein und aus.
- Vertiefen Sie die Atmung dann etwas, und beginnen Sie mit der Imagination: Dazu stellen Sie sich vor, dass Sie mit jedem Einatmen kosmische Energie aufnehmen und diese Energie mit jedem Ausatmen in Ihr Scheitelchakra senden.
- Wiederholen Sie dies sieben Atemzüge lang, und stellen Sie sich die Lebensenergie dabei als hellviolettes oder kristallklares Licht vor, das aus Ihren Handflächen in Ihren Kopf strömt.
- Legen Sie die Hände dann wieder auf dem Boden ab, und spüren Sie der Harmonisierung des Scheitelchakras bewusst nach.
- Nehmen Sie sich die Zeit, und versuchen Sie, ganz bewusst in sich hineinzufühlen, ob sich irgendetwas während der Energiemassage verändert hat, etwa ob Sie eine Veränderung in Ihrem Geist wahrnehmen können, ob Ihr Kopf jetzt vielleicht freier und vielleicht Ihre Gedanken lichter und unbeschwerter sind.

Sie können Ihr Kronenchakra besonders gut harmonisieren, wenn Sie in stiller Umgebung meditieren.

So aktivieren Sie Ihr Kronenchakra im Alltag

- **Öffnen Sie sich für die Kraft der Stille.** Entspannen Sie sich, setzen Sie sich in die Stille, meditieren Sie, und lassen Sie Ihre Gedanken und Gefühle zur Ruhe kommen. Viele Meditationsformen verbinden Sie mit der heilenden Kraft der Stille.
- **Unternehmen Sie Bergwanderungen.** Gehen Sie möglichst oft in die Berge, und genießen Sie besonders den Blick ins Tal. Öffnen Sie sich für die Energie der Berge und Gipfel.
- **Tragen Sie weiße und hellviolette Stoffe.** Benützen Sie diese Farben auch in Ihrer Wohnung – etwa bei Tischtüchern, Teppichen, Geschirr usw.
- **Stellen Sie öfter einmal eine Vase mit weißen Rosen, Margeriten, weißen Lilien, Glockenblumen, Veilchen oder anderen weißen und violetten Blumen in Ihr Zimmer.**
- **Führen Sie Auraübungen durch (Seite 187 ff.),** um Ihr Schutzfeld und somit auch das Kronenchakra zu stärken.
- **Steigern Sie die Wirkung der hier vorgestellten Techniken,** die das Kronenchakra anregen, indem Sie diese vor allem in der Neumondphase anwenden.

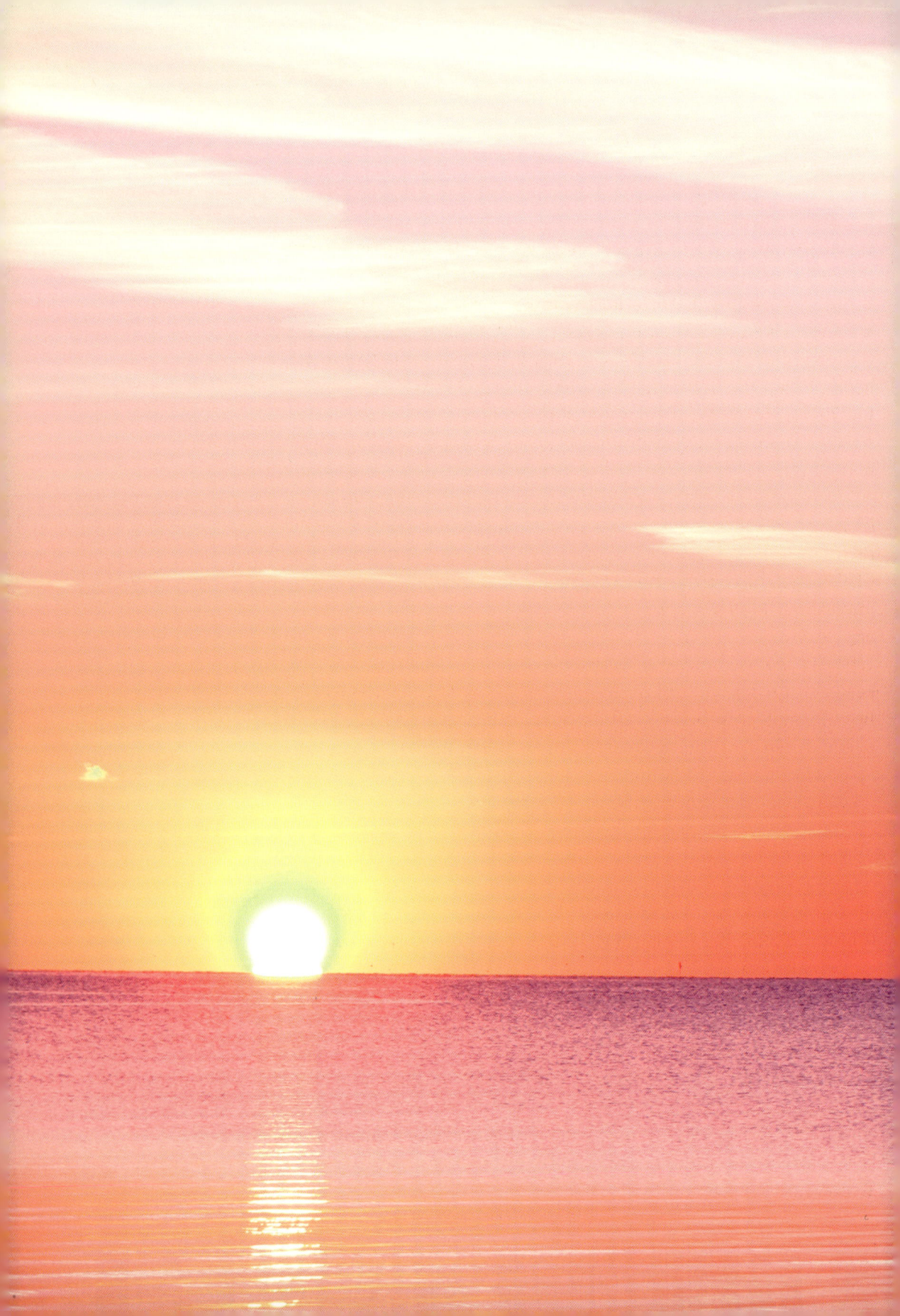

Von Aura bis Prana

Um Ihre Chakras zu aktivieren, müssen Sie kein Esoterikexperte sein. Alle in diesem Buch beschriebenen Methoden sind sanft und ungefährlich, Sie können jederzeit mit ihnen beginnen. Da die Chakra-Arbeit trotzdem sehr wirkungsvoll ist, werden Sie die positiven Veränderungen bald an Körper, Geist und Seele spüren. Sie können daher völlig intuitiv an Ihre Chakras herangehen und sich ausschließlich mit der Praxis befassen.

Ein Blick auf die theoretischen Hintergründe hilft Ihnen jedoch, das Verständnis für die Vorgänge auf der Ebene der Chakras zu vertiefen. In diesem Kapitel lernen Sie die Grundlagen der Chakra-Lehre kennen und erfahren etwas über Phänomene wie die menschliche Aura, den Astralkörper oder die feinstofflichen Energie-Leitbahnen. Einige zentrale esoterische Begriffe sollen im Folgenden erläutert werden, sofern diese für die Chakra-Praxis von Bedeutung sind.

Der Astralkörper ist der feinstoffliche Körper des Menschen – gewissermaßen unser unsichtbarer Körper.

Theorien und Definitionen, die Sie auf den folgenden Seiten finden, dienen als Orientierungshilfe. Sie erleichtern Ihnen, Ihre Erfahrungen besser verstehen und einordnen zu können. Sie können sie wie einen Kompass benutzen, der Ihnen die Richtung zeigt, Sie sollten sich aber nicht an den Begriffen festhalten. Begriffe werden sehr unterschiedlich gebraucht, und es geht letztlich nur um Ihre persönlichen Erfahrungen.

Feinstoffliche Grundlagen

Eine der wichtigsten Grundannahmen der Chakra-Lehre lautet, dass Wirklichkeit nicht nur das ist, was wir mit unseren äußeren Sinnen wahrnehmen können, sondern dass es mehr gibt als die äußere Welt. Träume werfen Fragen auf: »Wo war ich eigentlich letzte Nacht?«, »Lag ich im Bett, oder lief ich durch die Landschaft, die mir so lebhaft im Traum erschien?«, »Welcher Teil von meinem Ich lag reglos im Schlafzimmer und welcher sprach, sah, lachte und bewegte sich im Traum und hielt diesen Traum für die Wirklichkeit?« Die Wirklichkeit unseres alltäglichen Bewusstseins ist eine andere als die, die wir in unseren Träumen erleben. Weitere Wirklichkeitsebenen drücken sich in Visionen, Vorahnungen, Meditations- und Trancezuständen aus.

Der Astralkörper

Obwohl es viele verschiedene Wirklichkeitsebenen gibt, unterscheidet die Chakra-Lehre grundsätzlich zwischen zwei Realitäten – der äußerlich sichtbaren Welt und der (normalerweise) unsichtbaren Welt. So wie es eine sichtbare und eine unsichtbare Welt gibt, gibt es auch einen sichtbaren und einen unsichtbaren Körper. Zwischen dem grobstofflichen und dem feinstofflichen Körper zu unterscheiden ist für die Praxis wichtig.

Alle in diesem Buch beschriebenen Techniken sind spirituelle Methoden: Sie dienen dazu, den feinstofflichen Leib zu harmonisieren. Der Ansatz unterscheidet sich grundlegend beispielsweise von Fitnessübungen, die lediglich den äußeren Körper trainieren.

Machen Sie sich bewusst, dass die Chakra-Arbeit kein Körpertraining ist. Es geht bei allen spirituellen Übungen der Chakra-Arbeit darum, Energien zu wecken und zu lenken. Dass dies auch den physischen Körper harmonisiert, ist ein Nebeneffekt, steht aber nicht im Vordergrund.

In der Chakra-Lehre wird der feinstoffliche Körper als Astralkörper bezeichnet. In den verschiedenen esoterischen Schulen gibt es für den Feinstoffleib noch andere Namen, etwa ätherischer Körper, Lichtleib oder Geistkörper. Auch unterscheiden einige Systeme zwischen verschiedenen Feinstoffkörpern, wie beispielsweise dem Emotional- oder Mentalkörper. In der Chakra-Lehre dient die Bezeichnung »Astralkörper« als Oberbegriff für alle feinstofflichen Phänomene, sofern diese noch einen Bezug zum leiblichen Körper haben.

> Die transzendentale Wirklichkeit können wir nur mit unseren inneren Sinnen wahrnehmen.

Die beseelende Kraft

Der Astralkörper ist nicht nur der ätherische Gegenpol zum physischen Körper; er ist auch die beseelende Kraft, die dem Körper Bewusstsein verleiht. Als reiner Lichtkörper vermag er Materie zu durchdringen und ist unabhängig von Zeit und Raum.

Die Nadis sind die feinsten Energiebahnen (siehe Seite 201 ff.), die Chakras die großen Energiezentren im Astralkörper (siehe Seite 174 ff.). Alle feinstofflichen Kräfte wirken sich direkt auf den Astralkörper und erst indirekt auf den leiblichen Körper aus. In der Tabelle auf der folgenden Seite werden die Grenzen und Unterschiede zwischen unserem physischen und unserem Astralkörper deutlicher.

Physischer Körper	Astralkörper
Grobstofflicher Leib	Feinstofflicher Leib
Besteht aus den fünf äußeren Elementen: Wasser, Luft, Erde, Feuer und Raum (Äther)	Lichtkörper, der die sieben Chakras in sich vereinigt und als Aura mit mehreren Schichten sichtbar werden kann
Träger der Organe, der Knochen, des Blutes, der Lymphe, des Muskelgewebes, der Zellen usw.	Träger der Gefühle, Gedanken, Ideen, Neigungen usw.
Ermöglicht die Bewahrung des Ich-Gefühls im Alltag	Ermöglicht die Bewahrung des Ich-Gefühls in Traum-, Trance- und Meditationszuständen
Der irdischen Sphäre zugeordnet	Der himmlischen Sphäre zugeordnet

Spirituelle Erfahrungen mit dem Astralkörper

Das Gefühl, dass das Ende des physischen Leibes nicht das Ende des inneren Menschen bedeutet, ist Grundlage aller Religionen. Wer mit Meditations- und Chakra-Techniken arbeitet, kann erfahren, dass er jenseits seines irdischen Körpers in irgendeiner Weise weiterexistiert. Diese transzendentale Seinserfahrung wird in der Chakra-Lehre auf die Aktivität des Astralkörpers zurückgeführt. Aus Sicht der Chakra-Lehre ist der Astralleib nur dadurch an die Erde und die irdische Sphäre gebunden, weil er als lichter Begleiter des grobstofflichen Körpers mit diesem verbunden ist. Die Verbindung zwischen dem irdischen und himmlischen Leib wird oft als Silberschnur beschrieben: Der silbrige Faden gleicht einer ätherischen Nabelschnur, über die der Astralkörper den physischen Körper mit Energie versorgt. Im Schlaf lockert sich die Verbindung, wir können in Träume eintauchen oder unser Bewusstsein im Tiefschlaf zur Ruhe kommen lassen. Zum Zeitpunkt des Todes reißt der Silberfaden, und der Astralkörper löst sich vom irdischen Leib. Alle Energien des Menschen kehren nach dem leiblichen Tod in den Astralkörper zurück, so dass er nach dem Sterbeprozess in seinen wesentlichen Elementen erhalten bleibt. Viele unerklärliche Phänomene wie außersinnliche Wahrnehmung, Gedankenübertragung und paranormale Fähigkeiten werden in der Chakra-Lehre auf die Akti-

Der Astralkörper ist längst nicht so eng an die irdische Sphäre gebunden wie unser physischer Leib.

vität des Astralkörpers zurückgeführt. Nahtod-Erfahrungen dienen als Bestätigung für seine Existenz. Menschen, die nach einem Unfall oder einer Operation für klinisch tot erklärt wurden, kommen wieder zu Bewusstsein und berichten ähnliche Dinge: Sie hätten sich (oft meterweit) über ihrem leiblichen Körper befunden und sich von oben gesehen. Oft können sie Handgriffe der Operation detailliert beschreiben und alles, was zwischen Klinikpersonal und Verwandten am vermeintlichen Totenbett gesagt wurde. Oft berichten sie von Lichterfahrungen.

Der Astralkörper und die Chakras

Der Astralkörper ist die Ebene, in der die spirituelle Entwicklung eines Menschen gespeichert wird. Er ist der Leib der Seele. Nach dem Tod bleibt er in seinem Wesen erhalten, während der grobstoffliche Körper vergänglich ist und abgelegt wird. Vereinfacht kann man die Chakras als Organe des Astralkörpers bezeichnen. Aus Sicht der Chakra-Lehre finden im Astralkörper die feinstofflichen Prozesse statt: Die Chakras blühen auf, die Lebensenergie strömt durch die Nadis, die feinen Energiebahnen.

Die Aktivität unserer Chakras prägt unsere Begabungen, Neigungen und alle persönlichen Eigenheiten. Gemäß der Chakra-Lehre werden sie in einem nächsten Leben, ebenso wie unser seelischer Entwicklungszustand, wieder eine wichtige Rolle spielen. Durch Chakra-Heilübungen können wir gestaltend in unseren Astralkörper eingreifen und durch die Arbeit mit den feinsten Energien des Astralkörpers Fehlhaltungen wie Gier, Neid, Hass, Ängste oder Süchte loslassen, innere Freiheit erreichen und eine liebevolle, bewusste und gelassene Haltung einnehmen, die das nächste Leben bereichern kann. Im Buddhismus und Hinduismus verwendet man in diesem Zusammenhang den Begriff »Karma«. Karma ist das Gesetz von Ursache und Wirkung: Alles, was wir tun, hat Wirkungen. Wenn Sie sich in Ihrem jetzigen Leben unfair verhalten und andere Menschen hinters Licht führen, werden Sie womöglich in Ihrem nächsten Leben von anderen Menschen betrogen werden – das ist Karma. Für ein gutes Karma zu sorgen ist der wichtigste Schritt für die spirituelle Weiterentwicklung. Gute Taten sind eine Möglichkeit, sein Karma günstig zu beeinflussen. Stark entwickelte Chakras, die die Energie ungehindert durch Ihren Astralkörper fließen lassen, werden positive Auswirkungen auf Ihre Persönlichkeit, Ihre Ausstrahlung haben und sich damit auf Ihre Taten und Ihr Karma niederschlagen.

Nach dem Tod des Menschen kehren alle seine Energien in den Astralkörper zurück. Er ist gewissermaßen der Leib der Seele.

Die Aura – das »achte Chakra«

Die Kultivierung der Aura ist eine einfache Möglichkeit, um die Wirkung von Chakra-Übungen zu steigern und die Gesundheit zu stärken. Wie die Chakras, so sind die verschiedenen Schichten der Aura Phänomene der feinstofflichen Welt. Der klassische Yoga kannte die Aura schon vor mehr als 5.000 Jahren. Im Kundalini-Yoga wird der Aura eine so große Bedeutung beigemessen, dass sie als das »achte Chakra« bezeichnet wird.

Die Gesundheit lässt sich gut durch Aura-Arbeit stärken. Für Menschen, die wenig Zeit oder Interesse an den sieben Chakras haben, kann es also durchaus sinnvoll sein, sich auf die Aura zu konzentrieren.

Wollen Sie sich aber dauerhaft von Beschwerden befreien, Heilungsprozesse unterstützen, seelische Ausgeglichenheit und innere Kraft und Klarheit entwickeln, dann ist die beste Methode, sich sowohl mit Ihren Chakras als auch mit Ihrer Aura zu befassen. Nur wenn Sie Ihre Aufmerksamkeit sowohl auf Ihre inneren als auch auf Ihre äußeren Kraftfelder lenken, können Sie Ihren Astralkörper in kürzester Zeit harmonisieren. Chakra- und Auraarbeit gehen Hand in Hand.

Alles, was Sie tun, um Ihre Chakras zu aktivieren, wird auch Ihre Aura erstrahlen lassen. Umgekehrt tragen Auraübungen dazu bei, Ihre Chakras harmonisch zu entwickeln.

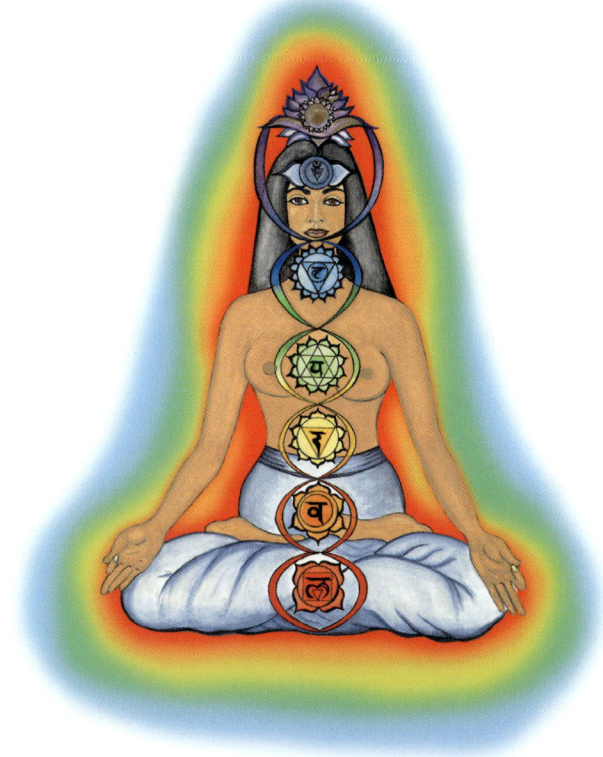

Für das körperliche und seelische Gleichgewicht ist eine starke Aura wichtige Voraussetzung.

Die Ausstrahlung des Menschen

Jeder Mensch hat eine bestimmte Ausstrahlung. Sicher fallen Ihnen sofort Bekannte oder Freunde ein, die eine gute Ausstrahlung haben und in ihrer Umgebung eine positive Stimmung erzeugen. Es werden Ihnen auch Gegenbeispiele einfallen: Menschen, die irgendetwas Unangenehmes an sich haben, ohne dass Sie genauer definieren könnten, was das ist: eben eine negative Ausstrahlung.

Die Aura hängt in hohem Maße mit der persönlichen Reife eines Menschen zusammen. Doch was macht eine starke Persönlichkeit aus? Welches Geheimnis steckt hinter einer charismatischen Ausstrahlung?

Zum einen sind es äußerliche Faktoren, wie die äußere Erscheinung, die Körperhaltung, der Gesichtsausdruck und das Auftreten, die die Ausstrahlung prägen. Wichtiger sind aber innere Gesichtspunkte: Ein Mensch, der selbstbewusst, klar, gelassen, heiter, in harmonischer seelischer Verfassung ist, strahlt dies auch aus. Und wer Augen dafür hat, kann erkennen, dass dieser Mensch von einer hellen, strahlenden und reinen Aura umgeben ist.

Die Aura ist ein Energiefeld, das alle Lebewesen umhüllt. Nicht nur Menschen, auch Pflanzen und Tiere haben eine Aura. Im Allgemeinen können Sie dieses ätherische Kraftfeld am leichtesten beim Menschen erfahren.

Die sieben Schichten der Aura

Im allgemeinen Sprachgebrauch versteht man unter der Aura eines Menschen dessen gute oder schlechte Ausstrahlung. In der Chakra-Lehre wird der Begriff »Aura« jedoch viel differenzierter behandelt: Wie es sieben Hauptchakras gibt, so ist auch die Aura aus sieben Schichten oder Hüllen zusammengesetzt. Bei diesen verschiedenen Schichten handelt es sich um Energiefelder von unterschiedlicher Dichte.

Die erste Schicht der Aura entspricht der Ebene des physischen Körpers: die physische Aura, die stärkste Verdichtung der göttlichen Urenergie. Die siebte Schicht entspricht der reinen kosmischen Energie: der göttlichen Ebene. Je feiner und ätherischer die Auraschichten werden, desto heller werden sie und desto stärker ist ihre Ausstrahlungskraft.

Dabei sind die sieben feinstofflichen Hüllen, aus denen sich die Aura zusammensetzt, nicht voneinander getrennt; sie berühren und durchdringen sich gegenseitig. Seherinnen, Seher und Sensitive können die Aura in Form beeindruckender Farb- und Lichterscheinungen wahrnehmen.

Oft wird die Aura als Wolke aus Licht beschrieben, die den Menschen umhüllt. Meist ist die Aura im Bereich des Kopfes besonders deutlich wahrzunehmen – darauf weisen auch die in vielen christlichen Darstellungen abgebildeten Heiligenscheine hin. Auch bei den meisten Abbildungen von Buddha und Shiva werden diese in einem großen Strahlenkranz gezeigt, der als Hinweis auf ihre besondere Ausstrahlung gilt. Je höher die spirituelle Entwicklung eines Menschen fortgeschritten ist und je stärker die inneren Kräfte eines Menschen ausgebildet sind, desto leuchtender erscheint auch seine Aura. Die unterschiedlichen Farben, die die menschliche Aura dabei annehmen kann, lassen sich auf die verschiedenen Schwingungsfrequenzen der einzelnen Auraschichten zurückführen. In der Chakra-Lehre werden sieben Aura-Schichten unterschieden.

Die erste Auraschicht

Die physische Hülle ist die stärkste Verdichtung der Urenergie. Sie entspricht weitgehend der Außenbegrenzung unseres grobstofflichen Körpers, also unserer Haut. Im Sanskrit wird diese physische Hülle *Annamaya Kosha* genannt, was so viel wie »Nahrungshülle« heißt.

Sie ist die Hülle des aus den fünf Elementen (Erde, Feuer, Luft, Wasser und Raum oder Äther) bestehenden Körpers, der von den irdischen Lebensphasen Geburt, Wachstum, Verfall und Tod beherrscht wird.

Die zweite Auraschicht

Die zweite Schicht der Aura ist die vitale oder ätherische Hülle, die den ätherischen Leib begrenzt. Im Sanskrit wird sie als *Pranamaya Kosha* oder »Lebenshülle« bezeichnet. Da sie sehr dicht an der Hautoberfläche verläuft, wird sie mitunter als ein zweiter ätherischer Körper oder ätherisches Double wahrgenommen. Diese zweite Auraebene hängt mit energetischen Körperprozessen wie Körpertemperatur, Kreislauf, Hautwiderstand, Hormonhaushalt und Atmung zusammen. Hitze- und Kälteempfinden, Hunger- und Durstgefühle, der Drang, sich zu bewegen und zu überleben, sind Aspekte, die mit der ätherischen Hülle zusammenhängen.

Götter und Erleuchtete werden in einer Wolke aus Licht dargestellt, in der christlichen Kunst mit einer Aura um den Kopf, dem Heiligenschein.

Die dritte Auraschicht

Die so genannte emotionale Hülle begrenzt den Emotionalleib. Der Begriff ist irreführend, da er sich zwar auch auf menschliche Emotionen und Gefühle, vor allem aber auf Gedanken, Wünsche, Träume und Aspekte des niederen Ego bezieht. Der Sanskritbegriff *Manomaya Kosha,* der die dritte Ebene bezeichnet, ist eher mit »Geistige Hülle« zu übersetzen.

Das Denken, das Unterbewusstsein, die Wahrnehmungsorgane für die fünf Sinne (Sehen, Hören, Riechen, Schmecken, Tasten) sowie positive und negative Gemütsstimmungen beeinflussen diese dritte Auraschicht.

Die verschiedenen
Schichten der Aura
reichen von der rein
physischen Erschei-
nung bis hin zur
göttlichen Ebene.

Die vierte Auraschicht

Die als mentale Hülle bezeichnete Auraschicht ist die Begrenzung des Mentalleibes. Diese entspricht den lichteren Ebenen der Persönlichkeit. Geistige Klarheit, die Welt der Ideen, der Intuition und der Willens- und Entscheidungskraft hängen mit ihr zusammen. Im Sanskrit wird sie als *Vijnanamaya Kosha* bezeichnet, was so viel wie »Wissenshülle« heißt.

Die fünfte Auraschicht

Die kausale Hülle begrenzt den Kausalleib. Sie kann bei spirituell entwickelten Menschen kilometerweit ausstrahlen. Die Kausalhülle ist die letzte sichtbare Schicht der Aura – die beiden darüber liegenden Ebenen sind rein geistig und selbst für hellseherisch Begabte nicht mehr wahrnehmbar. Im Sanskrit wird die letzte sichtbare Hülle des Menschen als *Anandamaya Kosha* – die »Hülle der reinen Glückseligkeit« – bezeichnet. Freude und Glückseligkeit sind die vorherrschenden Gefühle, die in Zusammenhang mit Kausalleib-Erfahrungen auftreten. Die kausale Hülle ist der Grenzbereich, der uns nach unten mit der irdischen und nach oben mit der göttlichen Sphäre verbindet.

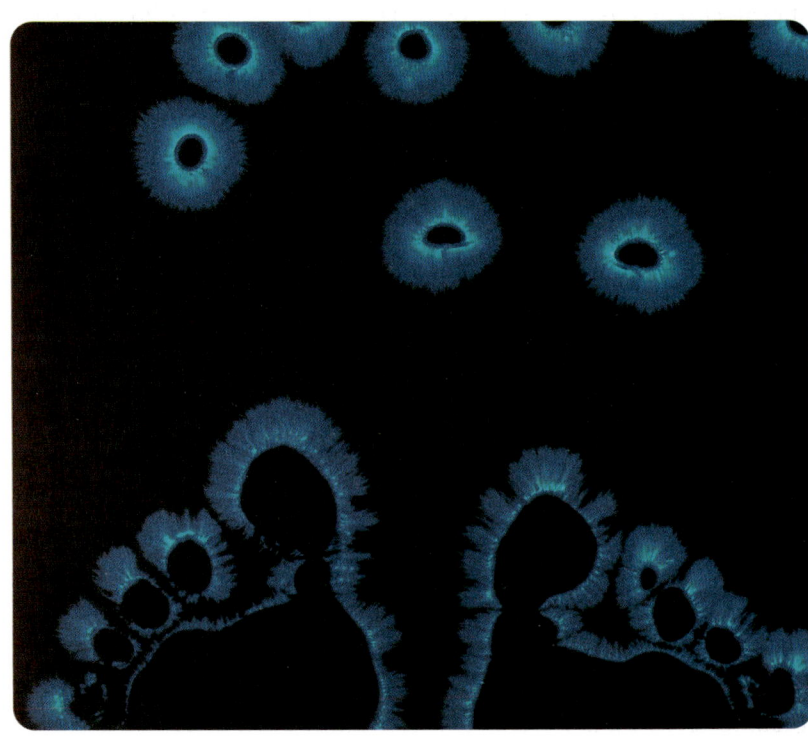

Durch das Verfahren der Kirlian-Fotografie kann die Aura von Lebewesen sichtbar gemacht werden.

Die sechste Auraschicht

Die sechste Ebene der Aura entspricht der Seelenhülle. Im Sanskrit wird diese Schicht als *Jiva,* als »individuelle Seele« bezeichnet. Das geistige Licht und der kosmische Urklang sind Phänomene der sechsten Ebene.

Die Seelenhülle entzieht sich unserer sinnlichen Wahrnehmung; sie ist lediglich in Zuständen tiefer Meditation als inneres Licht und als innerer Klang für uns erfahrbar.

Die siebte Auraschicht

Die letzte Ebene der Aura ist die kosmische oder göttliche Hülle. Sie ist die Ebene des göttlichen Selbst. Die Qualität dieser letzten Auraschicht ist das allgegenwärtige Sein oder Gott. Nur Erleuchtete sind in der Lage, diese reine Energie zu erfahren.

Die letzte Ebene der Aura, die siebte Aura-schicht, kann nur von Erleuchteten erfahren werden.

So stärken Sie Ihre Aura

Sie können viel tun, um Ihre Aura zum Strahlen zu bringen. Alle meditativen Techniken stärken die Aura. Yoga- und Chakra-Übungen verbessern Ihre ätherische Ausstrahlung – selbst dann, wenn Sie sich beim Üben nicht auf Ihre Aura konzentrieren. Es gibt aber auch Techniken, mit deren Hilfe Sie gezielt Ihre feinstoffliche Hülle mit neuer Energie aufladen können.

Die Schutzfunktion der Aura

Eine starke Ausstrahlung schützt Sie vor zerstörerischen und aggressiven Menschen und Stimmungen. Andererseits ermöglicht sie Ihnen, lichte Kräfte in die Welt zu senden. Für die praktische Arbeit mit dem Astralkörper sind nur die ersten fünf Schichten der Aura interessant. Sie bilden die eigentliche Aura – das elektromagnetische Spannungsfeld, das den leiblichen Körper wie eine feinstoffliche Lichtwolke umhüllt.

Wenn Hellseher die Aura wahrnehmen, beziehen sich ihre Beschreibungen immer auf die fünf inneren Schichten der Aura, denn die sechste und siebte Schicht sind rein geistig und nicht wahrnehmbar.

Die von Sensitiven wahrnehmbaren Aurahüllen können durch die Kirlian-Fotografie sichtbar gemacht werden (siehe Abbildung auf Seite 180). Der russische Elektroingenieur Semjon Kirlian entwickelte ein spezielles Bildgebungsverfahren, durch das verschiedenfarbige Lichthöfe erscheinen, die

Viele Seher und Seherinnen nehmen die Aura von Pflanzen, Tieren und Menschen als verschiedenfarbige Lichtwolken wahr.

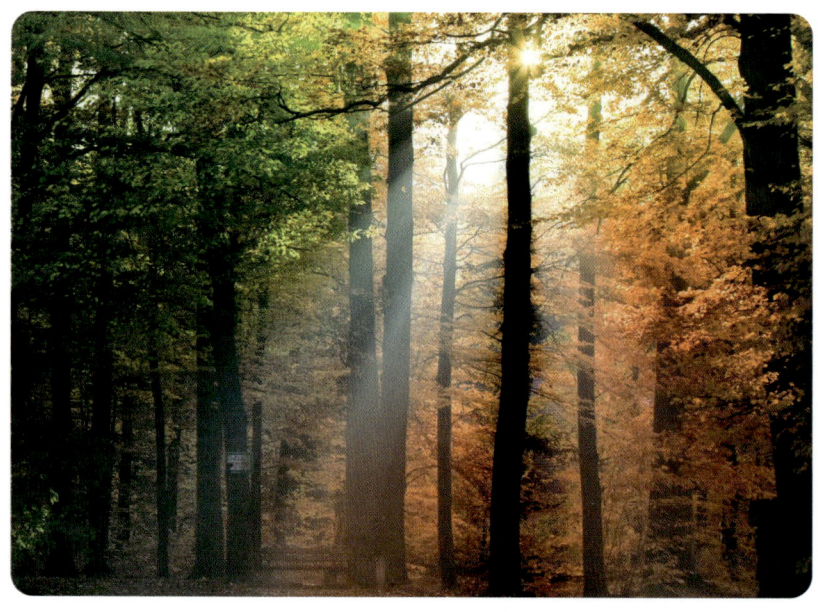

Aufschluss über das innere Befinden des fotografierten Menschen geben: Bei Niedergeschlagenheit und depressiven Verstimmungen entstehen zum Beispiel weniger eindrucksvolle und leuchtende Bilder, als wenn positive, kraftvolle Stimmungen vorherrschen.

Unsere Gesundheit und unser seelisches Befinden drücken sich also nicht nur in den Chakras, sondern auch in unserer Aura aus.

Eine starke Aura kann den Menschen schützen: Wie ein spiritueller Schutzschirm behütet sie ihn vor Aggression und negativen Einflüssen.

Umgekehrt können wir auch Einfluss auf unsere Gesundheit und unser Gemüt nehmen, indem wir uns unserer Chakras oder unserer Aura bewusst werden und an ihrer Entwicklung und Ausstrahlung arbeiten.

Wer eine starke und lebensbejahende Ausstrahlung für sich kultiviert, der ist durch nichts so leicht aus der Ruhe zu bringen. Seine Aura schützt ihn vor negativen Schwingungen aus seiner Umwelt.

Tatsächlich können wir unsere Aura als eine Art spirituellen Schutzschirm bezeichnen. Vielleicht erinnern Sie sich an Sciencefiction-Serien, in denen die Raumschiffe durch elektromagnetische Felder vor fremden Angreifern geschützt werden konnten. Übertragen auf unsere Aura umhüllt diese unseren physischen Körper ähnlich wie ein schützender Schirm. Ebenso wie unser körpereigenes Immunabwehrsystem über Mechanismen verfügt, die Bakterien oder Viren unschädlich machen, so kann unsere Aura uns auch vor negativen und zerstörerischen Gedanken- und Gefühlskräften, die von außen auf uns einwirken, schützen.

Entwickeln Sie ein Bewusstsein für subtile Wahrnehmungen

Wenn Sie Ihre Aura aktivieren wollen, sollten Sie Ihr Bewusstsein so sensibilisieren, dass Sie selbst subtilste Schwingungen empfangen können. Normalerweise konzentrieren sich unsere Sinne auf die äußerlich wahrnehmbaren Dinge. Mit etwas Achtsamkeit kann aber jeder ein Gefühl für das Wirken der ätherischen Kräfte entwickeln.

Sicher haben auch Sie schon Erfahrungen mit feinstofflichen Energien und dem Phänomen der Aura gemacht:

- Spüren Sie jemand, der hinter Ihnen steht, Sie anschaut?
- Kennen Sie das Gefühl, dass irgendetwas Ihnen Angst macht, obwohl es dafür keinen vernünftigen Grund gibt?
- Haben Sie schon einmal die Erfahrung gemacht, dass in einem Raum dicke Luft herrscht? Oder konnten Sie andererseits spüren, dass bestimmte Orte eine friedliche Atmosphäre ausstrahlen?
- Kennen Sie das Phänomen der Gedankenübertragung? Vielleicht greifen Sie manchmal zum Telefonhörer, um einen guten Freund anzurufen, und in diesem Moment klingelt das Telefon, und er ist am Apparat?
- Haben Sie schon einmal das Gefühl gehabt, jemandem sehr nahe zu sein, ihn fast körperlich spüren zu können, obwohl er gerade viele Kilometer von Ihnen entfernt ist?
- Können Sie manchmal spüren oder sehen, wie zwischen einer Mutter und ihrem Kind oder zwischen einem Liebespaar Energien fließen?

Indem Sie verstärkt auf solche Anzeichen subtiler Energien achten, schaffen Sie die optimalen Voraussetzungen für die Aura- und Chakra-Arbeit.

Wenn wir auf feinstofflicher Ebene positive Anreize setzen, wirken wir damit indirekt harmonisierend auf Körper und Seele ein.

Sammeln Sie Ihre Energien

Alles, was Ihnen Energie raubt, lässt Ihre Aura zusammenschrumpfen. Andererseits werden alle Maßnahmen, die Ihre Lebensenergie frei strömen lassen, auch Ihre Aura zum Erstrahlen bringen.

Meiden Sie Menschen, die Sie aussaugen. Wenn Sie sich nach einer Begegnung mit einem Bekannten, Freund oder Familienangehörigen immer erschöpft und ausgelaugt fühlen, sollten Sie überlegen, den Kontakt eine Zeit lang abzubrechen.

In der *Hatha-Yoga-Pradipika,* einer wichtigen Schrift der Yogis, heißt es: »Zu viel Essen und Anstrengungen, zu viel Gerede oder Gelübde, falsche Übung und schlechte Menschen, diese sechs schaden der Befreiung der Seele.« Ebenso schaden »diese sechs« aber auch der Entwicklung Ihrer Aura und Ihrer Chakras. Meiden Sie daher alles, was Ihnen im Alltag Ihre Energien raubt.

Halten Sie Ihren Körper gesund

Oft vernachlässigen Menschen, die einem spirituellen Weg folgen, ihren physischen Körper. Sie halten es für wichtiger, magische Kräfte zu entwickeln, als sich mit banalen Dingen wie dem grobstofflichen Körper zu beschäftigen. Im Yoga wird dieser Körper jedoch mit größter Sorgfalt gepflegt. Dort heißt es, dass unser Körper der Tempel der Seele ist.

Meiden Sie »Energieräuber«: schlechte Nahrung, Stress und Überarbeitung, unnötiges Gerede und anstrengende, destruktive Menschen.

Unser Körper ist ein göttliches Geschenk. Er ermöglicht uns, uns auf der Erde zu entwickeln und zu verwirklichen. Wollen wir unsere Aura stärken, sollten wir unseren Körper gut behandeln. Unser Körper ist sehr genügsam. Es reicht ja vollkommen aus, wenn Sie Ihren Körper täglich ein wenig pflegen und für etwas Bewegung, genügend Schlaf, vitaminreiche Nahrung und frische Luft sorgen.

Entscheiden Sie, für welche Kräfte Sie sich öffnen

Sie entscheiden, auf was Sie Ihr Bewusstsein hin ausrichten wollen, was Ihre Werte sind und welche Qualitäten Sie persönlich entwickeln wollen. Am Anfang jeden Weges steht eine bewusste Entscheidung.

Ihre Aura ermöglicht Ihnen, einen unsichtbaren Schutzschild gegen destruktive Kräfte aufzubauen. Wie eine durchlässige Membran bildet Ihre Aura eine Trennung zur Außenwelt, aber sie ermöglicht auch den Austausch zwischen innen und außen.

Das Geheimnis einer außergewöhnlichen Ausstrahlung besteht darin, bewusst aufbauende Kräfte wie Liebe, Vertrauen und Frieden nach außen zu senden und zerstörerischen Mächten wie Hass, Sorgsucht oder Triebhaftigkeit keinen Einlass in Ihren Geist zu gewähren.

Die Ausrichtung Ihres Bewusstseins entscheidet darüber, welche Kräfte Sie aussenden und welche Kräfte Sie empfangen wollen. Wenn Sie zum Beispiel Klatsch, Tratsch und böse Gerüchte über andere Menschen

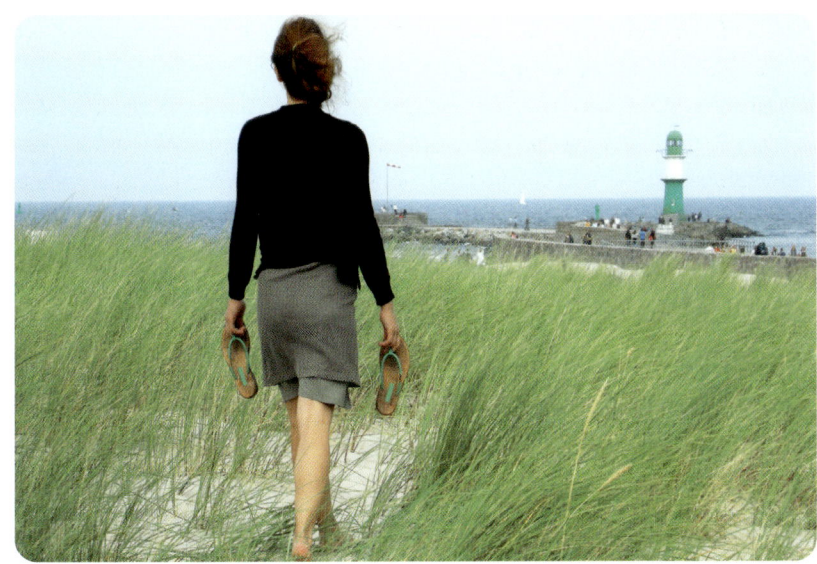

Gönnen Sie Ihrem Körper frische Luft und Bewegung – auch damit stärken Sie Ihre Aura.

verbreiten, dann wird es für Sie schwer sein, eine positive Ausstrahlung und eine gute Aura aufzubauen. Selbst wenn Sie eine friedliche Grundhaltung zu Ihren Mitmenschen und Ihrer Umwelt einnehmen, dabei aber in einem hohem Maß für alle Sensations- und Horrornachrichten aus den Medien empfänglich sind, dann wird Ihre Seele darunter leiden.

Treffen Sie daher täglich zwei wichtige Entscheidungen: Entscheiden Sie, was Sie durch Ihr Handeln und Ihre Worte nach außen tragen wollen – und entscheiden Sie, welche Schwingungen und Kräfte Sie von außen empfangen wollen und für welche negativen Einflüsse Sie Ihren Geist von vornherein verschließen wollen.

Jeder noch so unscheinbare Aspekt Ihres Alltagslebens entscheidet schließlich auch über die Richtung, in die Sie sich bewegen. Es macht von daher auch einen Unterschied, ob Sie in aller Eile Fastfood zu sich nehmen oder bewusst frisches Obst, Gemüse und Vollkornprodukte essen, ob Sie spirituelle Bücher oder Sensationsnachrichten der Boulevardpresse lesen, ob Sie einen konstruktiven Film oder einen platten Horror- oder Actionstreifen ansehen, ob Sie Mozart oder Hardrock hören, ob Sie gut oder schlecht über andere Menschen reden usw.

Jede für Sie gute und richtige Entscheidung, die Sie in Ihrem Alltagsleben treffen, stärkt letztendlich die Kraft Ihrer Seele, fördert Ihre Gelassenheit und Ihren inneren Frieden und stärkt die Energien Ihrer Chakras – und spiegelt sich in Ihrer Ausstrahlung wider.

Aufbauende Kräfte nach außen senden und zerstörerischen Energien keinen Einlass gewähren: Das ist das Geheimnis der besonderen Ausstrahlung.

Leben Sie intensiv

Je lebendiger Sie sind, desto lebendiger und strahlender wird auch Ihre Aura sein. Die Aura ist nicht nur von der persönlichen Reife eines Menschen abhängig, sie unterliegt ständigen Schwankungen. Auch Menschen, die viel Energie haben, erleben Momente, in denen sie sich schwach und erschöpft fühlen. Ihr Lebensgefühl wird umso besser, je wohler Sie sich fühlen. Lassen Sie den Alltag daher nicht zu grau und eintönig werden. Nur, wenn Sie immer wieder alte Muster durchbrechen, bleiben Sie lebendig.

Auch wenn Sie mal niedergeschlagen sind: Lassen Sie es grundsätzlich nicht zu, dass negative Stimmungen Macht über Sie gewinnen.

Wenn Sie Ihre Aura zum Strahlen bringen wollen, dürfen Sie nicht stehen bleiben. Entwickeln Sie Ihr Potenzial. Lernen Sie eine neue Sprache, lesen Sie interessante Bücher, oder besuchen Sie spannende Vorträge. Machen Sie Dinge, die Sie noch nie gemacht haben. Lernen Sie Kreistänze, fangen Sie an zu malen, oder nehmen Sie Klavierunterricht. Indem Sie Ihre Kreativität wecken, verleihen Sie Ihren Gefühlen Ausdruck.

So vermeiden Sie, dass Blockaden im Astralkörper entstehen. Um lebendig zu sein, muss nicht nur der Körper gut funktionieren, auch die seelischen Energien sollten frei fließen. Folgen Sie Ihrer Intuition, hören Sie auf Ihre innere Stimme, und tun Sie, was Sie schon immer gern tun wollten.

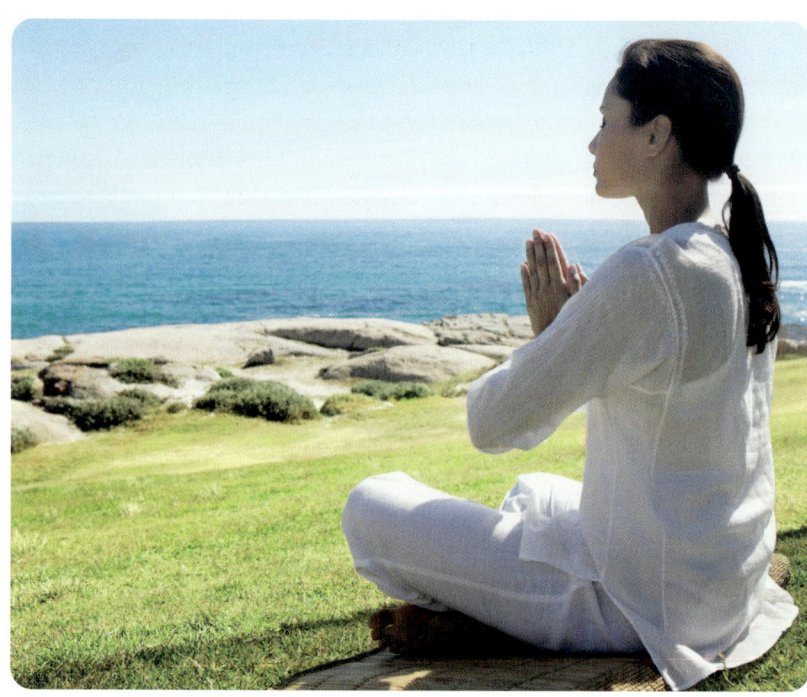

Lernen Sie, Ihre Aura wahrzunehmen: Konzentrieren Sie sich auf Ihren Körper, und versuchen Sie, seine Grenzen zu erfühlen.

Übungen für Ihre Aura

Alle Yoga- und Meditationsübungen stärken die Aura; mit einigen Techniken aber können Sie sie ganz gezielt mit Energie aufladen. Sie können diese Übungen immer wieder zwischendurch ausführen, vor allem dann, wenn Sie sich erschöpft oder niedergeschlagen fühlen. Auch als Vorbereitung auf eine wichtige Begegnung mit anderen Menschen, ganz gleich ob privater oder beruflicher Art, ist eine gestärkte Aura wichtig.

In der unten beschriebenen Reihenfolge bilden die folgenden vier Aura-Übungen ein wirkungsvolles Programm, um die Aura zu beleben. Sie müssen nicht das ganze Programm durchführen. Um sich schnell mit neuer Energie aufzuladen, genügt eine Übung. Es ist besser, eine Technik konzentriert auszuführen als möglichst viele Übungen oberflächlich.

Übung 1: Die Aura erspüren

Mit etwas Übung können Sie lernen, Ihre Aura mitten im Alltag zu spüren. Dazu müssen Sie sich zurückziehen, zur Ruhe kommen und Kontakt zu Ihrer Aura aufnehmen. Allein dadurch, dass Sie sich auf Ihre Aura konzentrieren, wird diese mit neuer Strahlkraft erfüllt.

Greifen Sie sich eine der folgenden Übungen heraus, oder machen Sie die vier Übungen hintereinander als Intensivenergieprogramm für Ihre Aura.

- Setzen Sie sich im Schneidersitz auf den Boden. Sie können auch auf einem Stuhl sitzen – wichtig ist nur, dass Sie sich nicht anlehnen, sondern den Rücken aus eigener Kraft aufrecht halten. Schließen Sie die Augen, und entspannen Sie sich. Lassen Sie Ihre Gedanken zur Ruhe kommen, und konzentrieren Sie sich ganz auf Ihren Körper.
- Versuchen Sie, die äußere Begrenzung Ihres Körpers zu fühlen. Spüren Sie dazu kurz Ihren ganzen Körper durch – die Füße und Beine, das Gesäß, den Rücken, Hände, Arme, Bauch, Brust, Schultern und schließlich auch Ihren Kopf und Ihr Gesicht. Achten Sie jeweils darauf, wie Ihre Haut die verschiedenen Körperteile umschließt. Fühlen Sie, ob Sie die Grenze Ihres Körpers spüren können und wo Ihr Körpergefühl aufhört, ob es an der Haut endet oder ob Sie über die Haut hinaus noch ein Gefühl für die feineren Schichten Ihres Körpers entwickeln können.
- Versuchen Sie, über Ihre Haut hinaus in den Raum hineinzuspüren. Strengen Sie sich dabei nicht an. Es geht nicht darum, etwas zu leisten oder zu machen. Spüren Sie nur, wo Ihre individuellen Grenzen sind. Das kann jeden Tag anders sein.

- Achten Sie darauf, wo Sie Ihre körperliche Grenze spüren, wo Sie aufhören, zu erleben, zu fühlen und zu sein. Spüren Sie, ob Ihre Haut wirklich schon die Grenze ist oder ob Sie sich vorstellen können, sich auszudehnen. Je entspannter Sie bleiben, desto leichter wird es Ihnen fallen, buchstäblich über sich selbst hinauszuwachsen. Vielleicht spüren Sie, wie Sie immer weiter und freier werden, je länger Sie sich auf Ihre ätherischen Außengrenzen konzentrieren.
- Bleiben Sie etwas bei der Übung. Genießen Sie Ihre Gefühle – das können Weite, Offenheit, Freiheit, Wärme und Lebendigkeit sein.
- Beenden Sie die Übung, indem Sie den Kontakt zum Boden spüren. Um wieder ganz auf die Erde zu kommen, machen Sie sich die Schwere Ihres Körpers bewusst. Atmen Sie tief ein und aus, öffnen Sie die Augen, und strecken Sie sich anschließend gründlich durch.

Erspüren Sie Ihre Aura, und versuchen Sie, förmlich über sich selbst hinauszuwachsen.

Übung 2: Die Aura mit den Händen wahrnehmen
- Setzen Sie sich bequem hin. Reiben Sie die Handflächen einige Male kreisend aneinander. Schließen Sie die Augen, und versuchen Sie, Ihre Aura an einigen Körperstellen mit Ihren Händen zu erspüren.
- Beginnen Sie am Bauch. Legen Sie beide Handflächen auf Ihren Bauch, die eine unterhalb, die andere oberhalb des Bauchnabels. Spüren Sie den Kontakt zwischen Händen und Bauch. Entfernen Sie die Hände nun ein bis zwei Zentimeter von der Bauchoberfläche. Spüren Sie, ob Sie auch noch einen Kontakt spüren können, wenn die Hände den Körper nicht mehr unmittelbar berühren.
- Bewegen Sie die geöffneten Handflächen nun langsam etwas vom Körper weg. Achten Sie darauf, wie weit Sie Ihre Hände entfernen können, bis Sie die Ausstrahlung Ihres Körpers nicht mehr fühlen.
- Versuchen Sie, Ihre Aura im Bereich des Unterleibes zu ertasten, indem Sie die Hände mit jedem Ausatmen etwas vom Körper wegführen und sie mit dem Einatmen nah an den Bauch heranführen.
- Mit der Zeit werden Sie spüren, wie weit Ihre Aura nach außen strahlt. Dabei kann die Reichweite Ihrer Arme möglicherweise nicht ausreichen, um die Ausdehnung Ihrer Aura zu erfassen.
- Wiederholen Sie die Übung im Bereich der Brust und schließlich auch noch im Kopfbereich. Berühren Sie die Brust bzw. Ihr Gesicht und Ihren Hinterkopf zunächst mit den Händen. Entfernen Sie die Handflächen dann sehr langsam – halten Sie sie immer weiter von der Körperoberfläche weg. Achten Sie darauf, wie weit Sie die Hände entfernen können, bis Sie Ihren Körper nicht mehr spüren.

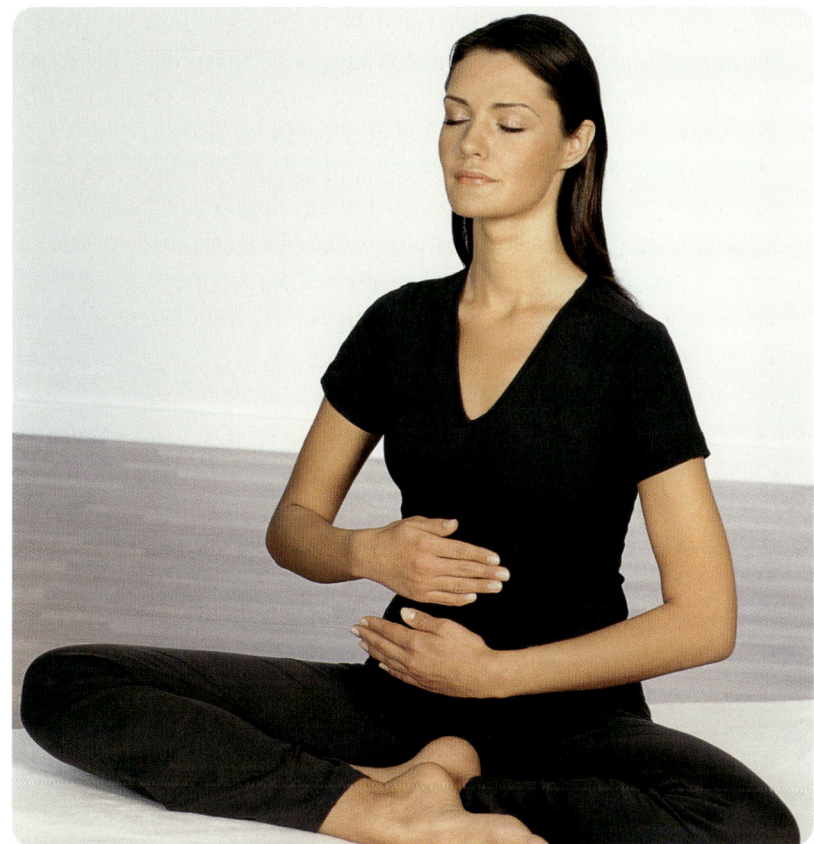

Ihre Aura können Sie mit Hilfe der Übung 2 ganz bewusst mit den Handflächen wahrnehmen.

Übung 3: Licht in die Aura schicken

Die vorherrschende Qualität der Aura ist Licht. Je heller, lichter und strahlender Ihre Aura ist, desto besser schützt sie Sie vor negativen Einflüssen von außen. Durch die Macht Ihres Vorstellungsvermögens können Sie die Aura reinigen und von allen belastenden Einflüssen befreien.

Versuchen Sie, mit Ihren Händen an verschiedenen Körperstellen die Ausdehnung Ihrer Aura zu erfassen.

- Setzen Sie sich auf einen Stuhl oder auf den Boden. Schließen Sie die Augen, entspannen Sie sich – lassen Sie Gedanken und Gefühle, die sich um Alltagsprobleme drehen, los. Lenken Sie Ihr Bewusstsein ganz auf das Hier und Jetzt. Lassen Sie den Atem frei strömen. Nutzen Sie den Atem nur, um Ihre Vorstellungskraft zu unterstützen.
- Diese Übung hat zwei Phasen: Bei der Einatmung nehmen Sie zunächst Licht aus dem Universum auf, bei der Ausatmung lassen Sie dann das Licht in Ihre Aura strahlen.

- Beim Einatmen stellen Sie sich vor, wie Sie Licht und Energie aus dem Universum aufnehmen. Sehen Sie vor Ihrem inneren Auge, wie dieses heilende Licht von oben in Sie einströmt, wie es durch Ihren Kopf in den Brustraum strömt und sich im Herzchakra sammelt.
- Beim Ausatmen stellen Sie sich vor, wie das Licht vom Herz aus in Ihren gesamten Körper und von dort in Ihre Aura hineinstrahlt.
- Atmen Sie insgesamt siebenmal ein und aus. Währenddessen stellen Sie sich bildhaft vor, wie Sie Licht von oben aufnehmen, es in Ihrem Herzchakra sammeln und es dann in die Aura senden. Strengen Sie sich dabei nicht an. Bleiben Sie ganz entspannt.
- Falls es Ihnen anfangs schwer fällt, die Vorstellung von Licht zu erzeugen, können Sie das Licht auch in Form gelber Strahlen visualisieren, die über Ihr Herzzentrum in Ihre Aura scheinen. Die Vorstellungskraft lässt sich schnell entwickeln. Mit etwas Geduld werden die inneren Bilder immer farbiger und leuchtender werden.
- Das beste Anzeichen dafür, dass Sie mit dieser Technik auf dem richtigen Weg sind, ist, dass Ängste und Belastungen schwinden und Sie sich immer freier, lebendiger und wohler fühlen.
- Es ist nicht nötig, die Übung länger als über sieben Atemzüge durchzuführen: Nicht die Dauer, sondern die Intensität ist entscheidend.

Nehmen Sie Licht in Form von gelben Strahlen aus dem Universum in sich auf, und lassen Sie es in Ihre Aura hineinströmen.

Übung 4: Die Aura aufladen

- Stellen Sie sich mit gegrätschten Beinen hin. Achten Sie darauf, dass Ihre Fußsohlen den Boden mit der ganzen Fläche berühren.
- Die Fußspitzen weisen leicht nach außen. Entspannen Sie Gesicht und Schultern, und lassen Sie Arme und Hände passiv neben dem Körper nach unten hängen.
- Spüren Sie die Verbindung zum Boden. Wenn Sie die Knie nicht ganz durchstrecken, sondern ein klein wenig beugen, kann die Energie aus der Erde besser in Ihren Körper strömen.
- Verbinden Sie Ihre Atmung mit einer Bewegung der Arme – dabei sollten Sie nur durch die Nase atmen. Atmen Sie zunächst tief aus.
- Mit dem Einatmen heben Sie beide Arme seitlich nach oben – drehen Sie die Handflächen nach vorne. Heben Sie die Arme in einer langsamen, fließenden Bewegung so weit, bis sie über den Kopf gestreckt sind – in der Zielstellung legen Sie die Handflächen aneinander, die Finger weisen nach oben. In der gestreckten Stellung atmen Sie aus.
- Mit dem nächsten Einatmen lösen Sie die Handflächen voneinander und lassen die Arme wieder neben dem Körper nach unten sinken.

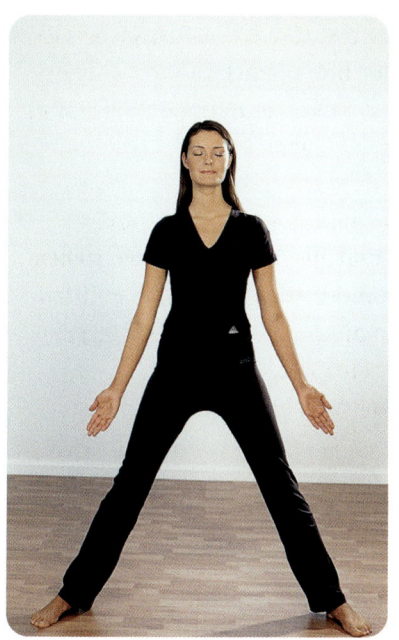 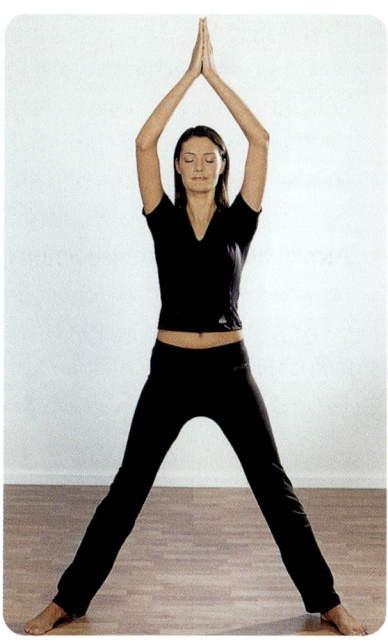

Die Aura aufladen:
Lassen Sie die Arme beim
Einatmen neben dem Körper
nach unten sinken, mit dem
nächsten Einatmen heben
Sie sie seitlich nach oben.

- Entspannen Sie Arme und Hände; atmen Sie aus (Ausgangsposition).
- Um einen Zyklus zu vollenden, heben Sie die Arme und strecken Sie nach oben, dann lassen Sie sie wieder sinken, bis sie passiv neben dem Körper hängen. Sowohl bei der Aufwärts- als auch bei der Abwärtsbewegung atmen Sie tief ein, am oberen und unteren Zielpunkt atmen Sie tief aus. Wiederholen Sie diesen Zyklus insgesamt siebenmal – so weit die äußere Ausführung.
- Um Ihre Aura mit Energie aufzuladen, genügt nicht die Konzentration auf die Bewegung der Arme, es muss auch die Vorstellungskraft mit einbezogen werden. Führen Sie die Übung mit geschlossenen Augen durch, und arbeiten Sie mit folgenden inneren Bildern:
- Während Sie die Arme von unten nach oben führen, stellen Sie sich vor, wie Sie die Energie der Erde in Ihrem ganzen Körper aufnehmen.
- Während die Arme über den Kopf gestreckt sind und Sie ausatmen, stellen Sie sich vor, wie diese Erdenergie Ihre Aura mit Kraft erfüllt.
- Während Sie die Arme nach unten führen und einatmen, stellen Sie sich vor, wie alle Zellen Licht aus dem Universum aufnehmen.
- Während Sie die Arme passiv hängen lassen und ausatmen, stellen Sie sich vor, wie diese universelle Energie über Ihre Körpergrenzen hinaus in Ihre Aura hineinstrahlt.

Um Ihre Aura aufzuladen, stellen Sie sich in der vierten Übung vor, wie alle Ihre Zellen die Energie des Universums aufnehmen.

- Lassen Sie alle vier Phasen dieser Technik nun zu einer großen fließenden Bewegung werden. Achten Sie dabei vor allem darauf, dass die Arme sich langsam und sanft bewegen und dass der Atem nicht gestaut wird. Nachdem Sie den Zyklus siebenmal wiederholt haben, sollten Sie sich kurz auf den Rücken legen und den Wirkungen der Übung nachspüren.
- Beobachten Sie, ob sich etwas verändert hat, ob Sie sich unbeschwerter, vitaler oder entspannter als vor der Übung fühlen, ob Sie Ihre Aura wahrnehmen konnten, wie sich Ihr Körper jetzt anfühlt und ob sich auch Ihre Gedanken oder Gefühle verändert haben.

Prana – die kosmische Lebensenergie

Der Begriff »Prana« kommt aus dem traditionellen Yoga und bedeutet so viel wie »kosmische Lebensenergie«.

Chakra-Übungen aktivieren die Lebenskräfte in Körper, Seele und Geist und fördern die ganzheitliche Entwicklung. In diesem Zusammenhang spielt auch der Begriff »Prana« eine sehr wichtige Rolle. Er stammt aus der Tradition des Yoga und bedeutet so viel wie »kosmische Lebensenergie«. Prana ist die Urkraft aller Naturerscheinungen, die subtile Energie, die lebendige Essenz alles Stofflichen. Swami Vivekananda sagt dazu: »Alles, was Sie im Universum sehen, alles, was sich bewegt, wirkt oder lebendig ist, ist eine Manifestation von Prana. Die Gesamtheit der Energie, die sich im Universum offenbart, wird Prana genannt.«

Prana ist überall

Prana ist das aktive Prinzip des Lebens. Wir alle leben in einem Meer von Prana, wir sind Tag und Nacht von dieser alles umfassenden universellen Lebensenergie umgeben. Prana ist im gesamten Kosmos enthalten; seine Auswirkungen sind überall in der Natur zu beobachten, in Form von Wärme, Magnetismus oder Elektrizität. Prana ist in Wasser, Luft, Nahrung, Licht und Sonne enthalten; wir nehmen Prana ständig zu uns, wenn auch meistens unbewusst. Prana ist für den Menschen außerordentlich wichtig. Alle unsere Zellen werden durch Prana belebt und geschützt, und es versorgt Seele und Geist mit Energie. Eine gute Prana-Versorgung gewährleistet Vitalität, Lebensfreude, Ausgeglichenheit und Gesundheit. Ein Mangel an Prana dagegen führt zu körperlichen und seelischen Problemen.

Nur dann, wenn Prana auch ungehindert durch unseren Astralkörper –
durch die Nadis (siehe Seite 201 ff.) und durch alle Chakras – fließen kann,
sind wir körperlich und seelisch im Einklang mit dem Universum.

Im Yoga wird viel Wert darauf gelegt, die kosmische Lebensenergie bewusst
aufzunehmen und zu speichern. Einige Yogis haben die absolute Kontrolle über ihr Prana erreicht. Dadurch können sie magische Fähigkeiten entwickeln und sich beispielsweise vollkommen unempfindlich gegen
Schmerzen machen – oder sich selbst und andere heilen.

Die Luft, die wir atmen, ist in hohem Maß mit Prana angereichert, sofern
es sich um einigermaßen frische Luft handelt. Daher werden auch Atemübungen im Yoga häufig eingesetzt, um ganz gezielt Prana aufzunehmen.
Der Sanskritbegriff *Pranayama* leitet sich von *Prana* (kosmische Urenergie)
und *yama* (Kontrolle oder Ausweitung) ab.

Bei den Pranayama-Techniken geht es allerdings weniger um die Atmung
an sich als vielmehr um den richtigen Einsatz unseres Bewusstseins.

> Durch die absolute Kontrolle über ihr Prana können sich einige Yogis völlig schmerzunempfindlich machen.

Den Prana-Fluss anregen

Die Kraft unserer Gedanken und insbesondere die Kraft unserer Vorstellung sind die besten Mittel, um Prana aufzunehmen und den Pranafluss
im Körper anzuregen. Die Übersetzung von »Pranayama« lautet schließlich nicht »Atemübungen«, wie oft fälschlicherweise behauptet wird, sondern »Kontrolle des Prana«. Daher sind auch Visualisierungs- und Meditationstechniken im Grunde Pranayama-Übungen, denn sie dienen dazu,
mehr Prana aufzunehmen.

Swami Sivananda wies auch auf die Zusammenhänge zwischen Prana,
Atmung und Bewusstsein hin: »Durch Kontrolle des grobstofflichen
Atems ist es möglich, das feinstoffliche Prana zu beherrschen. Beherrschung des Prana führt zur Beherrschung des Bewusstseins, das ohne Prana nicht wirken kann. Das subtile Prana ist eng mit dem Bewusstsein verbunden …«

Durch die Atmung können wir viel Lebensenergie, Prana, aufnehmen,
aber nur dann, wenn das Atmen auch von einem unbewussten zu einem
bewussten Prozess wird. Mechanische Atemübungen erhöhen lediglich
die Zufuhr von Sauerstoff. Erst durch bewusstes, meditatives Üben können wir Kontakt zu den feineren Energien aufnehmen und diese ganz
gezielt für unsere eigene Entwicklung einsetzen. Genau darum geht es
auch in der Chakra-Arbeit.

So wecken Sie Ihre Lebensenergie

Nur wenn Sie zu einem Meister Ihrer Lebensenergie werden, können Sie die spirituelle Dimension des Chakra-Yoga erfassen. Je mehr Prana Sie dabei aufnehmen und speichern, desto schneller werden sich alle Ihre Chakras entwickeln.

Wenn Sie über viel Prana verfügen, kann Ihr Nerven-, Hormon- und Immunsystem optimal arbeiten. Ein hohes Maß an Prana ist gleichbedeutend mit ausgezeichneter Gesundheit, seelischer Gelassenheit und geistiger Klarheit. Ein Mangel an Prana kann sich in körperlichen Beschwerden, aber auch in Form von depressiven Verstimmungen, Müdigkeit, Sorgen, Furchtsamkeit usw. zeigen.

Es gibt viele Möglichkeiten, Prana zu speichern: Atem-, Meditations-, Visualisierungs- und Chakra-Yoga-Techniken, die Sie in diesem Buch finden. Aber auch im Alltag ergeben sich viele einfache Gelegenheiten, um verstärkt Prana aufzunehmen:

Sie können Ihre Chakras besonders gut entwickeln, wenn Sie lernen, ganz gezielt Prana aufzunehmen und zu speichern.

- Schlafen Sie ausreichend; gehen Sie möglichst vor Mitternacht ins Bett, und stehen Sie bei Sonnenaufgang auf.
- Sorgen Sie für regelmäßige Bewegung. Gehen Sie spazieren, fahren Sie Rad, oder gehen Sie zum Schwimmen. Achten Sie jedoch darauf, sich nicht zu verausgaben, und meiden Sie Leistungssport.
- Entspannen Sie sich im Alltag immer wieder einmal zwischendurch. Gönnen Sie sich ganz bewusst kleine Pausen, und üben Sie sich in der Kunst des Nichtstuns.
- Nehmen Sie gesunde, vitalstoffreiche Nahrung zu sich. Achten Sie auf die Art, wie Sie essen: Durch gründliches Kauen lässt sich die Pranaaufnahme zusätzlich steigern.
- Meiden Sie Alkohol, Nikotin und Drogen. Verzichten Sie außerdem auf fette Speisen, und achten Sie darauf, nie zu viel zu essen.
- Schützen Sie sich vor negativen Einflüssen von außen. Sorgen Sie für ausreichenden Schutz für Ihren Körper: vor Kälte, Nässe und Zugluft.
- Hüten Sie sich aber auch vor einer Reizüberflutung aus Radio, Fernsehen, Zeitschriften und Internet.
- Tanken Sie regelmäßig Licht und Sonne. Bewahren Sie jedoch das richtige Maß − kurze Sonnenbäder laden Sie schnell mit Prana auf; wenn Sie zu lange in der Sonne bleiben, erschöpft und gefährdet das Ihren Körper, und Prana geht verloren.

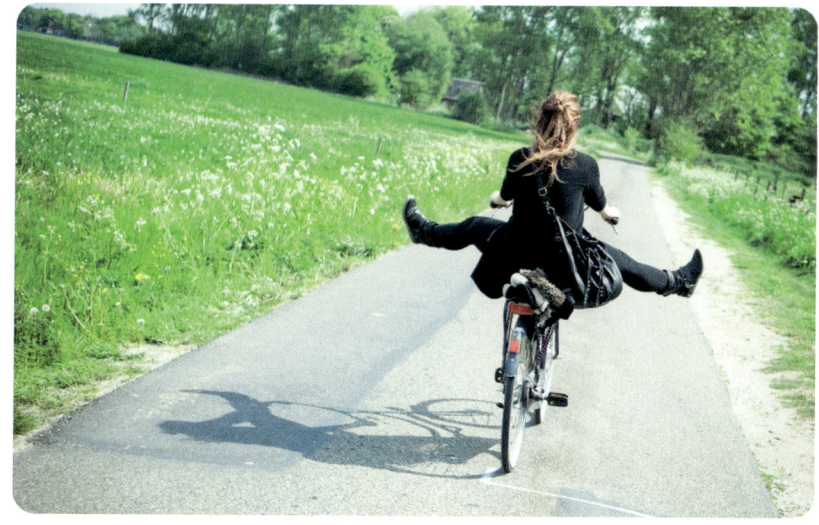

Wecken Sie Ihre Lebensenergie, und Sie werden voller Vitalität und Lebensfreude sein.

- Meiden Sie Stress in jeder erdenklichen Form, und versuchen Sie, Ihr Leben in vollen Zügen zu genießen.
- Sie können Ihre Konzentrations- und Vorstellungskraft einsetzen, um große Mengen an Prana aufzunehmen. Dazu müssen Sie nichts Besonderes tun – es geht nur um die bewusste Haltung.
- Richten Sie Ihre Achtsamkeit darauf, mit dem Atmen, dem Ausruhen oder Essen Prana aufzunehmen, und stellen Sie sich vor, wie diese Energie sich in Ihrem ganzen Körper verteilt. So können ein Spaziergang im Wald, ein kurzes Sonnenbad, ein Mittagsschlaf zu einer wahren Prana-Kur werden.

Übung: Prana-Atmung

Natürlich gibt es über die allgemeinen Tipps hinaus auch einige konkrete Übungen, die speziell dazu dienen, Prana aufzunehmen. Die nun folgende Atemübung aus dem Yoga hilft Ihnen, innerhalb kürzester Zeit wieder neue Kräfte zu tanken.

Es handelt sich um eine rhythmische Atmung; im Yoga werden Ein- und Ausatmen oft in bestimmten Rhythmen vollzogen, da der Körper dadurch viel Energie aufnehmen kann, während gleichzeitig das Gemüt zur Ruhe kommt. Die Prana-Atmung setzt sich aus drei Phasen zusammen: Einatmen – Atemanhalten – Ausatmen. Diese drei Phasen stehen im Verhältnis 4:4:8, das heißt: Sie atmen vier Sekunden ein, halten den Atem vier Sekunden an und atmen schließlich acht Sekunden aus.

Stellen Sie sich vor, dass Sie mit allem, was Sie tun, Prana in sich aufnehmen, und machen Sie sich bewusst, wie es sich in Ihrem Körper verteilt.

Das Anhalten des Atems ist eine der besten Möglichkeiten, sehr viel Prana aufzunehmen. Langes Atemanhalten ist aber nur nach jahrelanger Übung und unter Aufsicht eines erfahrenen Lehrers zu empfehlen, da es sonst mehr schadet als nützt. Den Atem nur wenige Sekunden lang anzuhalten, wie es bei dieser Übung der Fall ist, ist jedoch vollkommen ungefährlich.

- Sie können die Technik im Sitzen oder im Liegen durchführen. Schließen Sie die Augen, und entspannen Sie Körper und Geist. Beginnen Sie dann mit der Prana-Atmung. Atmen Sie vier Sekunden lang ein, halten Sie den Atem vier Sekunden lang entspannt an, und atmen Sie dann acht Sekunden lang aus. Wichtig ist, dass Sie bei dieser Übung ausschließlich durch die Nase ein- und ausatmen.
- Achten Sie darauf, dass die Atemluft möglichst sanft und lautlos durch die Nase strömt. Bleiben Sie vollkommen entspannt.
- Wiederholen Sie den Atemzyklus 4 : 4 : 8 insgesamt siebenmal. Stellen Sie sich dabei vor, wie Sie mit jedem Atemzug die Lebensenergie Prana aufnehmen. Beim Atemanhalten können Sie sich vorstellen, dass das Prana in Ihren ganzen Körper strömt. Mit dem Ausatmen lassen Sie alles Belastende und Bedrückende los.
- Nachdem Sie die Übung siebenmal wiederholt haben, sollten Sie sich noch etwas Zeit nehmen, um den Wirkungen nachzuspüren.
- Sie können diese Technik auch im Alltag jederzeit zwischendurch anwenden. Führen Sie sie nie öfter als siebenmal hintereinander durch, da die aktivierenden Wirkungen leicht zu stark werden können.

Achten Sie bei der Prana-Atmung darauf, den Atem nicht zu lange anzuhalten. Auch durch kurzes Atemanhalten nehmen Sie Prana auf.

Übung: Prana-Mudra

Bestimmte Finger- und Handstellungen – so genannte Mudras – dienen im Yoga dazu, wohltuende Bewusstseinszustände zu erzeugen. Es gibt spezielle Mudras, die Energien schenken – allen voran die Prana-Mudra. Diese Fingerhaltung unterstützt den Prana-Fluss im Astralkörper. Sie können die folgenden Mudras auch im Alltag einsetzen. Besser ist es allerdings, sich zurückzuziehen und die Übung ganz bewusst durchzuführen. Prana-Mudra wird mit beiden Händen in der gleichen Weise eingenommen.

- Strecken Sie die Hand vor sich aus, so dass Sie auf Ihre Handfläche blicken können. Während Sie Zeige- und Mittelfinger gestreckt lassen, winkeln Sie Daumen sowie Ring- und kleinen Finger ab. Berühren Sie mit der Daumenkuppe sanft die Fingerkuppen von Ringfinger und kleinem Finger, wodurch diese drei Finger einen Kreis bilden.

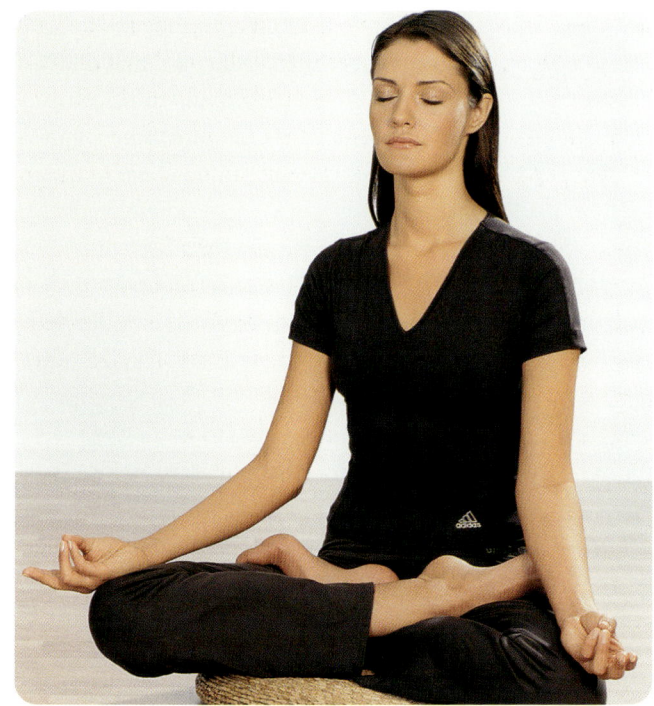

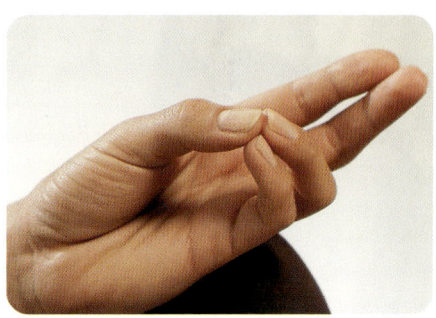

Mit der Prana-Atmung, unterstützt durch eine besondere Handstellung, die Mudra, können Sie in kurzer Zeit neue Kraft tanken. Die hier gezeigte Prana-Mudra unterstützt den Pranafluss und schenkt zusätzliche Energie.

● Nehmen Sie diese Fingerstellung mit beiden Händen ein. Legen Sie die Handrücken auf Ihre Oberschenkel, und bleiben Sie mindestens fünf Minuten lang in dieser Haltung. Alles, was Sie dabei tun müssen, ist, sich zu entspannen und zu beobachten, was passiert. Sie werden spüren, wie Ihr Körper sich durch die Handhaltung ganz von selbst mit Energie auftankt.

Übung: Prana speichern

Yogameister haben entdeckt, dass das Sonnengeflecht die Stelle im Körper ist, in der am meisten Prana gespeichert wird. Das Sonnengeflecht – der Solarplexus – ist ein Nervengeflecht im Oberbauch, das zum Wirkungsbereich des Nabelchakras (Seite 27 ff.) gehört.

Das Element des Nabelchakras ist das Feuer – Symbol für die starke energetische Kraft, mit der der Solarplexusbereich den ganzen Körper mit Energie versorgt. Indem Sie Ihr Bewusstsein gezielt auf das Sonnengeflecht lenken, können Sie die aufgenommene Lebensenergie in Ihrem Körper speichern und sie dann beispielsweise für Heilprozesse einsetzen (»Prana-Heilung«, Seite 199f.).

Bei der Prana-Mudra wird die Haltung hier nur für eine Hand beschrieben; übertragen Sie das Ganze einfach auf die andere Hand.

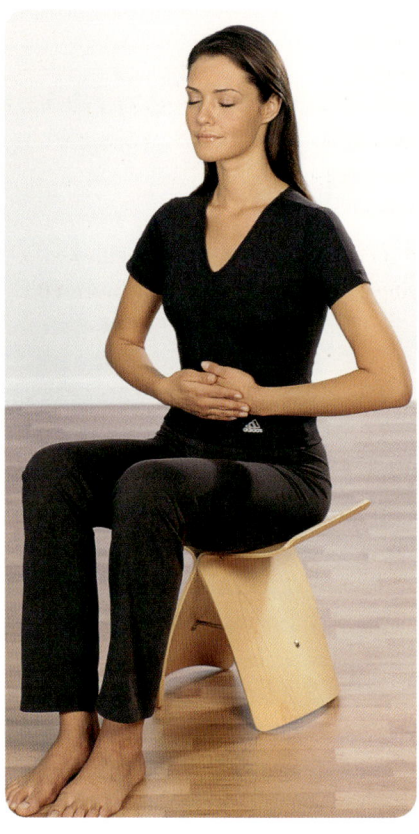

Mit jedem Einatmen nehmen Sie Prana auf und lassen es in Ihr Sonnengeflecht strömen.

● Nehmen Sie eine bequeme Sitzhaltung ein, und schließen Sie dann die Augen. Legen Sie Ihre linke Handfläche sanft auf die Magengrube – das Sonnengeflecht befindet sich dicht unterhalb des Zwerchfells. Legen Sie die rechte Handfläche auf den linken Handrücken. Atmen Sie entspannt ein und aus.

● Lenken Sie Ihre Achtsamkeit ganz auf Ihr Nabelchakra. Versuchen Sie, diese Quelle der Energie in Ihrem Körper aufzuspüren.

● Wenn Sie guten Kontakt zu Ihrem Nabelchakra hergestellt haben, beginnen Sie mit der Visualisierung: Stellen Sie sich vor, wie Sie mit jedem Einatmen kosmische Lebensenergie aus Ihrer Umgebung aufnehmen und wie Sie dieses Prana langsam in Ihr Sonnengeflecht strömen lassen.

● Nutzen Sie das Ausatmen dazu, sich vorzustellen, wie die Lebensenergie sich nun in Ihrem ganzen Nabelchakra verteilt.

Im Solarplexus oder Sonnengeflecht, das zum Wirkungsbereich des Nabelchakras gehört, kann am meisten Prana gespeichert werden.

● Die Übung wird Ihnen anfangs leichter fallen, wenn Sie sich das Prana als hellgelbes Licht vorstellen, das Sie mit dem Einatmen aufnehmen und das sich mit jedem Ausatmen im Bereich des Sonnengeflechts verteilt und gleichzeitig immer heller wird.

● Bleiben Sie einige Minuten lang bei dieser Vorstellung. Spüren Sie, wie sich Ihr Körper allmählich mit neuer Energie füllt, und spüren Sie nach, ob sich etwas in Ihren Gefühlen oder Gedanken verändert.

● Beobachten Sie einfach, was geschieht, wenn Sie geduldig bei dieser Visualisierung bleiben.

● Lösen Sie dann ganz langsam die Hände vom Oberbauch, und legen Sie sie auf die Oberschenkel.

● Beenden Sie die Übung, und öffnen Sie die Augen.

Übung: Prana-Heilung

Je mehr Kontrolle Sie über Ihr Prana gewinnen, desto eher können Sie diese Kraft nutzen, um Heilungsprozesse zu unterstützen. Mit der Zeit werden Sie immer leichter ein Gefühl für die kosmische Lebensenergie entwickeln. Sie können sich selbst und anderen helfen, indem Sie Prana speichern und dann bewusst lenken.

Die Erfolge der Prana-Heilung sind erstaunlich. Allerdings sollten Sie anfangs nicht zu viel erwarten: Um energetische Kräfte therapeutisch einzusetzen, ist Erfahrung nötig.

Nachdem Sie Prana gespeichert haben, können Sie diese Energie einsetzen, um sich und andere zu heilen.

- Um Prana für die Selbstheilung zu nutzen, setzen oder legen Sie sich entspannt hin. Die Übung »Prana speichern« bildet die erste Phase der Prana-Heilung: Legen Sie, wie auf Seite 198 beschrieben, beide Hände in Höhe Ihres Sonnengeflechts auf Ihren Oberbauch. Stellen Sie sich vor, wie Sie beim Einatmen Prana aufnehmen und dieses Prana im Nabelchakra speichern.

- Nehmen Sie sich einige Atemzüge Zeit, um Ihr ganzes Nabelchakra mit heilendem Prana aufzuladen. Sie können sich diese Energie wieder als hellgelbes Licht vorstellen.

- Für die zweite Phase der Übung legen Sie die Hände entspannt auf den Oberschenkeln ab. Lassen Sie die Augen geschlossen. Konzentrieren Sie sich mit dem Einatmen auf die Energie, die sich in Ihrem Nabelchakra gesammelt hat. Mit dem Ausatmen schicken Sie dieses Prana in einen Bereich Ihres Körpers, dem Sie Kraft schicken wollen.

- Mit Hilfe Ihrer Vorstellungskraft können Sie das Prana in jeden Teil Ihres Körpers lenken – etwa in einen verstauchten Knöchel, einen entzündeten Hals oder zu einer schmerzenden Stelle Ihres Rückens.

- Nehmen Sie mit jedem Einatmen bewusst Kontakt zu der Kraft in Ihrem Nabelchakra auf. Senden Sie diese Energie mit jedem Ausatmen zu einem erkrankten Organ oder einem geschwächten Körperteil. Wiederholen Sie diese Visualisierung mindestens fünf Minuten lang. Sie können sich das Prana dabei zum Beispiel als heilenden Lichtstrom vorstellen, der von Ihrem Nabelchakra aus in den erkrankten Bereich fließt.

- Allmählich werden Sie spüren, wie Ihre Schwachstelle mit neuer Energie durchstrahlt wird. Durch diese Übung setzen Sie einen starken Heilimpuls. Überlassen Sie den Rest Ihrem Körper. Bitten Sie Ihren inneren Arzt, das Prana in bestmöglicher Weise für die Heilung Ihres Körpers zu nutzen, und bleiben Sie geduldig und gelassen.

Übung: Prana-Heilung mit Partner

Natürlich können Sie mit der hier vorgestellten Technik der Prana-Heilung nicht nur Ihre eigene Heilung unterstützen und sich mit heilender Energie auftanken, sondern Sie können damit auch für die Heilung anderer Menschen etwas tun.

Obwohl Sie die Lebensenergie an Ihr Gegenüber abgeben, werden Sie dadurch kein Prana verlieren, sondern gewinnen.

- Sammeln Sie dazu erst einmal möglichst viel Prana in Ihrem Nabelchakra an. Lassen Sie dann eine Hand auf Ihrem Oberbauch liegen, und legen Sie die andere Hand auf jenen Körperteil des Erkrankten, den es zu heilen gilt.
- Lassen Sie die kosmische Lebensenergie mit dem Ausatmen von Ihrem Sonnengeflecht aus langsam in die geschwächte Körperstelle Ihres Partners strömen.
- Bleiben Sie dabei ganz entspannt, und arbeiten Sie nur mit Ihrer Vorstellung, nicht aber mit dem Willen.
- Da die kosmische Lebensenergie unerschöpflich ist, werden Sie selbst bei dieser Technik kein Prana verlieren – ganz im Gegenteil: Wenn Sie richtig vorgehen, dann wird nicht nur Ihr Patient nach der Behandlung mehr Energie haben und sich gestärkt fühlen, sondern auch Sie selbst werden Kraft aus dieser Übung ziehen können.

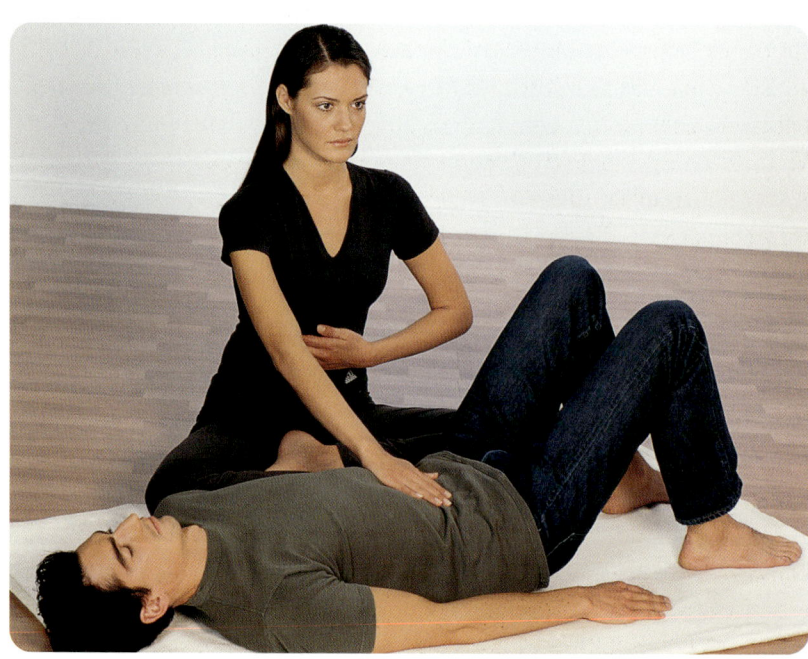

Bei der Prana-Heilung liegt eine Hand auf Ihrem Solarplexus, die andere legen Sie auf den kranken Körperteil Ihres Partners.

Die Nadis – Kanäle für die Lebensenergie

Prana, die kosmische Lebensenergie, versorgt Körper und Seele mit Vitalität und Kraft. Der Chakra-Lehre zufolge bewegt sich diese nicht chaotisch durch den Astralkörper, sondern strömt in feinstofflichen Bahnen. Diese subtilen Kanäle werden Nadis genannt (Sanskrit: *nad* = fließen). Die Yogatradition geht davon aus, dass es 72.000 Nadis gibt; in einigen Schriften wird ihre Zahl sogar mit 350.000 angegeben.

Die Nadis bilden ein feines Netzwerk von Leitbahnen, das sich über den ganzen Körper erstreckt. Jedes einzelne Chakra ist Ausgangspunkt für Tausende von Nadis, die strahlenförmig von den Chakras nach außen strömen. Hellsichtige verschiedener Traditionen haben diese Strahlen als Blütenform interpretiert, weshalb die Chakras auch so häufig als Blüten mit Blütenblättern dargestellt werden.

Die Theorie der Nadis hat gewisse Ähnlichkeiten mit den Erkenntnissen der chinesischen Medizin: Die Leitbahnen der Prana-Energie ähneln den Meridianen, während Prana dem *Chi* entspricht, das in der chinesischen Medizin mit der universellen Lebensenergie gleichgesetzt wird. Allerdings gibt es auch Unterschiede: Weder die Anzahl noch die Lage der Nadis entspricht den Meridianen; und die Meridian-Lehre dient vorwiegend medizinischen Zwecken, während die Theorie der Nadis und Chakras unmittelbar mit der spirituellen Praxis zusammenhängt.

Viele Yogaarten haben das Ziel, den Energiefluss in den Nadis anzuregen. Auch die Übungen und Heilmittel, die bei der Chakra-Arbeit eingesetzt werden, befreien die Nadis von Blockaden. Da man davon ausgeht, dass jedes Chakra das Zentrum Tausender Nadis bildet, hat das Erwecken der Chakra-Energie immer auch einen reinigenden Effekt auf die Nadis.

In den feinstofflichen Bahnen, den Nadis, strömt die Lebensenergie Prana durch den Astralkörper.

Die drei Hauptnadis Ida, Pingala und Sushumna

Es ist schier unmöglich und auch nicht sinnvoll, sich mit der Lage aller 72.000 Nadis im Körper zu beschäftigen. Drei Hauptnadis sind unter den Nadis von Bedeutung und spielen bei der Erweckung der Chakra-Energien eine größere Rolle: Ida, Pingala und Sushumna. Nur, wenn die Energie ungehindert durch diese Hauptbahnen fließen kann, dann können sich die

Prana muss durch alle drei Hauptnadis strömen, damit der Mensch weltliches Leben und spirituelle Entwicklung meistern kann.

Chakras frei entfalten. Ida ist der astrale Kanal, durch den der negativ geladene Energiestrom im Körper fließt. Ida repräsentiert dabei den weiblichen Pol und wird mit auch mit der Energie des Mondes in Verbindung gebracht, die in China als Yin-Energie bezeichnet wird.

Ida hat seinen Ausgangspunkt im Wurzelchakra, an der Basis der Wirbelsäule, und endet im linken Nasenloch.

Pingala ist der positiv geladene Energiestrom im Körper, der der Sonnenenergie entspricht und dem männlichen Aspekt zugeordnet ist; durch diesen astralen Kanal strömt die Yang-Energie. Pingala entspringt ebenfalls dem Wurzelchakra, endet jedoch im rechten Nasenloch.

Die beiden Energiekanäle Ida und Pingala laufen an der Wirbelsäule entlang aufwärts und kreuzen sich dabei jeweils in den Chakras. So umkreisen diese beiden den Hauptkanal Sushumna. Sushumna entspricht auf der physischen Ebene unserem Rückenmark und strömt in einer Spiralform direkt durch die Wirbelsäule.

Auch Sushumna ist, wie Ida und Pingala, eine feinstoffliche Energiebahn des Astralkörpers und ist nicht mit dem Rückenmark gleichzusetzen.

Die astralen Kanäle Ida und Pingala versorgen den gesamten Organismus des Menschen mit der nötigen Energie, die er für sein weltliches Leben und für das Meistern aller seiner Aufgaben in der materiellen Welt braucht. Sushumna dagegen ist der astrale Energiekanal im Körper, der für die spirituelle Entwicklung des Menschen von besonderer Bedeutung ist.

So lange die Lebensenergie Prana jedoch nur durch die beiden Hauptnadis Ida und Pingala strömen kann, und nicht durch Sushumna, dann bleibt der Mensch in der materiellen Ebene von Raum und Zeit gefangen.

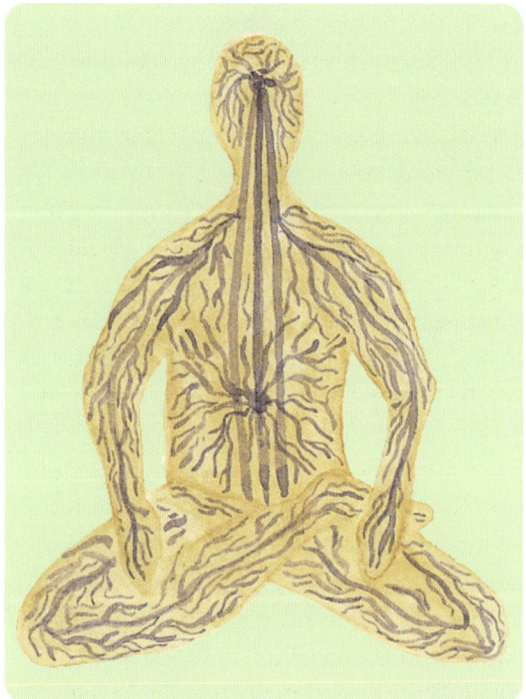

Die kosmische Lebensenergie Prana fließt durch ein feines Netzwerk von Leitbahnen, das über den ganzen Körper verteilt ist.

Übung zum Ausgleich Ihrer Nadis

Durch Meditation, Yogatechniken und Chakra-Arbeit wird der Energiefluss im Sushumna-Nadi angeregt, was zu höheren Bewusstseinszuständen führt. Der Sushumna-Kanal wird in Indien auch als *Brahma-Nadi* bezeichnet, da er zu Gott führt (Brahma ist die höchste hinduistische Gottheit.) Die folgende Übung gleicht Ihre Nadis aus.

Übung: Nadi-Ausgleichsatmung
Nach der Yoga-Lehre ist die Energie, die durch Ida strömt, kühlend und beruhigend (Yin), die Pingala-Energie wärmend und aktivierend (Yang). Eine zu starke Aktivität von Ida, dem negativen Energiepol, führt daher zu Müdigkeit, Lustlosigkeit, depressiven Verstimmungen und Kreislaufschwäche. Strömt die Energie zu stark durch Pingala, den positiven Pol, kann das zu Nervosität, Gereiztheit, Schlaflosigkeit und Herzproblemen führen. Durch die folgende Atemtechnik können Sie einen Ausgleich zwischen diesen beiden Polen schaffen. In sitzender Stellung atmen Sie dazu einige Minuten lang ausschließlich durch eines der beiden Nasenlöcher.

- **Die Mondatmung:** Setzen Sie sich bequem und aufrecht hin. Schließen Sie die Augen, führen Sie die rechte Hand an die Nase, und verschließen Sie das rechte Nasenloch mit der rechten Daumenkuppe. Atmen Sie nun mindestens fünf Minuten lang gleichmäßig durch das linke Nasenloch ein und aus.
  Wenden Sie diese Atemweise an, wenn Sie unter Nervosität, Schlaflosigkeit oder Unruhe leiden oder wenn Sie aus anderen Gründen einen beruhigenden Effekt wünschen. Auch bei Entzündungen, Bluthochdruck, Herzklopfen oder Schmerzen sollten Sie die Mondatmung mehrmals täglich ausführen.

  Die Atmung durch das linke Nasenloch wird Mondatmung, die durch das rechte Nasenloch Sonnenatmung genannt.

- **Die Sonnenatmung:** Auch die Sonnenatmung wird im Sitzen durchgeführt. Schließen Sie die Augen, führen Sie die rechte Hand an die Nase, und verschließen Sie das linke Nasenloch mit dem Ringfinger und dem kleinen Finger der rechten Hand. Atmen Sie ausschließlich durch das rechte Nasenloch. Führen Sie die Sonnenatmung mindestens fünf Minuten lang durch, und zwar immer dann, wenn Sie zu wenig Energie haben. Bei Müdigkeit, Erschöpfung, Niedergeschlagenheit und Ängstlichkeit sowie bei niedrigem Blutdruck, Schwindel, Kreislauf- oder Verdauungsschwäche empfiehlt sich diese Übung.

Kundalini – die schlafende Schlange

Das Sanskrit, die altindische Sprache, benützt viele bilderreiche Begriffe. Die Weisen und Brahmanen wussten, dass Symbole für die meisten Menschen besser erfassbar sind als komplizierte Definitionen. Der im Folgenden verwendete Ausdruck »Kundalini« bedeutet so viel wie »Schlangenkraft« – hinter dem vordergründigen Begriff verbirgt sich jedoch ein Geheimnis, das die spirituelle Entwicklung und den tieferen Sinn des menschlichen Daseins beinhaltet.

Wird die Kundalini-Energie geweckt, werden alle Chakras der Reihe nach aktiviert und miteinander verbunden.

Die Bedeutung des Schlangensymbols

Im Alten Indien herrschte die Auffassung, dass Kundalini, eine zusammengerollte Schlange, an der Basis der Wirbelsäule im Wurzelchakra des Menschen schläft. Wird die Kundalini geweckt, steigt sie entlang der Wirbelsäule im Sushumna-Kanal aufwärts. Dabei werden nach und nach alle Chakras aktiviert und miteinander verbunden. Erst wenn die Kundalini das Kronenchakra erreicht hat, ist sie an ihrem Ziel angelangt.

Das Hauptthema der Kundalini-Theorie ist Ent-Wicklung – Die Schlange verfügt über enorme Kräfte – sie ist wendig, blitzschnell und anpassungsfähig. Sie galt seit jeher als Symbol für das ungeheure Entwicklungspotenzial eines jeden Menschen.

Die zusammengerollte Schlange, Kundalini, symbolisiert das große Entwicklungspotenzial des Menschen.

Der Schlangenkörper enthält eine hohe Anzahl von Wirbeln: je nach Art zwischen 100 bis 300. (Der Mensch hat 33 Wirbel.) Im Yoga symbolisiert die Wirbelsäule die Entwicklungsmöglichkeit; im Hatha-Yoga wird sehr auf ihre Beweglichkeit geachtet. Da auch die Chakras mit dem Entwicklungsprozess zusammenhängen, liegen sie dementsprechend entlang der Wirbelsäule. Die Schlange schläft, sie ist zusammengerollt – eingewickelt und noch nicht ent-wickelt. Die schlafende Schlange – die schöpferische Energie – muss sich entfalten und sich in Bewegung setzen. Dabei wandert sie im Sushumna-Kanal von unten nach oben, sozusagen von der materiellen in die geistige Welt: Das Wurzelchakra, in dem sie zunächst ruht, ist das grobstofflichste, das Kronenchakra, ihr Ziel, ist das feinstofflichste aller Chakras.

Das Aufsteigen der Kundalini, das mit der spirituellen Entwicklung gleichzusetzen ist, wird von angenehmen Gefühlen begleitet. Menschen widmen sich jahrelang der Meditation oder anderen geistigen Methoden, weil sie dabei außergewöhnliches Glück und Zufriedenheit erleben, die durch weltlichen Freuden nicht erreicht werden können.

Swami Vishnudevananda sagt in diesem Zusammenhang: »Wenn die zusammengerollte Energie (Kundalini) durch Sushumna aufsteigt und dabei von Chakra zu Chakra wandert, erfährt der Yogi jegliche Art von Erkenntnis, Kräften und Wonnen.«

Sofern – und das ist hervorzuheben – die Kundalini-Energie sanft und vorsichtig erweckt wird, treten dabei angenehme Bewusstseinszustände auf. Der Energiefluss, der durch das Sushumna-Nadi strömt, aktiviert auch die beiden anderen Nadis Ida und Pingala. Die Folgen sind: gute Gesundheit, starke Abwehrkräfte und die Befreiung von Schmerzen und vielen anderen körperlichen Beschwerden.

Das Erwecken der Kundalini hat aber noch ein höheres Ziel als eine ausgezeichnete Gesundheit. Letztlich soll die schöpferische Lebenskraft im Menschen angeregt und mit dem kosmischen Bewusstsein verbunden werden: die Vereinigung seines individuellen Selbst mit dem Göttlichen. Findet diese Vereinigung statt, wird dies als Erleuchtung erfahren. Im Yoga wird der Zustand höchster Erkenntnis als *Samadhi* bezeichnet; er entspricht weitgehend der *Unio mystica* der westlichen Mystik, der Verschmelzung von Mensch und Gott.

Um die schöpferische Kraft der Kundalini entfalten zu können, muss die Energie in den Chakren völlig frei fließen.

Shiva- und Shakti-Energie

Das Ziel der in Bewegung gesetzten Kundalini ist die Vereinigung der männlichen und weiblichen Urenergie. Für den Menschen gibt es nur diese eine Möglichkeit, in die göttliche Einheit einzutreten – über die Polarität. Nur wer beide Pole kennen lernt, wer seine männlichen und weiblichen Aspekte auslebt und Yin und Yang in sich vereint, kann über die Dualität zur Ganzheit gelangen.

In der Kundalini-Lehre wird Shakti als die schöpferische Kraft und als aktiver Aspekt angesehen, während Shiva das reine Bewusstsein oder den ruhenden Aspekt der Kundalini repräsentiert:

Shakti entspricht dabei dem weiblichen, Shiva dem männlichen Pol. Shiva (Sanskrit = der Gnädige) gilt als allmächtiger Herrscher der Welt und verkörpert die männliche Energie.

Shiva gehört zu den Hauptgöttern der Hindus – im übertragenen Sinn steht er jedoch für das kosmische Bewusstsein, das seinen Sitz im höchsten Chakra hat, sowie für das Prinzip der Erkenntnis und des Erwachens.

Shakti (Sanskrit = Kraft) symbolisiert das weibliche Urprinzip. Als Shivas Gegenpol taucht Shakti in der Mythologie als Kali, die Furcht erregende Zerstörerin, vor allem aber als Parvati, die liebevolle und wohltätige Muttergöttin auf. Shakti symbolisiert das Prinzip der Lebenskraft, die alle Materie belebt und die Natur erschafft.

Im Astralkörper bildet das unterste Chakra an der Basis der Wirbelsäule den Sitz der Shakti-Energie. Die in diesem Zentrum zusammengerollte Kundalini wird daher korrekterweise als *Kundalini Shakti* bezeichnet.

Shakti ist die Mutter aller Dinge. Dank ihrer unendlichen schöpferischen Kraft konnte Shakti die Welt erschaffen. Sie erschuf das ganze sichtbare Universum und die fünf Elemente. Ihre Kraft strömte dabei aus der Ewigkeit in die Zeit, von der Unendlichkeit in die Ebene von Zeit und Raum.

Der indische Gott Shakti verkörpert die Lebenskraft, die Göttin Shiva steht für Erkenntnis und Erwachen.

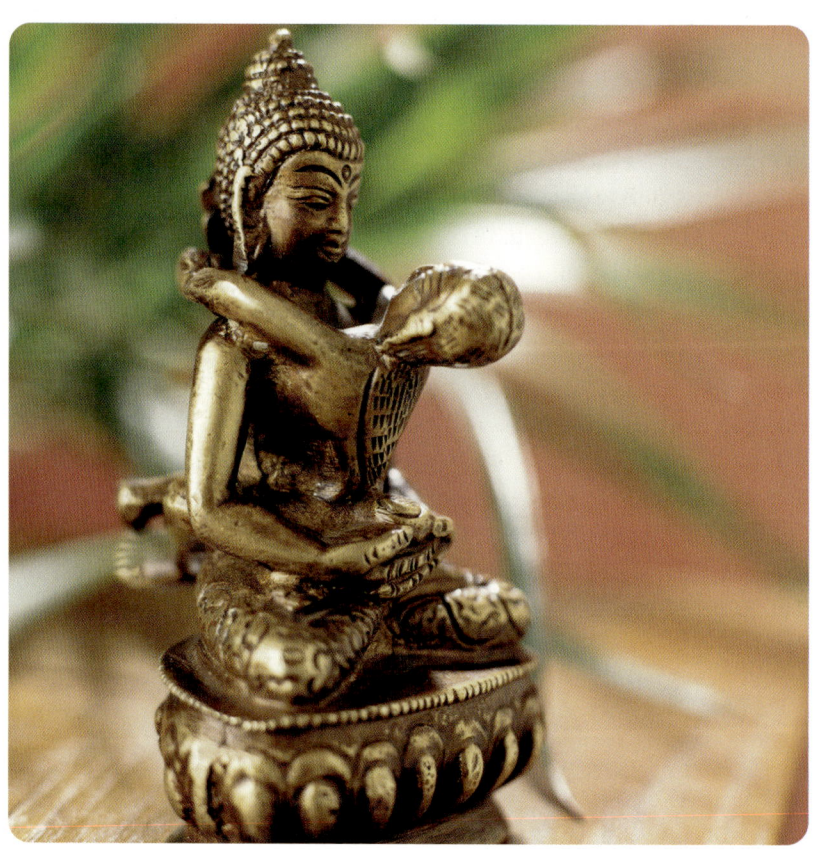

Durch die Vereinigung der männlichen und weiblichen Urenergie, symbolisiert in Shiva und Shakti, wird die göttliche Einheit erreicht.

Von diesem Schöpfungsprozess erschöpft ruht die göttliche Urmutter nun in Form der Kundalini-Shakti im Wurzelchakra des Menschen, was durch die zusammengerollte Schlange symbolisiert wird.

In diesem Mythos kommt das Potenzial des Menschen zum Ausdruck: In jedem ruht der Keim jener Kraft, die die Schöpfung hervorgebracht hat. Gelingt es uns, diese weibliche Urkraft in uns zu aktivieren, können wir unser Bewusstsein aus der materiellen Welt befreien und es mit der göttlichen Kraft verbinden. Die spirituelle Grundaufgabe des Menschen besteht daher darin, die schlafende Kundalini zu neuem Leben zu erwecken und so die ursprüngliche Einheit mit der göttlichen Quelle, deren Sitz das Kronenchakra ist, zu ermöglichen.

Vom sanften Umgang mit der Schlangenkraft

Wir haben viele Möglichkeiten, die spirituelle Reise anzutreten und uns auf die Suche nach unserem wahren Selbst zu begeben: Wir können uns nach einem Meister umsehen, Bücher zu spirituellen Themen kaufen, Yoga oder Tai Chi lernen, verschiedene Meditationsformen praktizieren – oder mit unseren Chakras arbeiten. Auch das Erwecken der Kundalini-Energie ist eine Möglichkeit, zum Wesentlichen zurückzukehren.

Viele Yogatechniken, so beispielsweise bestimmte Atemübungen oder Körperstellungen, dienen dazu, den Astralkörper zu reinigen und den Fluss der Prana-Energie anzuregen.

Swami Vishnudevananda schreibt: »Durch Asanas (Körperstellungen), Pranayama, Mudras und Meditation wird Hitzeenergie erzeugt und der Kundalini unmittelbar zugeführt.

Nur durch lang dauernde Übung kann Sushumna von allen Unreinheiten befreit werden; zugleich kann die geweckte Kundalini-Shakti ohne Schwierigkeiten durch den Sushumna-Kanal bis zum Sahasrara-Chakra (Kronenchakra) aufsteigen.«

Auch im Chakra-Yoga wird die Kundalini-Kraft im Lauf der Zeit erweckt. Allerdings beschäftigen wir uns in der Chakra-Arbeit nicht unmittelbar mit der Kundalini, sondern regen die Chakras durch die Anwendung verschiedener Techniken an und stellen das Gleichgewicht zwischen ihnen wieder her. Alle Chakra-Übungen reinigen auch den Astralkörper und befreien die Energiebahnen von Blockaden. Indem wir den Weg frei machen, wird sich Kundalini-Shakti allmählich ganz natürlich in Bewegung setzen – sanft und ganz ohne Gewalt.

Intensive Chakra-Arbeit stellt ein Gleichgewicht zwischen allen Chakras her und ermöglicht damit der Kundalini-Kraft den Weg durch die freien Energiebahnen.

Vorsicht vor Fixierung

Westliche Menschen sollten sich nicht direkt und ausschließlich auf das Erwecken der Kundalini-Energie fixieren. Einige sehr intensive Yogatechniken arbeiten gezielt mit der Kundalini-Energie, darunter Atemtechniken mit teilweise sehr langen Atemverhaltungen. Diese Übungen sind für Ungeübte gefährlich und sollten nur unter Aufsicht eines erfahrenen Lehrers durchgeführt werden – sie sind selbst dann nicht ganz ohne Risiko.

Im westlichen Kulturkreis experimentieren viele Menschen mit Praktiken, die im traditionellen Yoga nur nach sehr langer Vorbereitungszeit angewendet werden durften. Yogaschüler mussten sich vor dem Ausüben dieser Übungen erst jahrelang reinigen.

Diese Jahre dauernde Reinigung besagte: Sie durften weder Alkohol noch Fleisch zu sich nehmen und mussten sich von seelischen Giften wie Neid, Selbstsucht oder Gier befreien.

Erst nach dieser langen Vorbereitung durften die Yogis überhaupt damit beginnen, Pranayama- oder gar Kundalini-Techniken auszuüben.

Die im Folgenden beschriebenen »fünf Verbote« (Yamas) und die »fünf Gebote« (Niyamas) waren unbedingt zu beachten, bevor mit der Praxis begonnen wurde.

Yama und Niyama – zehn Schritte auf dem Weg zum Glück

In seinen Yoga-Sutras (Sutra = Leitfaden) fasste der indische Weise Patanjali die wichtigsten ethischen Yogaregeln zusammen (siehe Seite 311). Seine zehn Empfehlungen bilden die Voraussetzungen für jeden, der sich

Die fünf Yamas – Verbote oder Regeln der sittlichen Disziplin	Die fünf Niyamas – Gebote oder Regeln der Selbstdisziplin
Verzicht auf Gewalt	Reinheit des Körpers
Verzicht auf Lügen und Betrug	Zufriedenheit
Nicht-Stehlen	Genügsamkeit
Mäßigung in allen Dingen	Studium spiritueller Schriften
Nicht-Begehren	Bewusste Ausrichtung auf das Göttliche

ernsthaft dafür entschieden hat, einen spirituellen Weg zu gehen. Darüber hinaus ist das Befolgen von Yama und Niyama, den zehn Schritten auf dem Weg zum Glück, eine gute Methode, um Hindernisse auf dem spirituellen Weg zu beseitigen.

Erfahrungen haben gezeigt, dass die Berücksichtigung von Yama und Niyama auch für die Chakra-Arbeit sehr hilfreich ist. Oftmals entstehen nämlich die seelischen Blockaden, die die Chakras an ihrer Entfaltung hindern, gerade durch eine ungünstige Lebensweise, der Yama und Niyama vorbeugen. Im Alltag eines jeden Einzelnen gibt es ungezählte Möglichkeiten, Yama und Niyama in die Praxis umzusetzen und sich an diesen Regeln zu orientieren.

Sanft und ohne Zwang

An dieser Stelle muss nochmals eindringlich vor möglichen Schäden gewarnt werden: Wer versucht, die Kundalini-Energie durch extreme asketische Übungen oder gewaltsame Atemtechniken zu wecken, muss mit ernsthaften Schäden an Körper und Seele rechnen! Zwar ist es prinzipiell möglich, die Kundalini-Energie sozusagen mit Gewalt durch blockierte Chakras nach oben zu führen – doch kann es dabei zu sehr unangenehmen und schädlichen Nebenwirkungen kommen: Fieber, Schüttelfrost, chronische Erschöpfung und geistige Verwirrung sind Anzeichen dafür, dass Energien wachgerufen wurden, die außer Kontrolle geraten sind. Bei der Chakra-Arbeit sollten Sie daher Folgendes beachten:

- In der Chakra-Arbeit gehen wir sehr behutsam und sanft mit den Energien unseres Astralkörpers um. Einfühlsam und entspannt tun wir unseren Chakras etwas Gutes.
- Durch wohltuende Visualisierungen, einfache Körperstellungen und sanfte Atemübungen können so unsere Chakras ihre ursprüngliche Harmonie wieder erreichen.
- Indem wir liebevoll mit uns umgehen und unseren Weg geduldig, aber unbeirrt beschreiten, schaffen wir die besten Voraussetzungen für ein harmonisches spirituelles Erwachen.
- Auf diese Weise säen wir und gießen den Boden – und akzeptieren, dass die Blume des Erwachens ihre Zeit benötigt, um zu erblühen, und dass es manchmal besser sein kann, den Dingen ihren natürlichen Lauf zu lassen, als etwas zu erzwingen.

Nehmen Sie Abstand von allen Techniken, die Ihnen die schnelle Entfaltung Ihrer Kundalini-Energie versprechen.

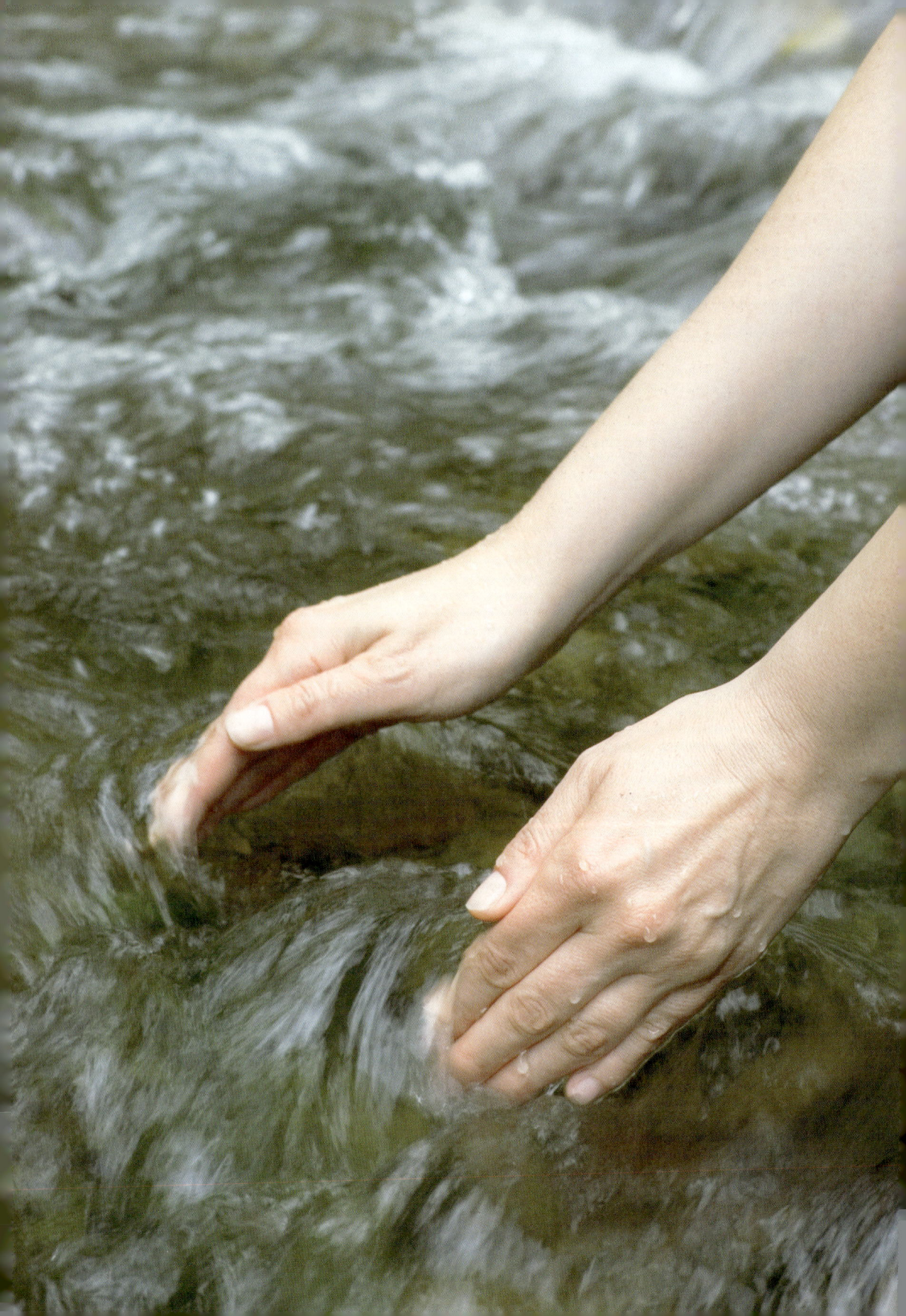

Hand- und Fußchakras

Im Chakra-Yoga werden die Hände und Füße als Mikrokosmos des Körpers aufgefasst. Über Hände und Füße kann der gesamte Organismus indirekt stimuliert werden – eine Tatsache, die sich auch die Reflexzonen-Therapie zunutze macht. Die Behandlung der Fußsohlen und Handflächen wird von den meisten Menschen als sehr wohltuend und entspannend erlebt, und die Massage dieser Körperbereiche unterstützt reflektorisch die Heilung zahlreicher Erkrankungen. Die Hand- und Fußchakras werden als Nebenchakras bezeichnet. Diese stehen mit den wichtigen Hauptchakras in Verbindung. Indem wir die Chakras in den Händen und Füßen sanft anregen, können wir die Entfaltung anderer Chakras fördern.

Die Handchakras

Die Handchakras liegen mitten auf den Handinnenflächen und sind die Bewusstseinszentren der Hände.

Wie aus eiszeitlichen Höhlenmalereien deutlich wird, spielte die Hand als Symbol schon in vorgeschichtlichen Epochen eine große Rolle. Rituelle Handgesten finden sich in allen Priesterkulturen. In der indischen Mythologie symbolisierten die Hände die heilige Handlung. Einige Shiva-Abbildungen zeigen die indische Gottheit mit strahlenden Handflächen. Auch im indischen Tempeltanz – *Bharata Natya* – werden bestimmte Handgesten eingesetzt, um Gefühle wie Trauer, Abscheu, aber auch Liebe und inneren Frieden darzustellen.

Buddhistische Ikonen zeigen den Avalokiteshvara, einen tausendarmigen *Bodhisattva* (= erleuchtetes Wesen), der in jeder seiner tausend Handflächen ein Auge trägt. Der Avalokiteshvara repräsentiert die von Verständnis und Erkenntnis (symbolisiert durch das Auge) geprägte Handlung (symbolisiert durch die Hand). Eine wichtige Funktion der Hände ist das Handeln, eine andere das Berühren. Die Hände symbolisieren sowohl die Fähigkeit, etwas in der Welt zu bewirken, etwas anzufassen und zu handeln, als auch die Gabe, andere Wesen zu berühren und zu heilen.

Die Handchakras sind die Bewusstseinszentren der Hände; sie liegen mitten in den Handflächen. Seherinnen und Seher beschreiben sie als türkisfarben strahlende Wirbel. Indem wir uns unserer Handchakras bewusst werden, können wir heilende Kräfte entwickeln.

Über unsere Hände berühren wir die Welt, und die Hände bringen Geborgenheit, Zärtlichkeit und Fürsorge zum Ausdruck. Menschen, die die Fähigkeit haben, andere zu heilen, haben meist gut entwickelte Handchakras. Die christliche Tradition betont die Heilkraft der Hände ebenso wie das Reiki. Auch viele Yogameister haben die Fähigkeit, Lebensenergie über ihre Hände auf andere Menschen zu übertragen. Die Strahlkraft der Handchakras ist in diesen Fällen so groß, dass sie von besonders sensiblen Menschen wahrgenommen werden kann. Die Handchakras hängen mit dem Herzchakra zusammen. Aus dem liebevollen Herzen strömt die Kraft, die es der Hand ermöglicht, bewusst zu handeln und andere Menschen heilsam zu berühren und zu behandeln. Jede Technik, die das Herzchakra anregt, verstärkt den Energiefluss in den Handchakras. Umgekehrt wirken sich Handchakra-Übungen positiv auf das Herzchakra aus.

Die Handchakras und das Herzchakra stehen in direktem Zusammenhang; die Arbeit an dem einen Chakra belebt auch das andere.

Das Erwecken der Handchakras

Jeder Mensch kann seine Handchakras und damit seine Heilkräfte entwickeln. Über die Handflächen kann Prana, die universelle Lebensenergie, bewusst gelenkt werden. Als Vorbereitung für die Prana-Heilung (Seite 199ff.) und die Chakra-Energiemassage (Seite 131) sind Übungen, die die Energie der Handchakras anregen, sinnvoll. Um die Heilkraft der Hände zu entwickeln, müssen Sie Ihr Handbewusstsein schärfen.

- Machen Sie sich bewusst, wie viele Dinge Sie täglich mit den Händen berühren. Richten Sie Ihre Achtsamkeit auf all diese Berührungen.
- Künstlerische Tätigkeiten wie Töpfern und Modellieren, aber auch Gartenarbeiten verbinden die Hände mit dem Element Erde.
- Im Tai Chi und Qi Gong wird die Strahlkraft der Hände von selbst verstärkt – diese Methoden werden in vielen Kursen angeboten.
- Lernen Sie ein Instrument: Klavier-, Flöten- oder Gitarrespielen erfordert großes Fingergeschick; je beweglicher die Finger sind, desto leichter kann die Energie durch die Handchakras fließen.
- Beschäftigen Sie sich mit Massagetechniken. Klassische Massagen, Shiatsu und natürlich auch die Chakra-Energiemassage sind wertvolle Möglichkeiten, um die Kunst der heilenden Berührung und damit auch die Handchakras zu entwickeln. Es gibt auch in der Chakra-Arbeit Übungen für die Aktivierung der Handchakras.

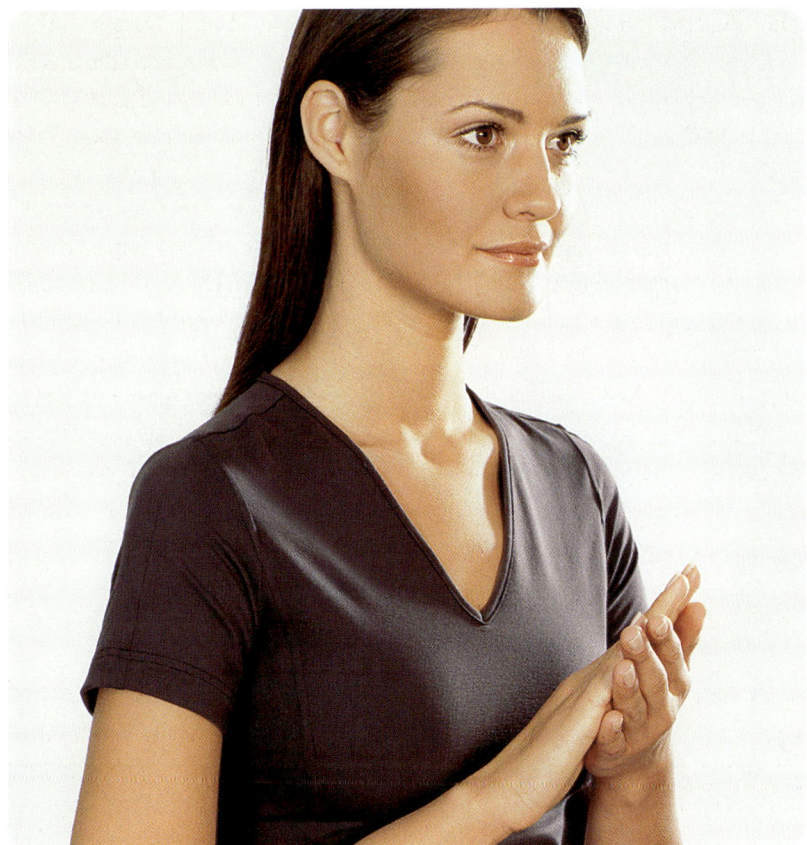

Mit einem sensibilisierten Bewusstsein für Ihre Hände können Sie sogar Heilkräfte entwickeln.

Übung: Sensibilisierung der Hände

- Legen Sie Ihre Hände flach aufeinander. Lenken Sie Ihre Konzentration auf die Berührung der beiden Handflächen.
- Spüren Sie, wie die einzelnen Finger und die vielen kleinen und großen Ballen der Hand sich berühren. An einigen Stellen wird der Kontakt deutlicher spürbar sein als an anderen.
- Lassen Sie die Hände nun sanft und langsam aneinander kreisen – üben Sie dabei nur sehr wenig Druck aus.
- Nehmen Sie die Handflächen dann allmählich ganz behutsam und sehr langsam wieder auseinander. Versuchen Sie, die Hände nur so weit voneinander zu entfernen, dass Sie die Energie noch wahrnehmen können. Erleben Sie, wo die Grenzen liegen, wie weit Sie die Hände auseinander nehmen können, ohne den Kontakt zwischen den Handflächen zu verlieren.

Um Ihr Handbewusstsein zu wecken und Ihre Handchakras zu aktivieren, gibt es eine Reihe von Übungen.

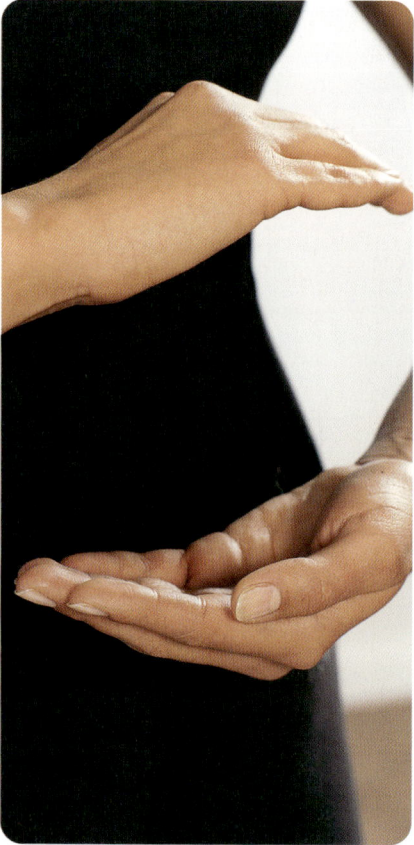

Stellen Sie sich einen Energie-Lichtball zwischen Ihren Händen vor, der immer größer und kraftvoller wird.

Übung: Einen Energie-Lichtball in den Händen halten

- Halten Sie die Hände im Abstand von wenigen Zentimetern auseinander; die Handflächen sind einander zugewandt. Entspannen Sie sich, atmen Sie tief ein und aus, und schließen Sie sanft die Augen.
- Öffnen und schließen Sie die Hände einige Male – dehnen Sie Ihre Finger beim Strecken gründlich.
- Halten Sie die Hände schließlich wieder geöffnet vor dem Körper wie in der Ausgangsposition.
- Spüren Sie, wie sich Energie zwischen Ihren Handflächen aufbaut.
- Stellen Sie sich nun vor, dass Sie einen kleinen Energie-Lichtball zwischen Ihren Händen halten. Vergrößern Sie ganz langsam und bewusst den Abstand der Handflächen, die dabei jedoch immer noch zueinander zeigen sollten.
- Visualisieren Sie, wie die Lichtkugel in Ihren Handflächen zunehmend größer und kraftvoller wird. Sie können sich dabei vorstellen, dass die Lichtkugel türkis leuchtet.
- Drehen Sie den Energieball nun, indem Sie eine Hand nach oben und die andere nach unten nehmen, so dass zum Beispiel die rechte Handfläche nach unten, die linke nach oben weist oder umgekehrt.
- Spüren Sie und experimentieren Sie, wie weit Sie die Handflächen nun voneinander entfernen können, ohne das Gefühl für den Wärme- und Energiestrom zu verlieren.
- Wenn Sie diese Übung eine Zeit lang ausführen, dann werden Sie den Energie-Lichtball und die Strahlkraft Ihrer Handchakras immer deutlicher spüren können.

Ziel der Übungen ist es, die Strahlkraft Ihrer Handchakras zu steigern, sie erspüren zu lernen und heilend einzusetzen.

Übung: Die Handchakras mit Energie aufladen

Die Übung erhöht den Energiefluss in den Handchakras. Sie können sie im Sitzen oder Liegen durchführen.

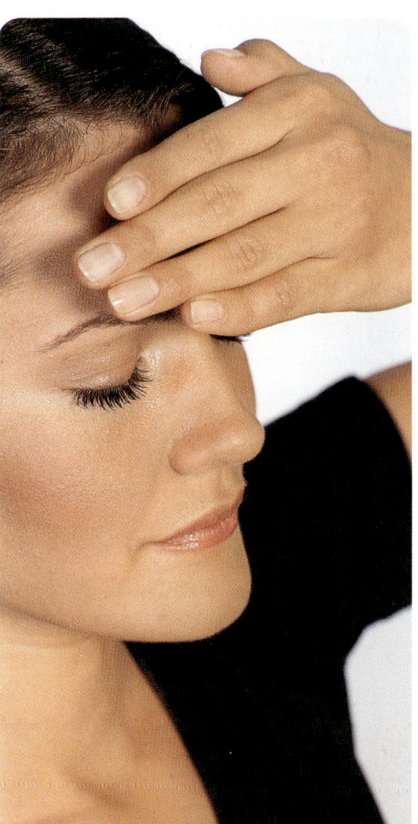

Halten Sie zu Beginn und am Ende der Übung Ihre linke Hand vor Ihre Stirn und spüren Sie der Wirkung nach.

- Heben Sie nun die linke Hand vor Ihren Kopf – dabei sollte die Handfläche zu Ihrer Stirn weisen und etwa drei Zentimeter von ihr entfernt sein.
- Nehmen Sie die Hand dann wieder herunter, und legen Sie sie wenige Fingerbreit oberhalb des Bauchnabels auf den Bauch – hier liegt Ihr Nabelchakra.
- Legen Sie die linke Handfläche flach auf den Bauch, die rechte Hand legen Sie auf die linke.
- Spüren Sie den Kontakt zum Nabelchakra. Atmen Sie dann siebenmal langsam und tief ein und aus. Spüren Sie dabei, wie Ihr Bauch sich beim Einatmen etwas nach außen wölbt, und stellen Sie sich vor, der Atem würde von Ihrem Bauch aus in Ihre Handflächen fließen. Stellen Sie sich ferner vor, dass warme, heilende Energie von Ihrem Nabelchakra aus in Ihre Handflächen fließt.
- Lösen Sie Ihre Hände nach sieben Atemzügen behutsam vom Bauch, und führen Sie die linke Hand noch einmal langsam vor Ihre Stirn.
- Spüren Sie den Unterschied zu vorhin. Fühlen Sie, wie Wärme von Ihrem Handchakra aus in Ihr Stirnchakra fließt. Der Energiefluss muss sich nicht unbedingt als Wärme äußern, sondern kann sich auch in Form eines Kribbelns oder leichten Druckgefühls bemerkbar machen. Oft kommt es bei dieser Übung auch zu Lichterfahrungen. Auf jeden Fall wird das Gefühl, das durch den Strom der Lebensenergie erzeugt wird, angenehm und wohltuend sein.

Wenn Energie zwischen Ihren Handchakras und Ihren anderen Chakras strömt, löst dies ein angenehmes Gefühl aus.

Mudras für den inneren Frieden

Mudras sind besondere Finger- oder Handhaltungen, die mit bestimmten Gefühlen einhergehen. Viele Mudras vertiefen die Meditation.

Das Wort »mudra« stammt aus dem Sanskrit und bedeutet »das, was Freude bringt«. Obwohl es einige Körperstellungen gibt, die als Mudras bezeichnet werden, bezieht sich der Begriff meist auf Handgesten und Fingerhaltungen. Mudras sind besonders im indischen Tanz, aber auch im Yoga von Bedeutung. Durch bestimmte Finger- und Handstellungen lassen sich Gefühle des Friedens und der inneren Ruhe im Unterbewusstsein verankern. Indem Sie mit den Händen eine Mudra formen und dabei beispielsweise die innere Haltung der Heiterkeit einnehmen, verbinden Sie die äußere Handstellung mit einem angenehmen Gefühl.

Wenn Sie diese Technik einige Male wiederholen, genügt es schließlich, nur noch die Handstellung einzunehmen – sofort werden dadurch im Unterbewusstsein Impulse ausgelöst, die den Zustand der Heiterkeit hervorrufen. Seit Jahrtausenden wird die Meditation in vielen Kulturen durch Mudras vertieft. Auch Gebetshaltungen sind Mudras – sobald die Hände zum Gebet gefaltet sind, fällt es leicht, seinen Geist auf höhere Sphären zu richten. Über reflektorische Energiekreisläufe wirken Mudras auf Körper und Seele. Einige Mudras wirken beruhigend, andere lindern Schmerzen oder regen die Lebenskräfte an. Die folgenden Mudras sind gut geeignet, um die Handchakras zu erwecken.

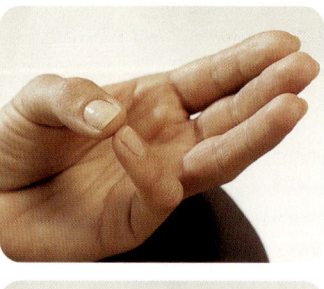

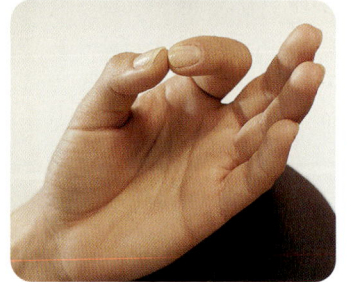

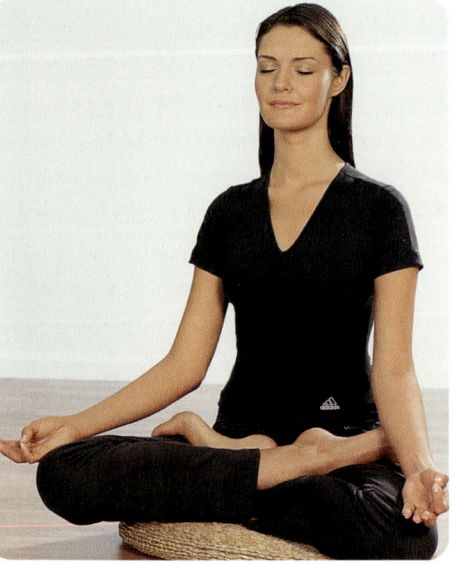

Mit der Sonnen- und der Mond-Mudra können die Handchakras erweckt werden. Dabei sind die Handhaltungen der rechten und linken Hand nicht identisch.

Übung: Die Sonnen-Mudra

Die folgende Handstellung ist der Sonnenenergie zugeordnet. Sie löst Blockaden in den Handchakras auf und regt den Organismus an.

- Strecken Sie Zeige-, Mittel- und Ringfinger der rechten Hand aus; Daumen und kleiner Finger werden angewinkelt und bilden einen Kreis. Die Daumenkuppe sollte die Kuppe des kleinen Fingers dabei sanft berühren.
- Die Stellung der linken Hand sieht etwas anders aus: Bilden Sie mit Daumen und Zeigefinger einen Ring – die Fingerkuppen berühren sich dabei sanft –, Mittel-, Ring- und kleiner Finger werden gestreckt.
- Nachdem Sie die Mudra eingenommen haben, legen Sie die Hände entspannt auf Ihre Oberschenkel. Die Handflächen sind dabei nach oben gekehrt.
- Schließen Sie die Augen, und atmen Sie entspannt. Konzentrieren Sie sich auf Ihre Hände, und versuchen Sie zu spüren, wie diese Mudra sich auf Ihre Stimmung auswirkt.

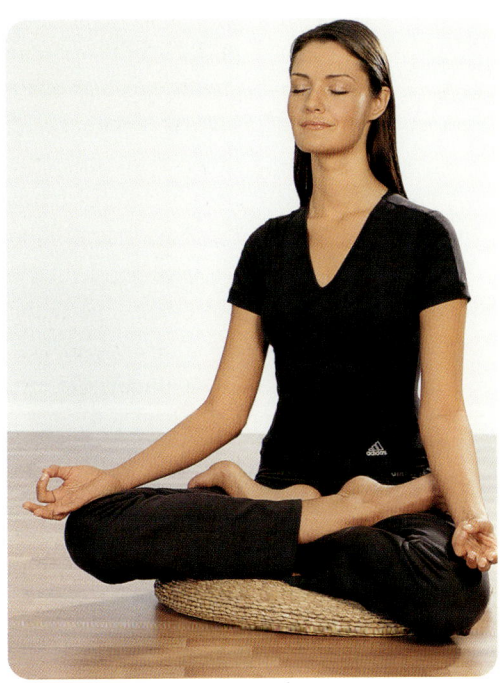

Die Mond-Mudra gleicht Energie-Überschüsse wohltuend aus.

Übung: Die Mond-Mudra

Die Mond-Mudra wirkt besonders beruhigend und ausgleichend. Der Energiefluss in den Handchakras wird auf sanfte Weise harmonisiert. Energieüberschüsse, die sich in Form von innerer Unruhe, Nervosität oder Gereiztheit bemerkbar machen, können über die Handchakras abfließen.

- Die Mond-Mudra ist die spiegelbildliche Entsprechung zur Sonnen-Mudra. Diesmal berühren sich also Daumen und Zeigefinger der rechten Hand, während die anderen Finger gestreckt sind. Der linke Daumen berührt den linken kleinen Finger – Zeige-, Mittel- und Ringfinger der linken Hand sind gestreckt.
- Nehmen Sie die Handstellung ein, schließen Sie die Augen, und lassen Sie Ihre Gedanken zur Ruhe kommen.
- Stellen Sie sich vor, wie Sie bei jedem Ausatmen Belastendes über die Handflächen nach außen abgeben. Versuchen Sie, die Wirkungen der Mond-Mudra auf Körper und Seele zu erspüren.

Während die Sonnen-Mudra Ihre Handchakras und Ihren Organismus anregt, wirkt die Mond-Mudra ausgleichend und beruhigend.

Die Fußchakras

Die Fußchakras liegen in der Mitte der Fußsohlen. Sensitive beschreiben Sie als dunkelrote Lichtwirbel. Über die Fußchakras können wir den Kontakt zur Erde spüren. Ohne dass wir es bemerken, findet ständig ein Energieaustausch zwischen uns und den Kräften der Erde statt – die Fußchakras spielen dabei eine entscheidende Rolle: Kann die Energie in den Fußchakras frei strömen, entsteht das Gefühl, mit beiden Beinen fest auf dem Boden zu stehen und von der Erde getragen zu sein.

Die Fußchakras stehen in direktem Zusammenhang mit dem Wurzelchakra und verbinden uns mit der Erde. Sie liegen in der Mitte der Fußsohlen.

Die Fußchakras hängen unmittelbar mit dem Wurzelchakra zusammen. Die Energie der Erde wird von den Fußchakras zum Wurzelchakra weitergeleitet. Die bewusste Verwurzelung mit den ursprünglichen Kräften der Erde ist die beste Voraussetzung für geistiges Wachstum und gute Gesundheit. Wie entscheidend der Zustand der Füße für die Gesundheit ist, wissen wir alle: Warme Füße sind Zeichen einer guten Gesundheit, während kalte Füße oft eine Erkältung ankündigen.

Die Fußreflexzonen

Die Fußreflexzonen-Therapie nutzt die zentrale Bedeutung der Füße. Obwohl Reflexpunkte schon in alten Kulturen – bei den Maya oder im indischen Ayurveda – bekannt waren, bezieht sich der Begriff »Reflexzonenmassage« in aller Regel auf die moderne Reflexzonen-Therapie, die erst zu Beginn des 20. Jahrhunderts entstand.

Ihr Begründer, Dr. William H. Fitzgerald (1872–1942), entdeckte, dass der Druck auf bestimmte Punkte Schmerzen lindern kann und bestimmte Fußzonen mit teilweise weit entfernten Organen in Verbindung stehen. An verschiedenen Stellen des Körpers gibt es Druckpunkte beziehungsweise Zonen, die bestimmten Organen und Drüsen zugeordnet sind. Die bekanntesten Reflexzonen liegen an den Füßen. Durch die Massage einzelner Punkte können Beschwerden gelindert und der Organismus gekräftigt werden. Die Masseurin Eunice D. Ingham-Stopfel baute die Fußreflexzonenmassage später zu einer eigenständigen Therapieform aus, die heute in vielen Naturpraxen zur Anwendung kommt. Bei allen Gemeinsamkeiten haben Chakra-Lehre und Reflexzonentheorie verschiedene Konzepte. Im Alten Indien galten die Füße und insbesondere die Fußsohlen als Spiegelbild des Körpers: Im Fuß spiegelt sich der ganze Körper.

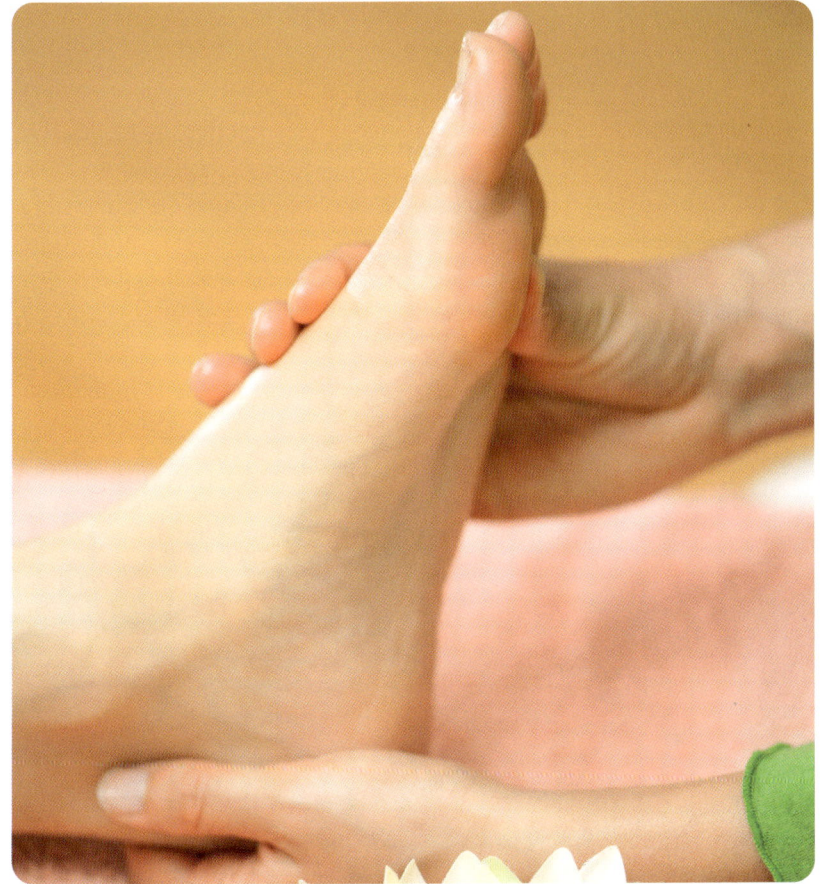

Durch die sanfte Anregung der Chakras in Händen und Füßen wird die Entfaltung der anderen Chakras gefördert.

Nach dem spirituellen Gesetz »wie oben, so unten« können alle sieben Hauptchakras daher über die Behandlung der Füße stimuliert werden. Die Reflexzonen- und die Chakra-Lehre sind sich in einigen Punkten einig, zum Beispiel darin, dass die Zehen und der obere Fußbereich dem Kopf- und Schulterbereich entsprechen, während der Mittelfuß mit Lunge, Brustkorb, Armen, Schilddrüse, Herz und Luftröhre und darunter mit den Organen des Bauch- und Beckenraums in Verbindung steht. Der untere Teil der Fußsohle – der Fersenbereich – spiegelt Blase, Mastdarm, Kreuzbein, Steißbein und Ischias wider.

Somit bilden sich quasi alle sieben Chakras im Körper von unten nach oben in den Fußsohlen ab: Das Wurzelchakra entspricht dem unteren Teil der Ferse, das Herzchakra entspricht der Fußmitte und das Kronenchakra dem oberen Teil der Zehen.

Alle sieben Chakras bilden sich in den Fußchakras ab und können durch die Behandlung der Füße stimuliert werden.

Das Erwecken der Fußchakras

Die Fußchakras stehen in engem Zusammenhang mit dem Wurzelchakra. Alle Maßnahmen, die das Wurzelchakra aktivieren und stärken (siehe hierzu Seite 132 ff.), tragen daher auch zur Entwicklung der Fußchakras bei. Darüber hinaus gibt es aber auch noch viele andere Techniken, mit denen Sie Ihre Fußchakras anregen können und mit denen sich mögliche energetische Blockaden in den Fußchakras auflösen lassen:

- Gehen Sie möglichst oft barfuß. Die Fußchakras können nur dann belebt werden, wenn sie ab und zu Kontakt zur Erde haben. Durch das ständige Tragen von Schuhen und durch asphaltierte Straßen und Wege ist dieser Kontakt oft unzureichend. Nutzen Sie daher jede Möglichkeit, barfuß über Wiesen, Strände, Kies oder auch durch einen Wald zu gehen.
- Halten Sie Ihre Füße möglichst immer warm. Gerade in der kalten Jahreszeit sollten Sie sich regelmäßig heiße Fußbäder gönnen, denn warme Füße sind der beste Schutz gegen viele Infektionskrankheiten.
- In ein heißes Fußbad können Sie auch einige Tropfen eines ätherischen Öls, zum Beispiel Rosmarinöl oder Vetiveröl, geben.
- Machen Sie täglich ein paar spezielle Gymnastikübungen für Ihre Füße. Beispielsweise können Sie ein Handtuch auf den Boden legen, es mit den Zehen umgreifen und versuchen, es ein Stück hochzuheben. Eine andere Möglichkeit besteht darin, sich auf den Rücken zu legen, die Beine angewinkelt nach oben zu strecken und die Fußsohlen beider Füße aneinander zu reiben.
- Beschäftigen Sie sich mit der Fußreflexzonen-Massage. Es gibt viele Kurse, aber auch gute Bücher, die die Grundlagen vermitteln.
- Massieren Sie regelmäßig Ihre Fußsohlen von den Fersen aufwärts bis zu den Zehenballen kräftig durch. Am besten benützen Sie dazu Ihre Daumen. Nehmen Sie sich jeden Fuß einzeln vor, und reiben Sie die einzelnen Zonen des Fußes so lange, bis die ganze Fußsohle sich warm und gut durchblutet anfühlt.
- Fußmassagen werden noch wirkungsvoller, wenn Sie dazu ätherisches Rosmarinöl verwenden. Geben Sie bei der Herstellung für ein Massageöl 4 Tropfen Rosmarin auf 1 EL Basisöl (gut geeignet als Basisöl ist Mandelöl). Massieren Sie dann dieses Massageöl gründlich in Ihre Fußsohlen ein.

Um Ihre Fußchakras zu aktivieren, spüren Sie durch Ihre Fußsohlen hindurch die Verbindung zur Erde, und stellen Sie einen Energieaustausch zwischen sich und der Erde her.

Übung: Die Verbindung zur Erde spüren

Im Sommer sollten Sie die folgende Übung auf einer Wiese, im Wald oder am Ufer eines Sees oder Flusses durchführen. In der kalten Jahreszeit können Sie sie aber auch zu Hause auf einem dicken Teppich ausführen – wichtig ist nur, dass Sie Schuhe und Strümpfe ausziehen und die Füße durch eine kurze Massage aufwärmen, bevor Sie beginnen.

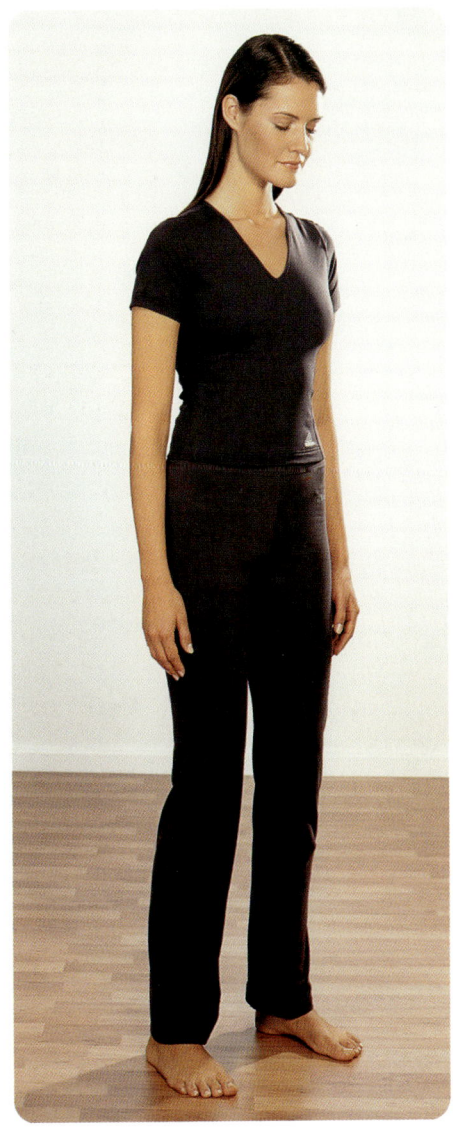

Sie aktivieren die Chakras Ihrer Füße, wenn Sie ganz bewusst Kontakt mit dem Boden aufnehmen, auf dem Sie stehen.

- Stellen Sie sich aufrecht hin – die Füße sollten schulterbreit auseinander stehen, die Fußspitzen zeigen nach vorne. Gehen Sie leicht in die Knie, strecken Sie den Nacken ein wenig, indem Sie das Kinn etwas an die Brust ziehen, und achten Sie auf eine möglichst aufrechte Haltung.
- Richten Sie Ihre ganze Aufmerksamkeit nun auf Ihre Fußsohlen. Nehmen Sie bewusst Kontakt mit dem Boden auf.
- Genießen Sie das Getragensein, und lassen Sie alle unnötigen Spannungen in den Muskeln los.
- Machen Sie sich ein inneres Bild von Ihren Fußchakras. Stellen Sie sich dazu kleine Lichtwirbel vor, die von Ihren Fußsohlen aus in die Erde hineinstrahlen. Am einfachsten visualisieren Sie diese lichte Energie, die aus der Mitte Ihrer Fußsohlen entspringt, als dunkelrote Strahlen.
- Nützen Sie die Kraft Ihrer Vorstellung, um mit jedem Ausatmen ein wenig Kraft in die Erde zu schicken. Schenken Sie der Erde, die Sie trägt und nährt, auf diese Weise ein wenig Ihrer spirituellen Energie. Mit der Zeit werden Sie beobachten können, wie es zu einem Energiefluss kommt. Je mehr Sie zu geben bereit sind, desto mehr Kräfte werden Sie wiederum von der Erde zurückbekommen. Genießen Sie diesen Energieaustausch.
- Stellen Sie sich abschließend vor, dass die heilende Kraft der Erde durch Ihre Fußchakras in die Beine, von dort aus in Ihr Wurzelchakra und schließlich in den ganzen Körper weiterfließt.
- Beenden Sie die Übung, indem Sie sich kurz auf den Rücken legen und den Wirkungen nachspüren.

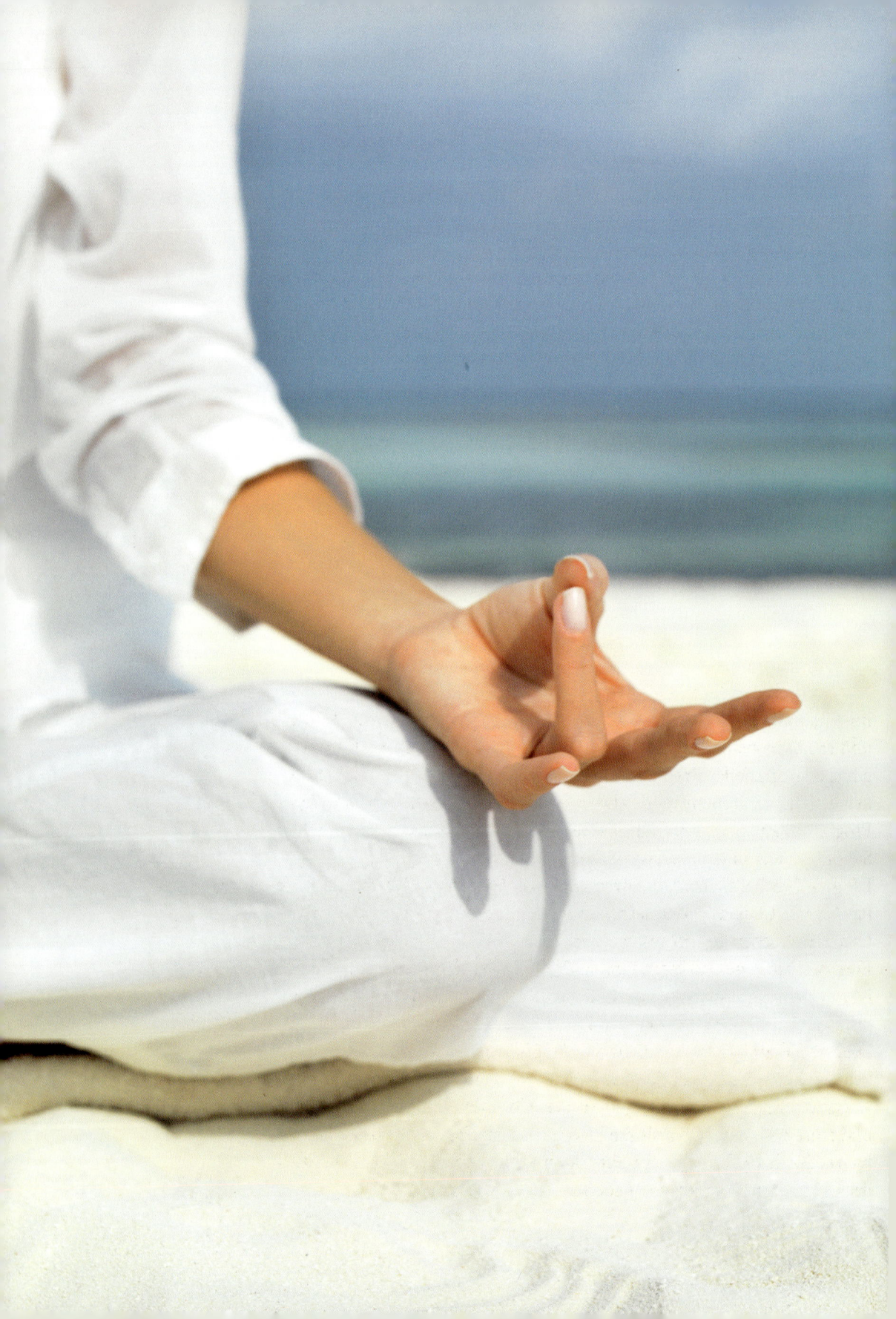

CHAKRA-Yoga

Chakra-Yoga ist ein Übungssystem, durch das die sieben Chakras gezielt entwickelt, gestärkt und angeregt werden können. Die Ursprünge des Chakra-Yoga liegen im Hatha-Yoga und im Kundalini-Yoga. Im Hatha-Yoga geht es darum, den Körper geschmeidig und gesund zu erhalten, während Kundalini-Yoga auf die spirituelle Entwicklung ausgerichtet ist. Im Chakra-Yoga werden diese beiden Aspekte – körperliche Gesundheit und spirituelle Weiterentwicklung – vereint: Durch die Techniken des Chakra-Yoga wird der Energiefluss im feinstofflichen Körper angeregt – alle Chakras werden mit Energie versorgt, Blockaden werden abgebaut.
Kann die Energie im Astralkörper und in den Chakras ungehindert fließen, dann hat das positive Auswirkungen auf Körper und Seele: Eine gute Immunabwehr, ein stabiler Kreislauf, gesunde Organe, innere Ruhe, Gelassenheit und geistige Klarheit sind die Folgen.

Ein Programm für jedes Chakra

Im Chakra-Yoga kommen verschiedene Entspannungs-, Atem-, Körper- und Meditationstechniken zur Anwendung. Für jedes der sieben Chakras gibt es ein spezielles Programm. Wenn Sie ein geschwächtes Chakra stärken wollen, dann suchen Sie sich einfach das entsprechende Chakra-Yoga-Programm aus, und führen dieses sieben Tage lang durch. Danach sollten Sie sich einem anderen Chakra-Programm zuwenden.
Längere Zeit bei einem Programm zu bleiben empfiehlt sich nur bei stark blockierten Chakras – und selbst dann sollte das Programm nach spätestens drei Wochen gewechselt werden.
Eine gleichmäßige und harmonische Entwicklung aller Chakras im Körper ist nur dann gewährleistet, wenn Sie Abwechslung in Ihre Übungspraxis bringen und alle Chakras aktivieren und ausbalancieren.
Dies ist die einfachste Möglichkeit, alle Chakras der Reihe nach zu stärken: Beginnen Sie Chakra-Yoga mit dem Programm für das Wurzelchakra, wechseln Sie nach sieben Tagen zu den Übungen für das Sakralchakra, und fahren Sie so fort, bis Sie die Programme für alle Chakras durchlaufen haben. Nach 49 Tagen (sieben Programme mal sieben Tage) beginnt dann der Zyklus der Übungen von neuem.

Für jedes Chakra steht Ihnen ein speziell darauf abgestimmtes Yoga-Programm zur Verfügung.

Bevor Sie beginnen

Durch eine richtige Vorbereitung und die Beachtung einiger einfacher Regeln, die ich Ihnen im Folgenden auflistе, können Sie Fehler beim Üben vermeiden und die positive Wirkung der Yogatechniken verstärken.

Die wichtigsten Grundregeln

Beachten Sie, dass Chakra-Yoga kein Sport und keine Leistungsübung ist. Entspannen Sie sich, und machen Sie die Übungen gemäß Ihren Fähigkeiten.

- Für Chakra-Yoga brauchen Sie nicht viel Platz – schon vier Quadratmeter genügen. Reservieren Sie sich einen Platz, an dem Sie die Übungen durchführen können. Die Unterlage sollte fest, aber nicht zu hart sein. Üben Sie auf einer dicken Wolldecke oder auf einer rutschfesten Yogamatte. Lüften Sie das Zimmer vor den Übungen gründlich durch, achten Sie aber darauf, dass es warm genug ist, da es sonst schwer ist, sich zu entspannen.
- Sorgen Sie für eine angenehme Atmosphäre. Schalten Sie Störquellen wie Telefon aus, zünden Sie einige Kerzen an, stellen Sie Blumen auf den Tisch, und benützen Sie eine Duftlampe oder Räucherstäbchen, am besten mit Düften, die dem jeweiligen Chakra zugeordnet sind.
- Ziehen Sie sich bequem an. Weite Hosen, T-Shirts und Pullis sind ideal. Wenn es warm genug ist, sollten Sie barfuß üben.
- Die beste Zeit für das Üben ist der frühe Morgen. Wenn Sie es schaffen, Ihr Yogaprogramm noch vor dem Frühstück durchzuführen, werden Sie sich den ganzen Tag wohl fühlen und voller Energie sein.
- Sie können selbstverständlich auch zu jeder anderen Tageszeit üben, sollten nach einer Mahlzeit jedoch mindestens zwei Stunden vergehen lassen, bevor Sie mit dem Üben beginnen. Da die Chakra-Yoga-Techniken teilweise sehr aktivierend auf Körper und Geist wirken, sollten Sie sie nicht am späten Abend durchführen.
- Es genügt, Ihr Chakra-Yoga-Programm einmal täglich durchzuführen. Wenn Sie möchten, können Sie zusätzlich am Abend noch einmal eine einzelne Entspannungs- oder Meditationsübung machen.
- Yoga ist keine Gymnastik. Es geht weder um Zwang noch um Leistung.
- Bleiben Sie bei allen Stellungen entspannt, vermeiden Sie Schmerzen, und überschreiten Sie niemals Ihre persönliche Dehngrenze. Richten Sie Ihr Bewusstsein nach innen – schließen Sie die Augen, wann immer die Übungen es zulassen. Atmen Sie während der ver-

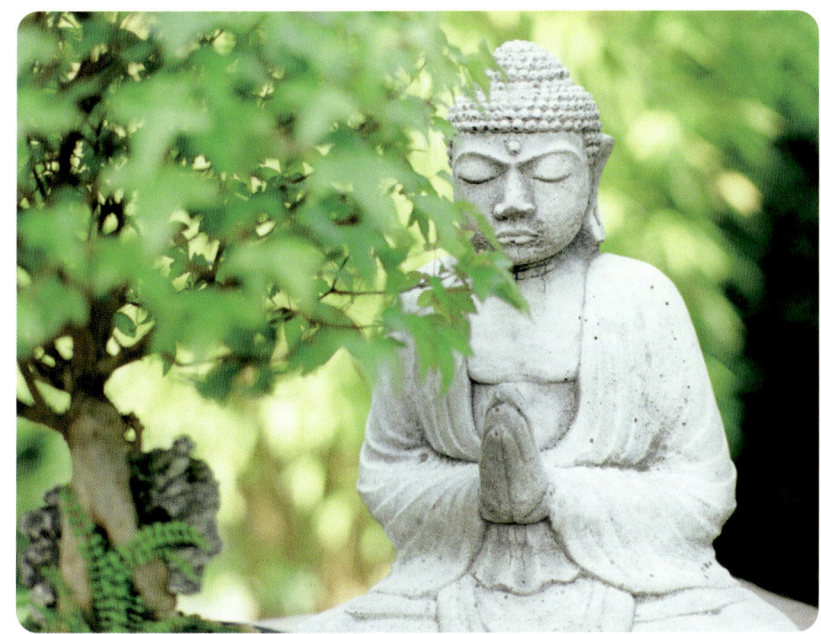

Konzentration bedeutet Bündeln der Energien und erfordert körperliche und geistige Gelöstheit.

schiedenen Stellungen tief durch die Nase ein, und entspannen Sie sich zwischen den einzelnen Schritten des Programms kurz, um den Wirkungen der Übungen nachzuspüren.

Wichtiger Hinweis

Ganz verzichten sollten Sie auf Yogaübungen, wenn Sie an Infektionen leiden, Fieber haben, vor kurzem eine Operation hatten oder an einer schweren Erkrankung leiden.

In diesen Fällen sollten Sie beim Üben besonders vorsichtig sein

- Bei Bandscheiben- oder Ischiasproblemen vermeiden Sie alle Stellungen, in denen die Wirbelsäule gedreht (»Krokodil«, Seite 243) oder nach vorn gebeugt wird (»Kniekuss«, Seite 244).
- Während der Menstruation meiden Sie bitte alle Übungen, bei denen Druck auf den Bauch ausgeübt wird (»Schlafendes Kind«, Seite 268 und »Igelstellung«, Seite 240).
- Wenn Sie an Krampfadern oder Venenbeschwerden leiden, dann sollten Sie langes Sitzen im Schneider- oder Yogasitz vermeiden.

Das Fortschreiten auf dem Yoga-Weg zeigt sich darin, eine Übung lange und in vollkommener Ruhe zu halten – nicht nur körperlicher Ruhe, sondern Ruhe in Gedanken und Gefühlen.

Die sieben Schritte der Chakra-Yoga-Programme

Jedes Chakra-Yoga-Programm besteht aus sieben Schritten, deren Reihenfolge Sie beim Üben einhalten sollten.

In jedem der sieben Chakra-Yoga-Programme sind spezielle Körperstellungen (Asanas), Atemübungen (Pranayama), Handhaltungen (Mudras) und Meditationen so zusammengestellt, dass sie das entsprechende Chakra wirkungsvoll anregen. Obwohl die einzelnen Übungen unterschiedlich sind, ist der Aufbau der sieben Programme immer der gleiche. Jede Chakra-Yoga-Übungseinheit besteht aus sieben Schritten – die angegebene Reihenfolge sollte unbedingt eingehalten werden.

Schritt 1: Vorbereitung
Die Übungsreihe beginnt mit einer fünfminütigen Entspannung von Körper und Seele: Um etwas Abstand vom Alltag zu gewinnen und sich auf die Chakra-Yoga-Übungen einzustimmen, sollte jedes Programm mit einer kurzen einleitenden Entspannung beginnen. Nach dieser Entspannung folgen sogleich einige kurze Aufwärmübungen.

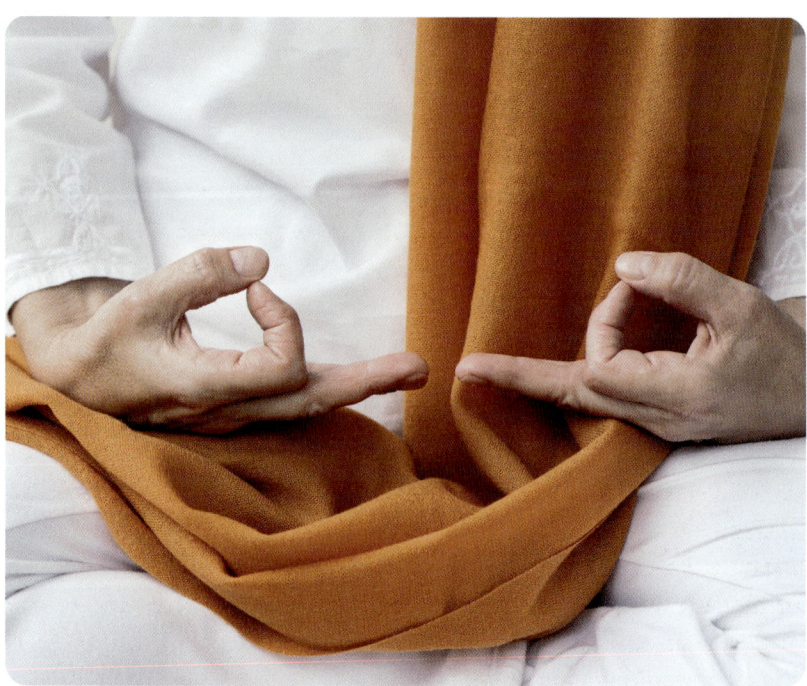

Bestimmte Mudras, die zu den Chakra-Yogaübungen gehören, vertiefen die Konzentration und finden sich auch in Gebetshaltungen wieder.

Schritt 2, 3 und 4: Asanas

Nach der Vorbereitung folgen drei Asanas – Körperstellungen oder -übungen, die den Pranafluss erhöhen und das entsprechende Chakra anregen.

Schritt 5: Pranayama

Nach den Körperstellungen folgt eine Atemübung, die die Lebensenergie zu dem Chakra lenkt, das durch die Übungsreihe entwickelt werden soll.

Schritt 6: Meditation

In der Chakra-Yoga-Meditation werden auch spezielle Mudras (siehe Seite 216ff.) und Mantras (Urklänge) miteinander kombiniert, die dem jeweiligen Chakra zugeordnet sind.

Schritt 7: Entspannung

Der letzte Schritt besteht aus einer tiefen Entspannung von Körper, Gedanken und Gefühlen. Dabei wird eine Visualisierung durchgeführt, die den Energiefluss im entsprechenden Chakra harmonisiert und sich heilend auf alles auswirkt, das mit diesem Chakra in Verbindung steht.

Tiefenentspannung und Aufwärmübungen

Alle sieben Chakra-Yoga-Programme beginnen und enden mit der Tiefenentspannung, die zu Beginn etwa fünf, am Ende etwa zehn Minuten lang sein sollte.

Um Wiederholungen zu vermeiden, werden die Elemente, die sich in jedem Programm wiederholen, an dieser Stelle nur einmal beschrieben. Dies betrifft vor allem die Tiefenentspannung und die Aufwärmübungen.

Die Tiefenentspannung

Vielen fällt es schwer zu entspannen. Mangelnde Entspannung führt aber zu Müdigkeit, Erschöpfung, Nervosität und Stimmungstiefs. Obwohl wir wissen, wie wichtig Entspannung und Erholung ist, wissen nur wenige, *wie* man sich entspannt. Yoga bietet dazu Möglichkeiten: Atem- und Körperübungen wirken harmonisierend und lösend. Darüber hinaus wird die Tiefenentspannung eingesetzt, um Körper und Seele zu entspannen. Jedes Chakra-Yoga-Programm beginnt und endet mit dieser Tiefenentspannung.

Die Tiefenentspannung ist bei der einleitenden und abschließenden Entspannung gleich – unterschiedlich ist nur die Dauer. Während die einleitende Entspannung nur kurze Zeit dauert – fünf Minuten genügen – sollte die Abschluss-Entspannung gründlich sein. Planen Sie für die Schlussentspannung mindestens zehn Minuten ein. In der Schlussentspannung werden alle Reize, die im Programm gesetzt wurden, verarbeitet; der Organismus kann sich regenerieren. Sie können die Wirkung der Schlussentspannung erhöhen, wenn Sie die Visualisierungen einsetzen, die in den Programmen beschrieben werden.

Bei der Tiefenentspannung lockern Sie systematisch alle Muskeln; dadurch werden Körper und Seele gelöst.

Übung: Tiefenentspannung

- Legen Sie sich auf den Rücken, die Beine leicht gespreizt, die Füße fallen locker auseinander. Legen Sie die Arme neben den Körper; die Handflächen zeigen nach oben. Schließen Sie die Augen. Lassen Sie Anspannungen los und den Atem kommen und gehen.
- Kontrollieren Sie Ihren Zustand. Sind Ihnen Anspannungen bewusst? Spüren Sie, wie Ihr Körper vom Boden getragen wird? Sie können das Ausatmen nutzen, um körperliche und seelische Spannungen abzubauen. Stellen Sie sich vor, dass Sie alle Belastungen mit dem Ausatmen loslassen. Beginnen Sie dann mit der Muskelentspannung:

Vor und nach den Yoga-Übungen entspannen Sie Ihre gesamte Muskulatur.

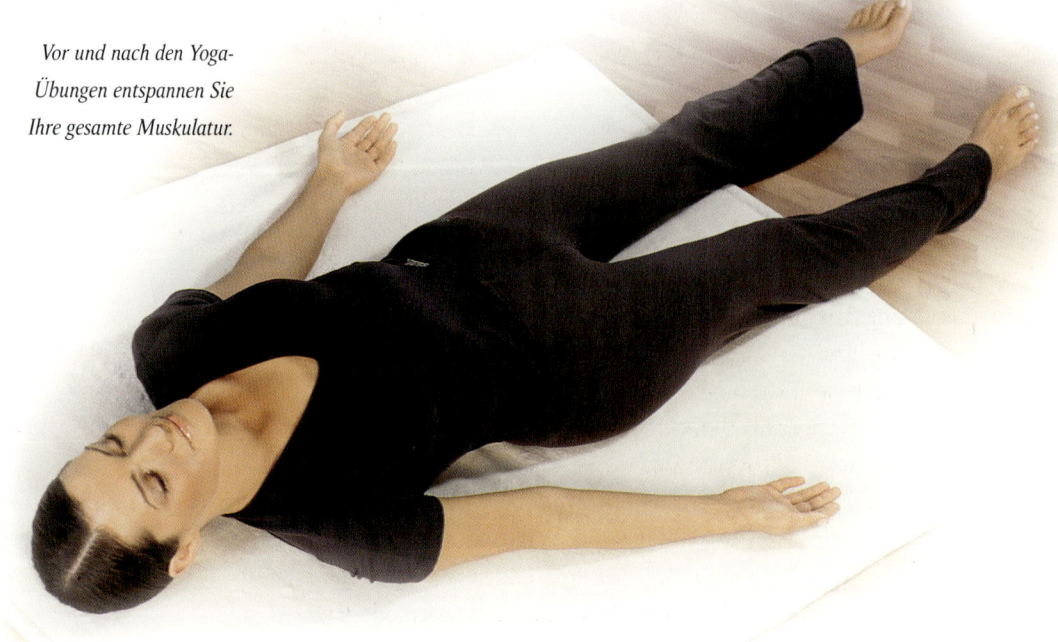

- Heben Sie zunächst das rechte Bein wenige Zentimeter vom Boden ab. Spannen Sie dabei den Fuß, die Wade und den Oberschenkel kräftig an. Halten Sie diese Spannung vier Sekunden, lassen Sie das Bein dann weich fallen, und entspannen Sie es vollkommen. Wiederholen Sie diesen Vorgang insgesamt dreimal.

- Gehen Sie dann zum linken Bein über. Heben Sie es wenige Zentimeter vom Boden ab, und spannen Sie gleichzeitig den linken Fuß, die Wade und den Oberschenkel an. Lassen Sie das Bein nach vier Sekunden wieder entspannt fallen. Wiederholen Sie das Ganze dreimal.

- Als Nächstes spannen Sie das Gesäß an, halten die Spannung vier Sekunden und entspannen die Gesäßmuskeln. Wiederholen Sie wiederum dreimal die An- und Entspannung.

- Heben Sie den rechten Arm etwas an, machen Sie eine Faust, und spannen Sie Unter- und Oberarm an. Lassen Sie den Arm nach vier Sekunden locker fallen, wiederholen Sie dies dreimal, und gehen Sie zum linken Arm über, den Sie ebenfalls dreimal an- und entspannen.

- Lenken Sie Ihr Bewusstsein nun in den Unterleib. Drücken Sie den unteren Rücken in Richtung Boden, und spannen Sie gleichzeitig die Bauchmuskeln an. Halten Sie diese Anspannung vier Sekunden lang, und lassen Sie alle Spannungen in Rücken und Bauch dann wieder los. Wiederholen Sie dies dreimal.

- Ziehen Sie nun die Schultern zu den Ohren hoch. Halten Sie die Spannung vier Sekunden lang, lassen Sie die Schultern dann sinken, und wiederholen Sie dies dreimal.

- Zuletzt heben Sie den Kopf einen Zentimeter vom Boden ab. Spannen Sie dabei die Nackenmuskeln an, und ziehen Sie die Gesichtsmuskulatur gleichzeitig fest zusammen. Entspannen Sie dann Ihren Nacken und Ihr Gesicht, während Sie den Kopf ganz sanft zu Boden sinken lassen. Wiederholen Sie dies dreimal. Drehen Sie den Kopf anschließend langsam einige Male von links nach rechts, und bringen Sie ihn in der Mittelstellung wieder zur Ruhe.

- Nachdem Sie alle wichtigen Muskeln bewusst entspannt haben, richten Sie Ihre Aufmerksamkeit nochmals auf die Schwere Ihres Körper. Spüren Sie, wie Ihr Körper vom Boden getragen wird. Genießen Sie diesen entspannten Zustand, und beobachten Sie, wie allmählich auch Ihre Gedanken und Gefühle immer mehr zur Ruhe kommen.

- Beenden Sie die Tiefenentspannung, indem Sie die Arme über den Kopf strecken, sich gründlich durchdehnen und erst dann wieder langsam die Augen öffnen.

Am Ende der Tiefenentspannung kommen Gedanken und Gefühle zur Ruhe, und Ihr Körper fühlt sich entspannt an.

Die Aufwärmübungen

Nach der Tiefenent-
spannung am Beginn
der Chakra-Yoga-
Programme folgen
Aufwärmübungen, die
Ihren Körper dehnen
und wärmen.

Die folgenden Techniken sind hilfreich, um den Körper auf das Chakra-Yoga-Programm vorzubereiten. Sie sind nicht unbedingt erforderlich; wenn Sie also wenig Zeit haben, können Sie auch auf sie verzichten und Ihr Programm dadurch verkürzen.

Allerdings sind die Aufwärmübungen sehr nützlich, da sie Muskeln, Sehnen und Gelenke wärmen bzw. dehnen. Auch die Wirbelsäule wird durch diese Techniken flexibel gehalten. Eine gesunde Wirbelsäule erleichtert die Entwicklung der Chakras, da diese (abgesehen vom Kronenchakra) allesamt auf der Linie der Wirbelsäule liegen.

Übung: Rückenrollen

Die folgende Übung massiert den ganzen Rücken und verbessert die Durchblutung der Rückenmuskulatur. Sie hilft bei Rückenschmerzen und Verspannungen. Beim Rückenrollen sollten Sie auf eine weiche Unterlage achten. Legen Sie lieber noch eine zusätzliche Decke unter – vergewissern Sie sich außerdem, dass Sie nach hinten genügend Platz für die Abrollbewegung haben.

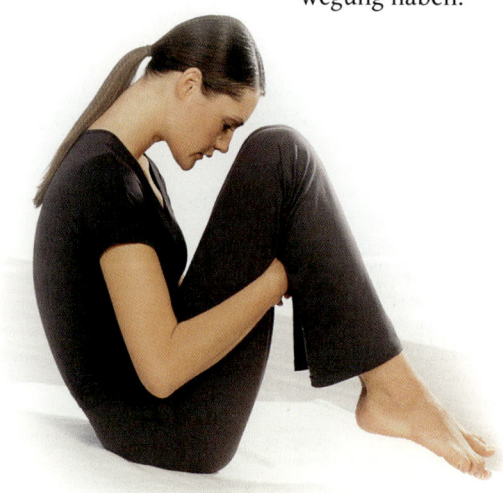

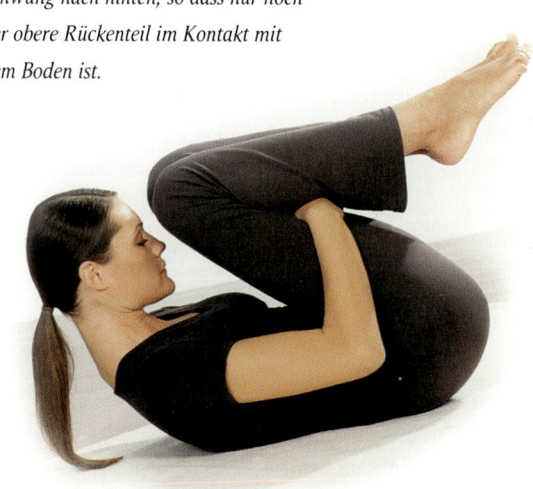

In der zweiten Phase rollen Sie mit Schwung nach hinten, so dass nur noch der obere Rückenteil im Kontakt mit dem Boden ist.

In der ersten Phase der Rücken-roll-Übung halten Sie mit angezogenen Beinen und rundem Rücken die Balance.

- Setzen Sie sich mit geschlossenen, leicht angezogenen Beinen auf den Boden. Nehmen Sie die verschränkten Hände unter die Kniekehlen.
- Heben Sie die Füße etwas ab, und versuchen Sie zunächst, in dieser Haltung die Balance zu bewahren. Wenn Ihnen das gelingt, drücken Sie Ihr Kinn sanft zur Brust und machen den Rücken möglichst rund.
- Schaukeln Sie leicht vor und zurück. Rollen Sie dann mit Schwung nach hinten, bis nur noch der obere Rücken den Boden berührt, und dann sogleich wieder nach vorne in die Ausgangsstellung zurück.
- Rollen Sie auf diese Weise einige Male sanft auf und ab. Mit der Zeit werden Sie immer weniger Schwung benötigen und die Bewegung immer kontrollierter ausführen können.

Übung: Pferderücken – Katzenbuckel
Die folgende Übung hält die Wirbelsäule flexibel und regt alle Chakras an.
- Knien Sie im Vierfüßlerstand; dabei sind Arme und Oberschenkel gerade, die Fußrücken, Knie und Handflächen berühren den Boden, und die Wirbelsäule wird parallel zum Boden gehalten.
- Atmen Sie tief ein, und machen Sie gleichzeitig einen »Pferderücken«: Gehen Sie dazu leicht ins Hohlkreuz, indem Sie die Lendenwirbelsäule nach unten sinken lassen. Heben Sie den Kopf, als wollten Sie zur Decke schauen. Spüren Sie Ihre Wirbelsäule in dieser Haltung.

Die Aufwärmübung »Pferderücken – Katzenbuckel« massiert Ihren Rücken, hält Ihre Wirbelsäule flexibel und regt alle Chakras an.

Zum Katzenbuckel wölben Sie den Rücken und lassen den Kopf hängen.

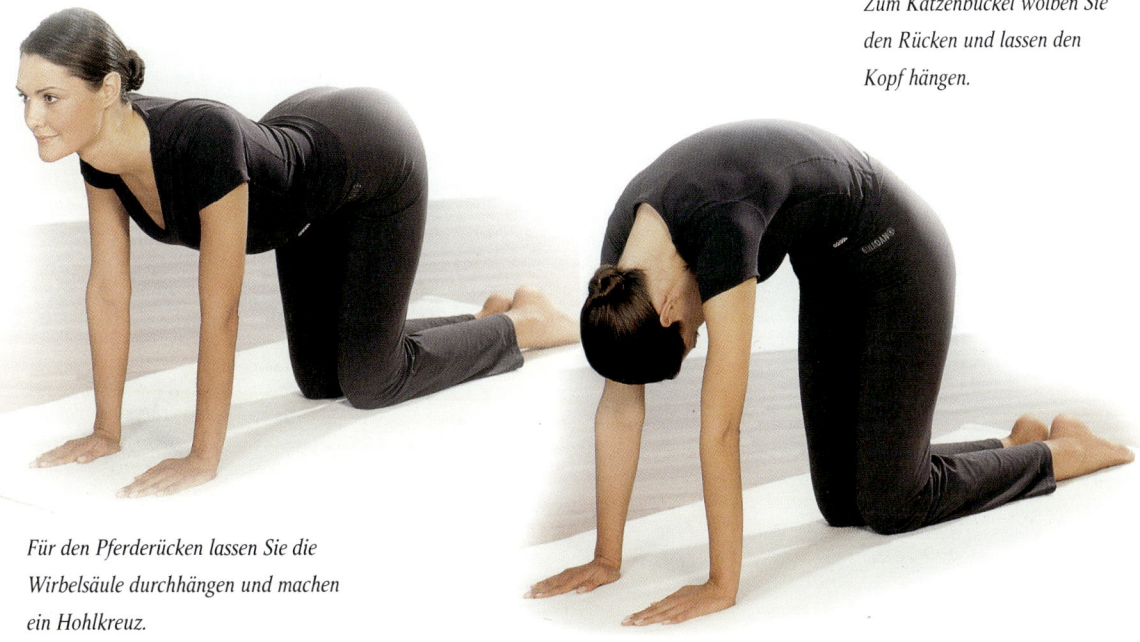

Für den Pferderücken lassen Sie die Wirbelsäule durchhängen und machen ein Hohlkreuz.

- Atmen Sie tief aus, und machen Sie dabei einen »Katzenbuckel«, indem Sie den Rücken wölben, den Kopf einziehen und das Becken leicht nach unten kippen. Spüren Sie dabei die Spannung im Rücken.
- Bewegen Sie den Rücken fließend zwischen den beiden Stellungen, und kombinieren Sie die sanfte, fließende Bewegung mit dem Atem. Jedes Mal, wenn Sie den Kopf heben und ein leichtes Hohlkreuz machen, atmen Sie ein. Sobald Sie über die Waagerechte zurückkehren, den Kopf einziehen und den Rücken wölben, atmen Sie aus.
- Wiederholen Sie diese Übung, und entspannen Sie sich anschließend in der Rückenlage.

Die meisten Menschen haben heutzutage verspannte Schultern und einen verkrampften Nacken. Nackenübungen bauen diese Verspannungen ab.

Übung: Nackenübung

Die Nacken- und Schultermuskulatur ist bei vielen Menschen, die im Sitzen arbeiten, verspannt und verhärtet. Eine schlechte Haltung und Kopfschmerzen können die Folgen sein: Ergebnis der Blockaden im Energiefluss, die durch diese Anspannungen entstehen. Die folgenden Übungen bauen Verspannungen ab und lockern Schultern und Nacken.

Beim Einatmen wird der Kopf in den Nacken gelegt, beim Ausatmen weist das Kinn nach unten zur Brust.

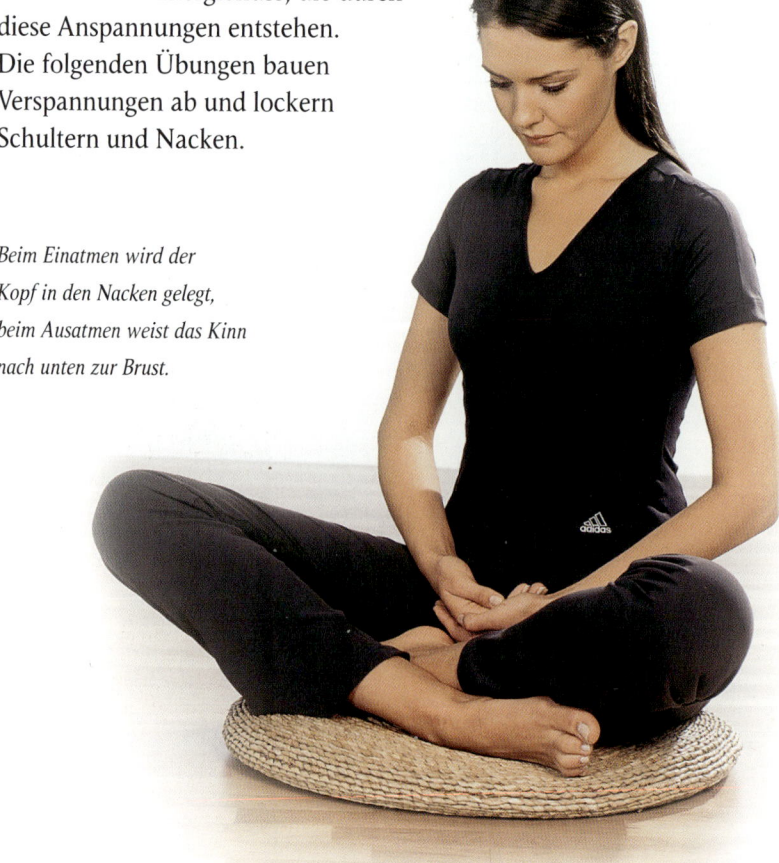

- Setzen Sie sich in den Schneidersitz, halten Sie den Rücken gerade.
- Lassen Sie Ihren Kopf ganz langsam mit der Einatmung nach hinten in den Nacken sinken – jedoch nur so weit, wie es Ihre Dehngrenze ohne Schmerzen zulässt. Mit der Ausatmung führen Sie Ihr Kinn dann nach vorne zur Brust. Wiederholen Sie diese Bewegung siebenmal sehr langsam – wie in Zeitlupe.
- Bringen Sie den Kopf wieder in die Mittelstellung; entspannen Sie.
- Als Nächstes drehen Sie den Kopf abwechselnd zu beiden Seiten. Drehen Sie den Kopf erst langsam nach links, so dass Sie über die linke Schulter zur Seite schauen können. Drehen Sie den Kopf dann langsam über die Mittelstellung nach rechts.
- Wiederholen Sie diese Drehbewegung einige Male. Achten Sie darauf, dass die Wirbelsäule aufrecht bleibt und die Schultern sich nicht mitbewegen. Außerdem sollten Sie den Nacken bei dieser Übung ständig leicht gedehnt halten, indem Sie Ihr Kinn leicht zur Brust ziehen.

Achten Sie darauf, dass Sie nicht über Ihre persönliche Flexibilitätsgrenze hinausgehen. Ehrgeiz ist hier der falsche Weg.

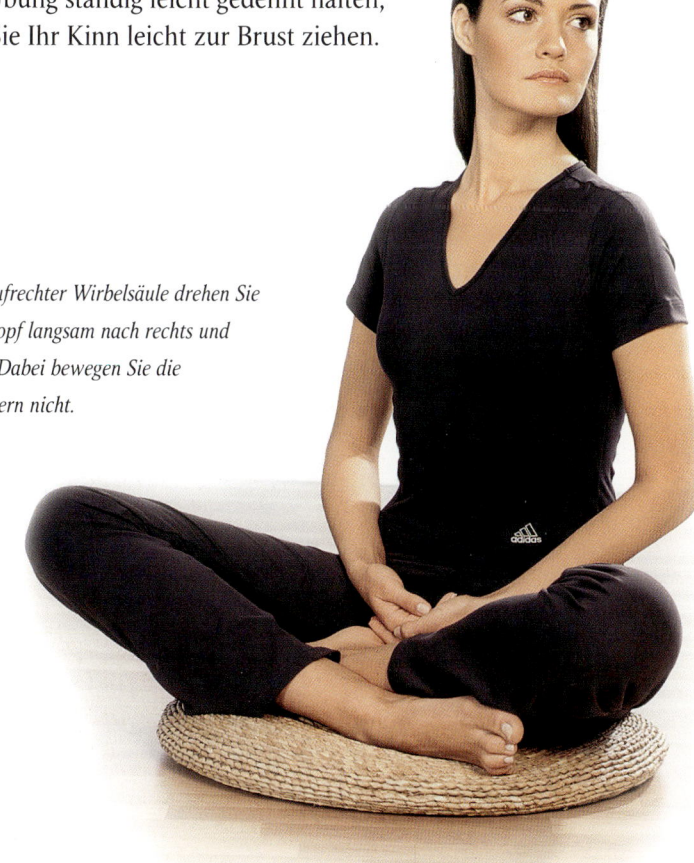

Mit aufrechter Wirbelsäule drehen Sie den Kopf langsam nach rechts und links. Dabei bewegen Sie die Schultern nicht.

Übung: Schmetterlingsflügel

Die folgende Yogaübung erhöht einerseits die Flexibilität Ihrer Beine, aktiviert andererseits aber auch Wurzel- und Sakralchakra.

Durch diese Aufwärmübung für Ihre Beine werden auch Ihre unteren Chakras stimuliert.

- Setzen Sie sich auf den Boden, und winkeln Sie die Beine an. Legen Sie die Fußsohlen aneinander, und umgreifen Sie Ihre Füße mit beiden Händen. Versuchen Sie nun, die Fersen möglichst nahe an den Körper heranzuziehen.

- Sobald Sie die Ausgangsstellung eingenommen haben, beginnen Sie, mit den Beinen wie mit zwei Schmetterlingsflügeln auf und ab zu wippen. Bewegen Sie die Knie dazu abwechselnd nach oben und unten, doch führen Sie diese Bewegung keinesfalls abrupt oder ruckartig, sondern sehr sanft und langsam aus. Überschreiten Sie niemals Ihre natürliche Dehngrenze.

- Lockern Sie die Beine zwischendurch. Strecken Sie sie dazu lang aus, und schütteln Sie sie leicht durch. Dann wiederholen Sie die Übung noch einmal.

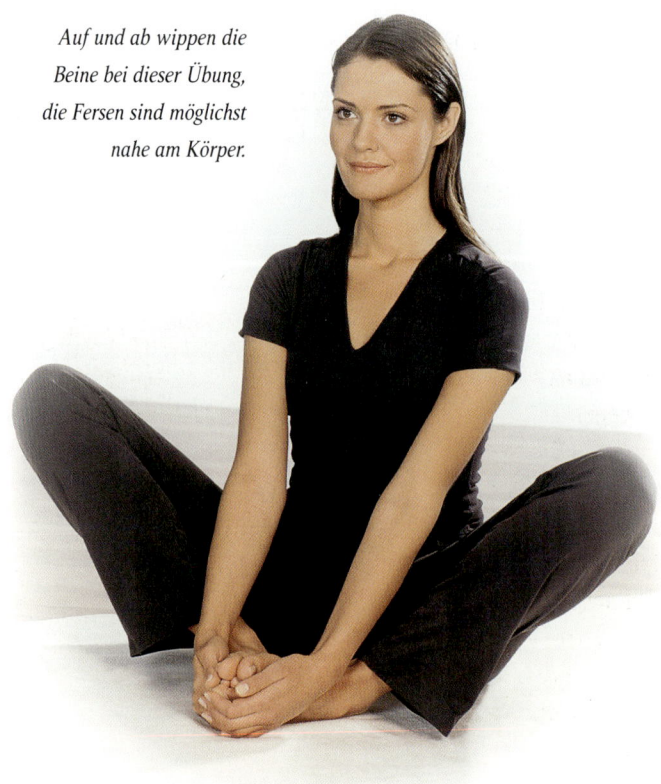

Auf und ab wippen die Beine bei dieser Übung, die Fersen sind möglichst nahe am Körper.

Übung: Beckenkreisen

Ein lockeres, flexibles Becken ist wichtig, um die Kundalini-Kraft im Beckenboden zu stärken und den von unten nach oben strömenden Energiefluss durch alle Chakras zu fördern.
Die folgende Yogaübung baut mögliche Blockaden im Beckenbereich ab und aktiviert damit auch den Energiefluss im Wurzel- und Sakralchakra.

Zunächst sind die Kreise klein, werden aber im Laufe der Übung immer größer, Kopf und Schultern bleiben ruhig.

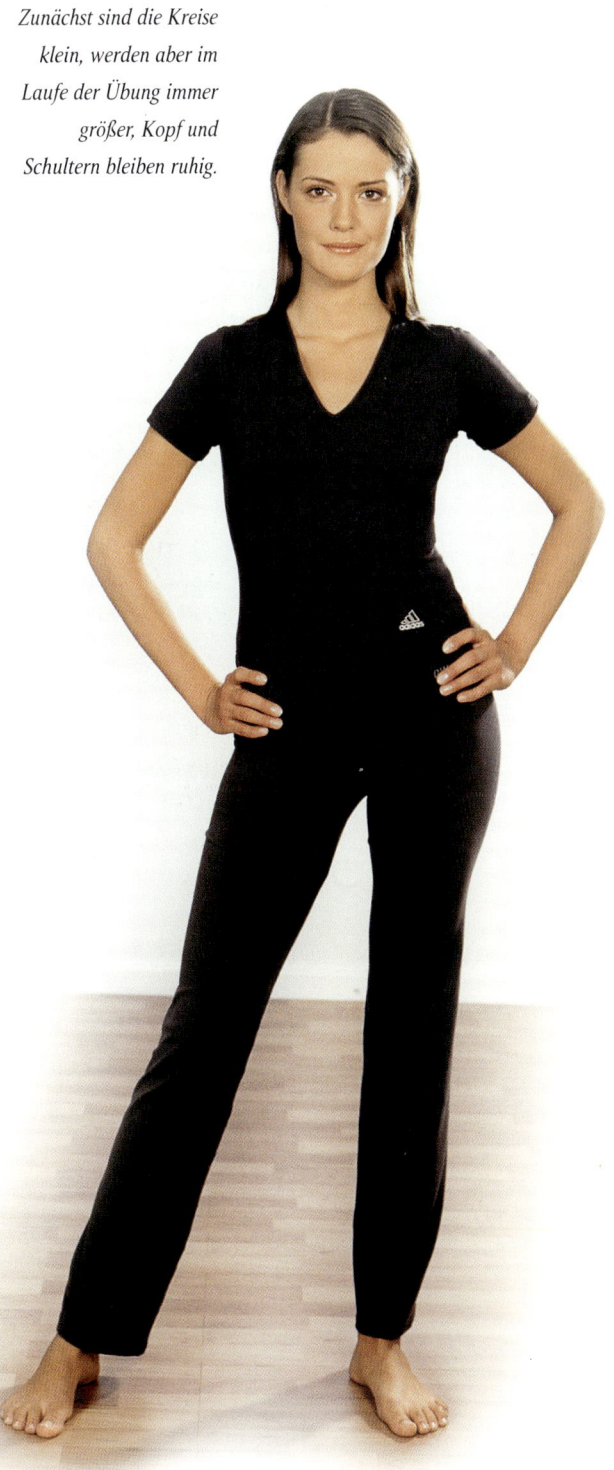

- Stehen Sie aufrecht und entspannt, und schauen Sie geradeaus. Die Füße sollten etwa schulterbreit auseinander stehen, und die Zehen zeigen nach vorn. Stemmen Sie Ihre Hände in die Hüften – die Handflächen umfassen dabei die Beckenknochen.
- Beginnen Sie dann, das Becken langsam und möglichst in einer fließenden Bewegung zu kreisen.
- Beschreiben Sie erst sehr kleine und dann allmählich immer größere Kreise mit Ihrem Becken. Achten Sie darauf, dass Ihre Fußsohlen dabei die ganze Zeit über guten Kontakt zum Boden haben. Denken Sie daran, dass Sie wirklich nur mit dem Becken kreisen – Kopf und Schultern sollten sich dabei nicht mitbewegen.
- Führen Sie diese Übung sowohl im, als auch gegen den Uhrzeigersinn aus, und richten Sie Ihre Achtsamkeit ganz auf den Bauch- und Beckenraum.
- Kommen Sie abschließend wieder zur Mittelposition zurück, und legen Sie sich entspannt auf den Rücken, um das Becken eine Weile in aller Ruhe zu entspannen.

Die richtige Sitzhaltung

Viele Meditations- und Atemübungen im Chakra-Yoga werden im Sitzen durchgeführt. Nur in Ausnahmefällen – etwa bei Knie- oder Hüftproblemen – sollten Sie dazu bequem auf einem Hocker sitzen. Traditionell werden im Yoga Sitzübungen auf dem Boden ausgeführt, da der Kontakt zu den Kräften der Erde dadurch leichter aufgenommen werden kann.

Sinnvoll ist bei den Übungen ein festes Kissen – am besten ein spezielles Meditationskissen. Nur wenn das Becken hoch genug gelagert ist, können die Knie ohne Überdehnung zum Boden gebracht werden, und die Haltung wird stabil. Solange Sie die Beweglichkeit in Ihren Knien und im Becken noch nicht entwickelt haben, sollten Sie bei den folgenden Übungen nicht im klassischen Lotos-, sondern im Schneidersitz sitzen. Wichtig ist bei jeder sitzenden Position,

Grundvoraussetzung für viele Chakra-Yoga-Übungen ist eine stabile Sitzhaltung: Sitzen Sie auf dem Boden, möglichst im Halben Lotossitz.

- ... dass die Wirbelsäule möglichst aufrecht ist,
- ... dass der Nacken leicht gedehnt wird, indem das Kinn etwas zur Brust gezogen wird,
- ... dass der Kopf genau in der Mitte gehalten wird, so dass Nabel und Nasenspitze auf einer senkrechten Linie liegen;
- ... dass die Schultern ganz entspannt und nicht nach oben gezogen werden;
- ... dass der Körperschwerpunkt unterhalb des Bauchnabels liegt.

Übung: Der Halbe Lotossitz
Obwohl Sie alle diese Punkte auch beim Sitzen auf einem Stuhl oder im Schneidersitz berücksichtigen können – am besten für die Chakra-Meditation ist der Halbe Lotossitz. Er ist besonders stabil und mit etwas Übung rasch erlernbar.

- Um den Halben Lotossitz einzunehmen, winkeln Sie Ihr linkes Bein ganz an, und ziehen dann Ihren linken Fuß möglichst nah an den Körper heran.
- Winkeln Sie das rechte Bein an, und legen Sie den rechten Fußrücken auf den linken Oberschenkel. Wenn Ihnen die Beinstellung andersherum angenehmer ist, spielt das überhaupt keine Rolle.
- Die Hände werden entspannt auf den Oberschenkeln abgelegt, oder sie bilden die jeweils beschriebenen Mudras.

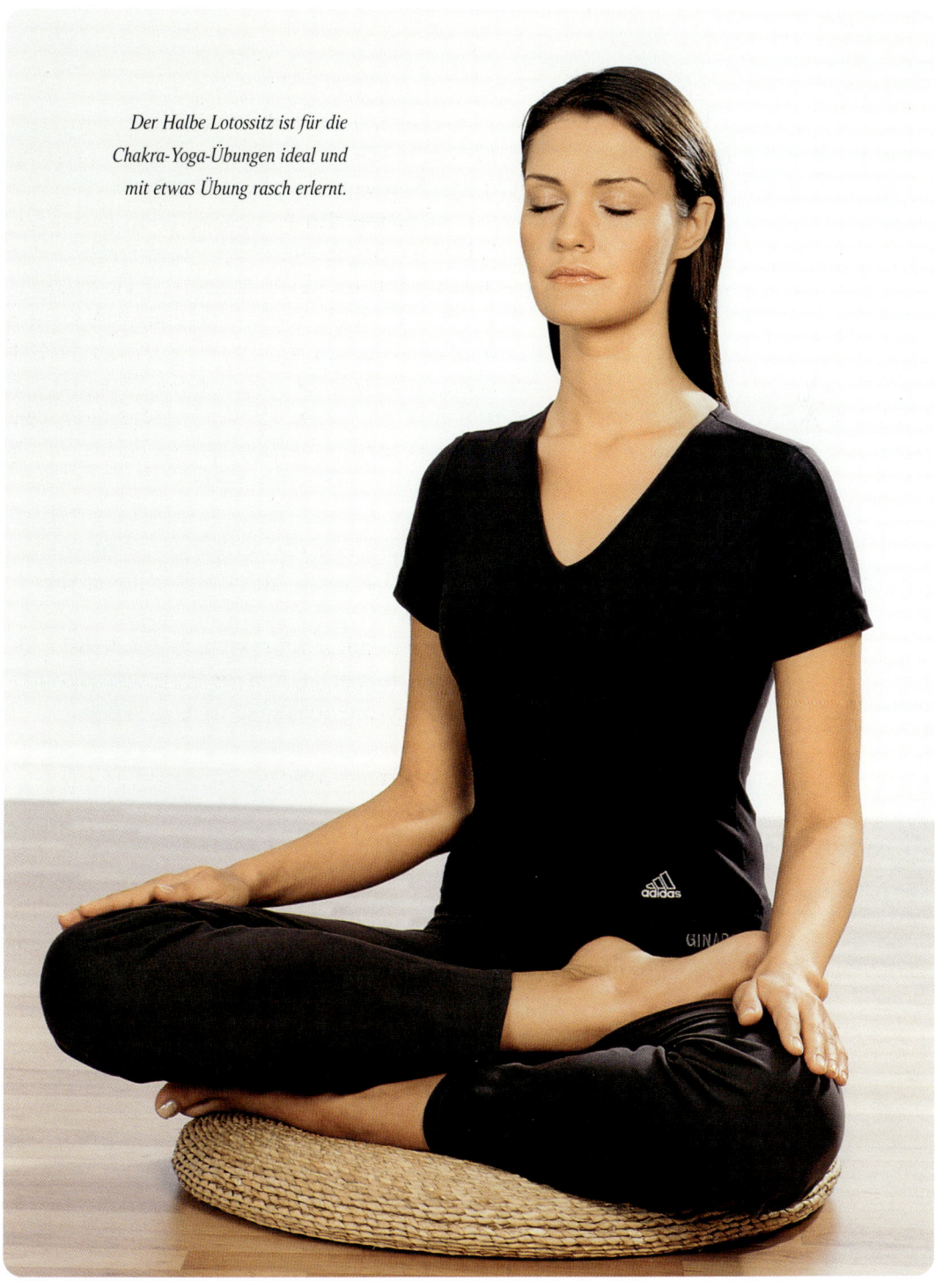

Der Halbe Lotossitz ist für die Chakra-Yoga-Übungen ideal und mit etwas Übung rasch erlernt.

Chakra-Yoga-Programm für das Wurzelchakra

Übung 1: Entspannung und Aufwärmübungen

Beginnen Sie die Übungsreihe für das Wurzelchakra mit einer kurzen Entspannung (siehe Seite 228f.). Führen Sie anschließend einige Aufwärmübungen durch (siehe Seite 230ff.), und gehen Sie dann zu den folgenden Übungen über.

Übung 2: Liegende Baumstellung

- Legen Sie sich bequem auf den Rücken – die Beine sind leicht geöffnet, die Fußspitzen fallen locker auseinander, die Handflächen zeigen nach oben. Entspannen Sie sich kurz in dieser Haltung.
- Stellen Sie das rechte Bein auf, das linke bleibt entspannt liegen. Gleiten Sie mit dem rechten Fuß am linken Bein entlang bis zum Knie.
- Aus dieser Position lassen Sie das rechte Knie langsam zur rechten Seite sinken. Im Idealfall würde das Knie den Boden berühren, doch erzwingen Sie nichts – die Flexibilität wird sich mit der Zeit entwickeln. Beachten Sie Ihre Dehngrenze, und lassen Sie das Knie nur so weit sinken, dass Sie eine leichte Spannung im rechten Bein spüren. Bleiben Sie mindestens 30 Sekunden in dieser Stellung, und atmen Sie dabei tief und entspannt.

Bei der Baumstellung im Liegen wird ein Bein zunächst bis zur Kniehöhe des anderen Beines angezogen.

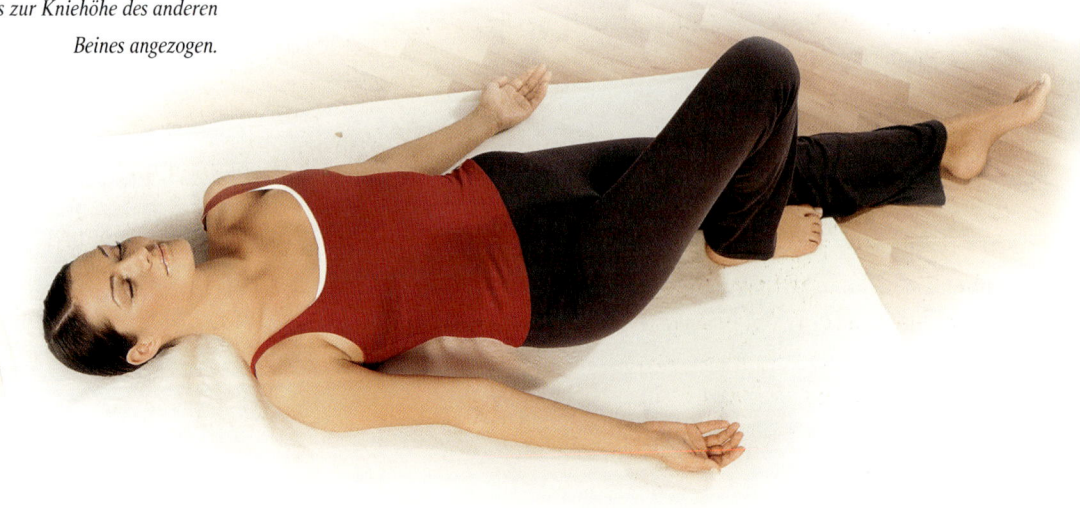

In der zweiten Übungsphase der liegenden Baumstellung wird das angewinkelte Bein zur Seite abgelegt.

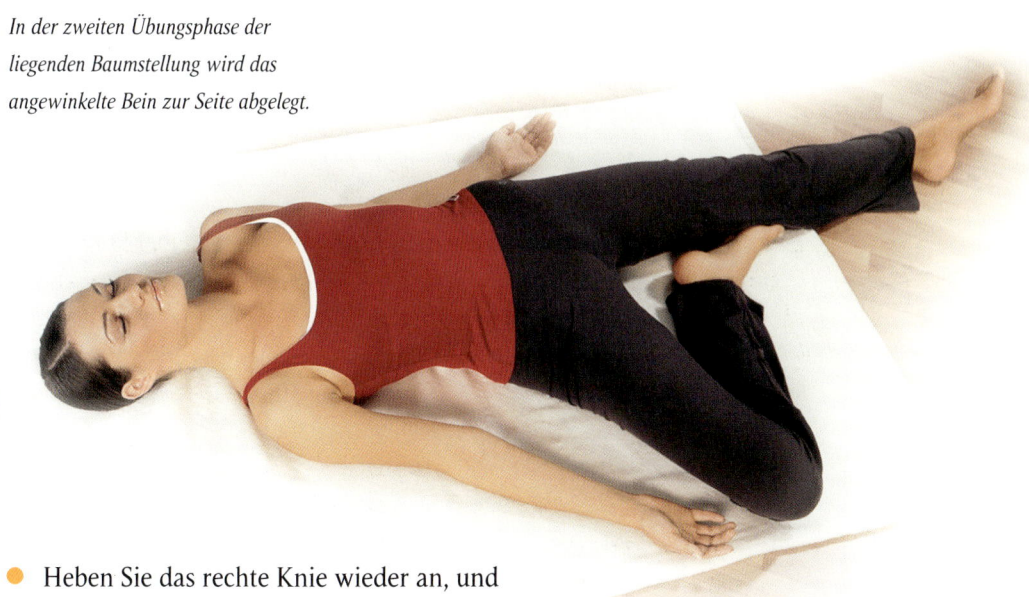

- Heben Sie das rechte Knie wieder an, und lassen Sie das Bein entspannt nach vorne sinken.
- Entspannen Sie; wiederholen Sie die Übung mit dem linken Bein.

Übung 3: Tiefe Hocke

- Im Stehen stellen Sie die Füße etwas mehr als schulterbreit auseinander – die Zehen zeigen leicht nach außen. Gehen Sie langsam in die Hocke, die Wirbelsäule sollte möglichst aufrecht bleiben.
- Legen Sie die Oberarme entspannt auf den Knien ab, und versuchen Sie, die Füße mit der Sohle auf dem Boden zu lassen. Achten Sie auf Ihre Dehngrenze. Gehen Sie nur so tief in die Hocke, wie es sich für Sie angenehm anfühlt. Anfangs ist es möglich, dass Sie es nicht schaffen, die Sohlen ganz auf den Boden aufzusetzen. Das macht nichts – mit der Zeit werden Sie flexibler.
- Atmen Sie in der Hocke siebenmal tief ein und aus. Ziehen Sie bei jedem Einatmen den Schließmuskel leicht nach oben, und entspannen Sie ihn beim Ausatmen.
- Kommen Sie nach sieben Atemzügen wieder zum Stehen, und schütteln Sie die Beine kurz aus.

Wird die »Tiefe Hocke« richtig ausgeführt, dann bleiben die Füße mit der ganzen Sohle auf dem Boden.

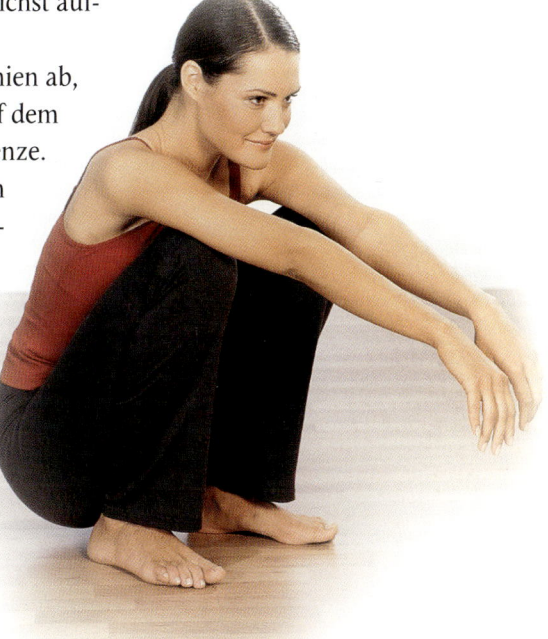

Übung 4: Igelstellung

- Legen Sie sich entspannt auf den Rücken. Ziehen Sie beide Beine an, umfassen Sie die Knie mit beiden Händen, und ziehen Sie die Beine möglichst nah zur Brust. Heben Sie gleichzeitig den Kopf, und versuchen Sie, Ihre Stirn so nah wie möglich an die Knie zu bringen.
- Versuchen Sie, in dieser Stellung siebenmal ein- und auszuatmen. Anfangs wird es Ihnen vielleicht nicht möglich sein, die Stellung so lange zu halten. Atmen Sie dann nur ein- bis zweimal, und legen Sie Kopf und Beine dann wieder ab. Nach einer kleinen Pause wiederholen Sie die Übung, bis Sie sieben Atemzüge vollzogen haben.
- Konzentrieren Sie sich bei der Igelstellung auf Ihr Wurzelchakra am unteren Ende des Steißbeins.

Konzentrieren Sie sich bei diesen Yoga-übungen auf Ihr Wurzelchakra am untersten Ende Ihrer Wirbelsäule.

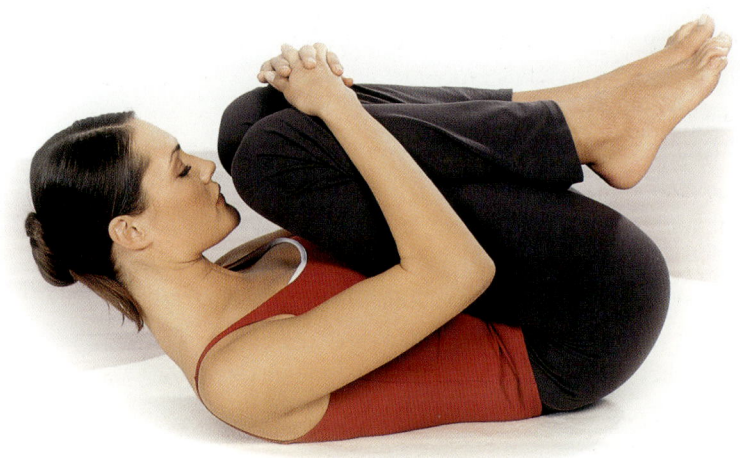

Bei der Igelstellung wird der Kopf leicht angehoben, so dass die Stirn möglichst nah an die Knie herankommt.

Übung 5: Chakra-Yoga-Vollatmung

- Setzen Sie sich bequem in den Schneidersitz, oder nehmen Sie den Halben Lotossitz ein (siehe Seite 236f.). Entspannen Sie sich.
- Schließen Sie die Augen, und lassen Sie Ihre Gedanken und Ihren Atem immer mehr zur Ruhe kommen.
- Konzentrieren Sie sich ganz bewusst auf Ihr Wurzelchakra und den unteren Bereich Ihrer Wirbelsäule.
- Atmen Sie nun acht Sekunden lang durch die Nase ein. Beim Einatmen sollte sich zuerst der Bauch und dann die Brust mit Luft füllen.
- Halten Sie den Atem anschließend vier Sekunden an, und atmen Sie danach acht Sekunden aus.

(In der Phase des Atemanhaltens sollten Sie den Schließmuskel und die Beckenbodenmuskulatur kräftig zusammenzuziehen. Mit dem Ausatmen lassen Sie diese Muskelanspannung wieder los.)

- Wiederholen Sie diesen Atemzyklus insgesamt siebenmal:

  »Acht Sekunden einatmen –
  vier Sekunden Atemhalten und
  Anspannen des Schließmuskels –
  acht Sekunden ausatmen« .

Übung 6: Meditation für das Wurzelchakra

- Bleiben Sie in der sitzenden Haltung.
  Konzentrieren Sie sich auf Ihr Wurzelchakra, und machen Sie sich bewusst, dass dieses Chakra Sie mit der Kraft der Erde und mit Ihrer ursprünglichen Lebenskraft verbindet.
- Legen Sie die Handrücken auf die Knie (siehe Seite 242), und bilden Sie mit Daumen und Zeigefingern der beiden Hände je einen Kreis; die Mittel-, Ring- und kleinen Finger sind locker ausgestreckt (siehe Seite 242). Durch dieses Mudra wird ein Energiekreislauf geschlossen, der das Wurzelchakra anregt.
- Atmen Sie tief durch die Nase ein. Mit dem Ausatmen sprechen Sie siebenmal das Mantra LAM (gesprochen LANG). Sprechen Sie das Mantra leise und weich.
  Verteilen Sie die sieben LAMs wie sieben Glockenschläge gleichmäßig über das Ausatmen, so dass Sie das letzte LAM mit dem letzten Rest Ihrer Atemluft aussprechen.
- Atmen Sie wieder durch die Nase ein und wiederholen Sie das Ganze siebenmal. Achten Sie während der Meditation auf das Wurzelchakra.

Bei der Wurzelchakra-Meditation legen Sie die Handrücken auf Ihre Knie; Daumen und Zeigefinger bilden einen Kreis.

Übung 7: Schlussentspannung

● Setzen Sie sich auf den Boden, in den Lotossitz oder Schneidersitz, um Ihr Programm für das Wurzelchakra mit einer gründlichen Entspannung zu beenden. Nachdem Sie alle Muskeln Ihres Körpers ausgiebig gelockert haben (»Tiefenentspannung«, siehe Seite 228f.), sollten Sie sich etwas Zeit nehmen, und diesen Zustand in Körper und Seele zu genießen.

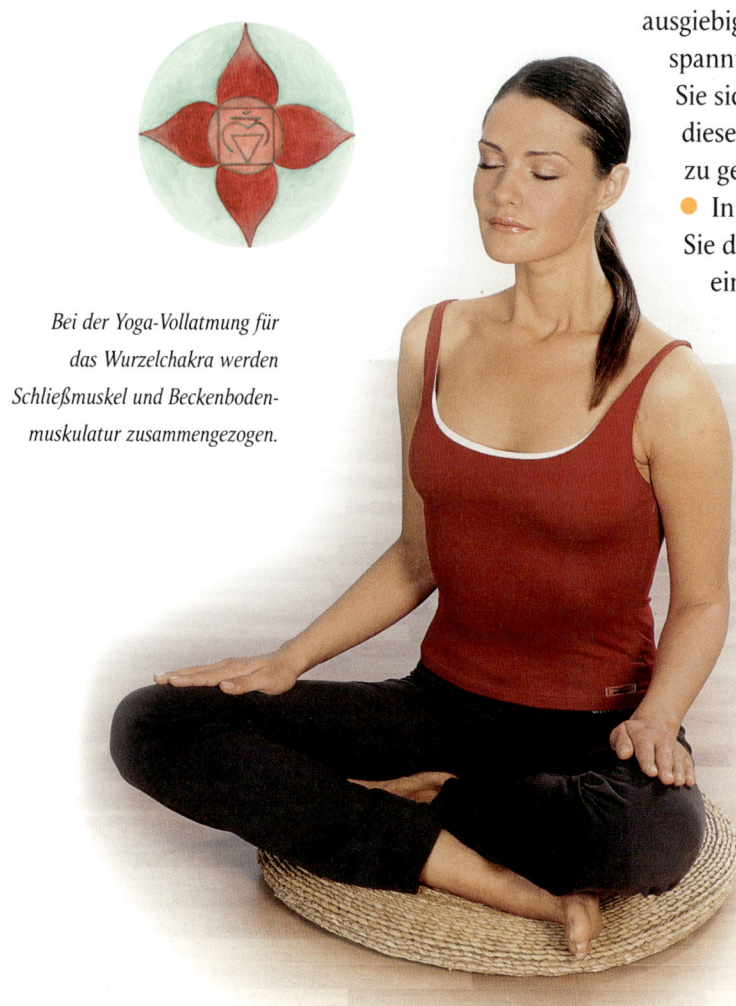

Bei der Yoga-Vollatmung für das Wurzelchakra werden Schließmuskel und Beckenbodenmuskulatur zusammengezogen.

● In tiefer Entspannung können Sie die Kraft Ihrer Vorstellung einsetzen, um das Wurzelchakra nochmals sanft anzuregen und den Energiefluss im Beckenbodenbereich zu harmonisieren.

● Stellen Sie sich dazu einen kleinen roten Lichtwirbel auf Höhe des Steißbeins vor. Visualisieren Sie, wie dieser Energiewirbel mit jedem Atemzug ein wenig größer wird, bis er allmählich den ganzen Beckenraum mit roten, heilenden Strahlen erhellt.

● Lassen Sie die Strahlen in Ihren unteren Rücken, den Darm und dann in alle Knochen hineinfließen.

● Beenden Sie die Tiefenentspannung langsam und behutsam. Lösen Sie sich nach und nach von den inneren Bildern, und spüren Sie nochmals bewusst die Schwere des Körpers.

Vertiefen Sie den Atem dann allmählich, und strecken Sie die Arme langsam nach oben. Räkeln und dehnen Sie den Körper, bevor Sie die Augen öffnen und das Yogaprogramm beenden.

Nehmen Sie sich für die Schlussentspannung genügend Zeit, und beenden Sie Ihr Wurzelchakra-Programm ganz behutsam.

Chakra-Yoga-Programm für das Sakralchakra

Übung 1: Entspannung und Aufwärmübungen

Beginnen Sie die Übung für das Sakralchakra mit einer kurzen Entspannung (Seite 228f.). Führen Sie anschließend Aufwärmübungen durch (Seite 230ff.), und gehen Sie zu den folgenden Übungen über.

Übung 2: Krokodil

- Legen Sie sich auf den Rücken, und stellen Sie die Füße auf – die Beine bleiben dabei geschlossen. Die Arme liegen waagerecht, die Handflächen zeigen nach oben.
- Drehen Sie nun den Kopf langsam nach links und die Beine gleichzeitig nach rechts. Es ist anfangs nicht nötig, dass die Beine den Boden berühren. Drehen Sie Kopf und die Beine über die Mittelstellung in die andere Richtung – der Kopf dreht sich nach rechts, die Knie nach links.
- Wiederholen Sie diese langsame Gegendrehbewegung ganz entspannt siebenmal nach beiden Seiten. Lassen Sie den Atem dabei frei strömen.
- Legen Sie die Beine dann flach auf den Boden, und entspannen Sie sich.

Als Einstieg in die Yogaübungen für Ihr Sakralchakra beginnen Sie mit einer fünfminütigen Tiefenentspannung.

Die Krokodilübung besteht aus einer langsamen gegenläufigen Drehbewegung von Kopf und Beinen.

Übung 3: Kniekuss

Überschreiten Sie auf keinen Fall Ihre körperlichen Dehngrenzen. Wenn Sie regelmäßig üben, dann nimmt im Laufe der Zeit Ihre Gelenkigkeit ganz von allein zu.

- Legen Sie sich auf den Rücken, strecken Sie die Arme weit nach hinten, und dehnen Sie die Wirbelsäule kurz durch. Führen Sie dann zunächst die Arme über die Senkrechte nach vorne, und legen Sie die Hände auf die Oberschenkel ①.

- Heben Sie zuerst den Kopf, dann den oberen und zuletzt den unteren Rücken vom Boden ab – spannen Sie die Bauchmuskeln bewusst an. Führen Sie die Bewegung fort, indem Sie mit den Händen an den ausgestreckten Beinen entlang in Richtung Füße gleiten – der Kopf wird so immer näher an die Knie geführt. Im Idealfall berührt die Stirn die Knie in der Endstellung – die Hände fassen die Zehen. Allerdings sollten Sie keinesfalls über Ihre Dehngrenze gehen, da es sonst zu einer Belastung der Bandscheiben kommen könnte. Anfangs ist es sinnvoll, die Knie nicht ganz durchzudrücken, sondern sie leicht anzuwinkeln. Wenn Sie mit den Händen nur bis zu den Unterschenkeln kommen und der Kopf die Knie nicht berührt, macht das gar nichts ②.

- Bleiben Sie einige Sekunden in Ihrer Endhaltung, atmen Sie dabei ruhig weiter, und konzentrieren Sie sich auf Ihr Sakralchakra. Um die Stellung zu lösen, rollen Sie den Rücken einfach wieder langsam nach hinten ab, bis Sie wieder flach und entspannt auf dem Boden liegen.

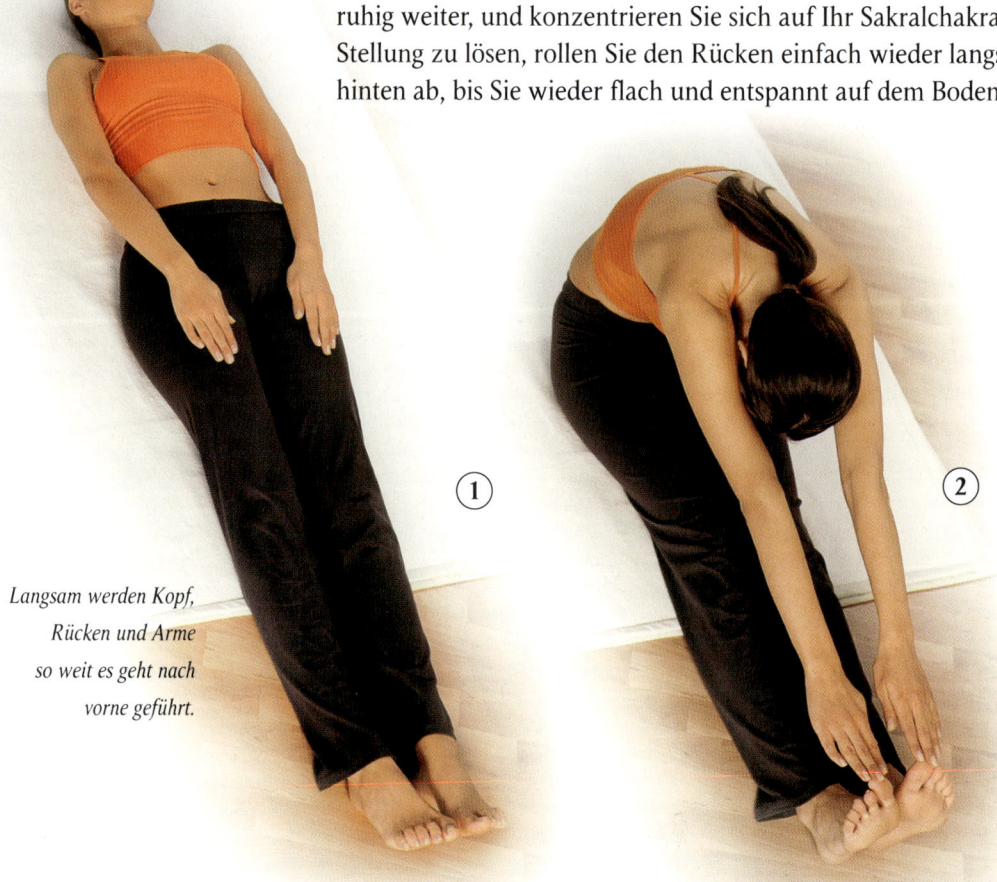

Langsam werden Kopf, Rücken und Arme so weit es geht nach vorne geführt.

①

②

Übung 4: Baumstellung

- Stehen Sie mit geschlossenen Beinen und geradem Rücken möglichst entspannt. Spüren Sie ganz bewusst den Kontakt zum Boden, und stellen Sie sich dabei vor, dass Sie mit den Fußsohlen ganz fest in der Erde verwurzelt sind. Atmen Sie entspannt ein und aus. Die Hände und Arme hängen locker am Körper.

- Verlagern Sie nun das Körpergewicht auf das rechte Bein, heben Sie dazu das linke Bein ganz leicht an, so dass nur noch die Zehenspitzen den Boden berühren. Fixieren Sie einen Punkt auf dem Boden, etwa zwei Meter entfernt, um das Gleichgewicht besser halten zu können.

- Konzentrieren Sie sich auf die Verankerung Ihres rechten Fußes im Boden. Bleiben Sie möglichst stabil auf dem rechten Bein stehen, während Sie den linken Fuß langsam anheben und den linken Fuß mit der ganzen Sohle etwa in Höhe des Knies an die Innenseite des rechten Oberschenkels legen.

- Bilden Sie mit Daumen und Zeigefingern einen Ring, drehen Sie die Handflächen nach vorn, und heben Sie die Arme ein wenig zur Seite.

- Bleiben Sie in der Baumstellung möglichst aufrecht, atmen Sie entspannt, und spüren Sie mit dem rechten Fuß weiterhin in die Erde hinein. Um eine Hohlkreuzhaltung zu vermeiden, sollten Sie das Becken in der Endstellung leicht nach vorn schieben.

- Bleiben Sie mindestens eine halbe Minute in dieser Stellung, und lassen Sie das rechte Bein dann wieder langsam sinken.

- Wiederholen Sie diese Übung danach auch auf der anderen Seite.

Versuchen Sie, die Balance in der Baumstellung möglichst eine halbe Minute lang zu halten.

Stellen Sie sich bei der Baumstellung vor, Sie seien ganz fest in der Erde verwurzelt. So werden Sie auch leichter das Gleichgewicht halten können.

Schicken Sie bei der Stutenatmung mit jedem Ausatmen Energie in Ihren Unterleib und in Ihr Sakralchakra.

Übung 5: Stutenatmung

- Legen Sie sich auf den Rücken, ziehen Sie die Oberschenkel zur Brust, öffnen Sie sie, und überkreuzen Sie die Unterschenkel, so dass das rechte Fußgelenk über dem linken liegt. Fassen Sie mit den Armen durch die geöffneten Beine hindurch, und ergreifen Sie mit der rechten Hand den linken Fuß, mit der linken den rechten Fuß.

- Lassen Sie den Kopf entspannt auf dem Boden liegen, und legen Sie die Zungenspitze sanft an den Gaumen, und zwar unmittelbar hinter den Schneidezähnen. Durch diese Stellung schließen Sie zwei wichtige Energiekreisläufe im Körper.

- Entspannen Sie Arme, Beine, Gesicht und Bauch, und lassen Sie den Atem kommen und gehen, ohne ihn zu beeinflussen. Konzentrieren Sie sich nun ganz auf Ihren Unterleib und die äußeren Geschlechtsorgane. Schicken Sie mit jedem Ausatmen Energie in Ihr Sakralchakra.

- Beginnen Sie nun mit dem wichtigsten Teil der Übung: Atmen Sie insgesamt siebenmal tief ein und aus. Spannen Sie bei jedem Ausatmen die gesamte Beckenbodenmuskulatur an, indem Sie den analen Schließmuskel fest zusammenziehen. Ziehen Sie die Muskeln dabei nach innen, so als wollten Sie Harn verhalten. Halten Sie die Anspannung während der ganzen Ausatmung bei. Mit jedem Einatmen entspannen Sie sämtliche Muskeln des Beckenbodens wieder.

- Nach sieben Atemzügen lösen Sie langsam die Bein- und Handstellung und legen sich flach auf den Rücken, um den Wirkungen der Übung nachzuspüren.

Die Zungenspitze liegt bei der Stutenatmung direkt hinter den Schneidezähnen sanft am Gaumen an.

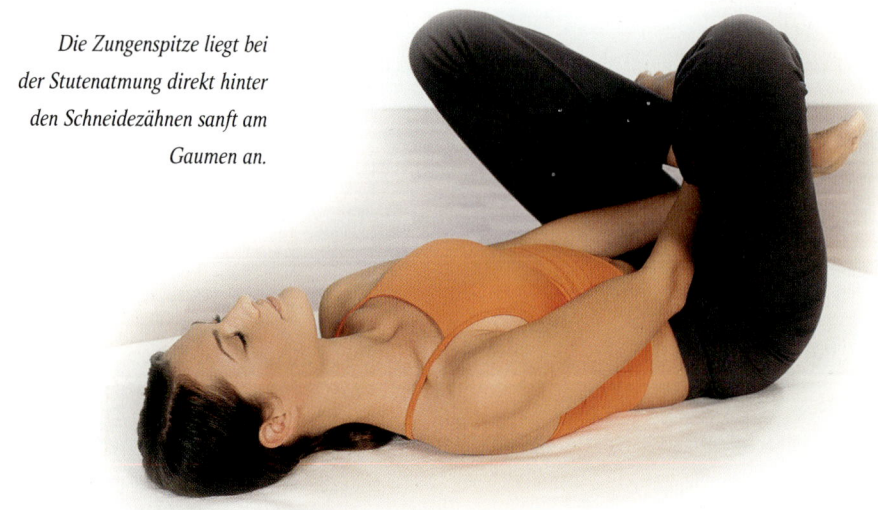

Übung 6: Sakralchakra-Meditation

- Nehmen Sie eine stabile Sitzhaltung ein (siehe Seite 236f.).
- Schließen Sie die Augen, und lassen Sie Ihre Gedanken und Ihren Atem zur Ruhe kommen. Konzentrieren Sie sich auf Ihr Sakralchakra, und machen Sie sich bewusst, dass dieses Bewusstseinszentrum Sie mit Ihrer Vitalität, Ihrer Lebensfreude und Ihrer schöpferischen Energie verbindet.
- Legen Sie dann den rechten Handrücken in die linke Handfläche; die Daumenkuppen berühren sich. Legen Sie die Hände unterhalb des Bauchnabels an den Körper, die Handflächen zeigen nach oben und bilden eine Schale. Durch dieses Mudra wird ein Energiekreislauf geschlossen, der durch das Sakralchakra strömt.
- Atmen Sie tief durch die Nase ein. Mit dem Ausatmen sprechen Sie siebenmal das Mantra VAM (gesprochen Wang). Sprechen Sie das Mantra leise und weich. Verteilen Sie die sieben VAMs wie sieben Glockenschläge gleichmäßig über das Ausatmen, so dass Sie das letzte VAM mit dem letzten Rest Ihrer Atemluft aussprechen.
- Atmen Sie dann wieder langsam durch die Nase ein, und wiederholen Sie das Ganze siebenmal. Richten Sie Ihre Achtsamkeit während der gesamten Meditation auf das Sakralchakra.

Verbinden Sie die meditative Konzentration auf Ihr Sakralchakra mit dem entsprechenden Mudra und Mantra.

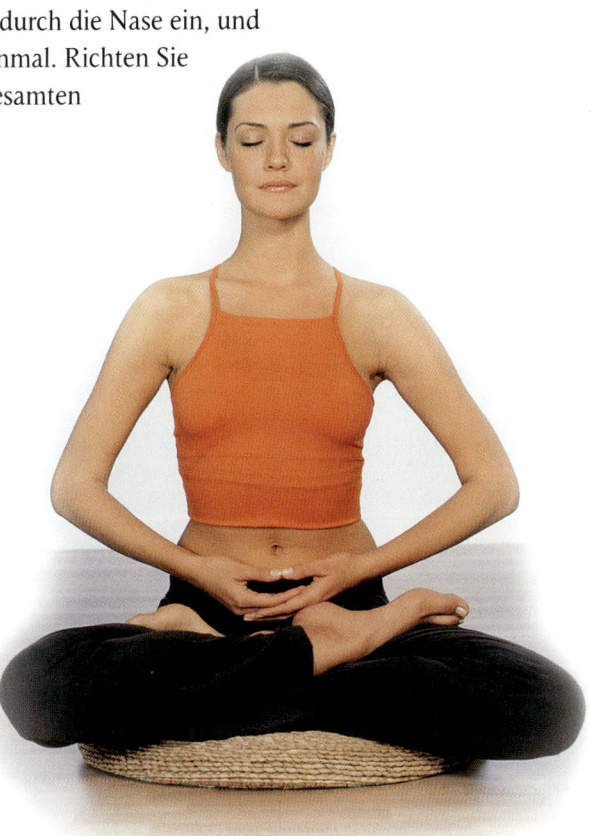

Die Hände bilden eine Art Schale, indem der rechte Handrücken in der linken Handfläche liegt und die Daumen sich berühren.

Übung 7: Schlussentspannung

- Legen Sie sich auf den Rücken, um Ihr Programm für das Sakralchakra mit einer tiefen Entspannung zu beenden. Nachdem Sie alle Muskeln Ihres Körpers durch An- und Entspannen gelockert haben (»Tiefenentspannung«, Seite 228f.), sollten Sie sich etwas Zeit nehmen, um die Entspannung in Körper und Seele zu genießen.

- In der tiefen abschließenden Entspannung können Sie die Kraft Ihrer Vorstellung besonders gut einsetzen, um das Sakralchakra noch einmal sanft anzuregen und den Energiefluss im Bereich des Beckens und der Geschlechtsorgane zu harmonisieren. Stellen Sie sich dazu einen kleinen orangefarbenen Lichtwirbel vor, der drei Fingerbreit unterhalb des Bauchnabels in der Mitte des Beckens liegt.

- Visualisieren Sie, wie dieser Energiewirbel mit jedem Atemzug immer größer wird, bis er schließlich den ganzen Beckenraum mit orangefarbenen, heilenden Strahlen erhellt. Lassen Sie die warmen, orangefarbenen Strahlen in das Kreuzbein, die inneren und äußeren Geschlechtsorgane sowie Nieren und Blase hineinfließen.

- Genießen Sie das angenehme Gefühl, das entsteht, wenn diese Organe mit neuer Energie versorgt werden.
  Auch das Fließen der Körperflüssigkeiten, und insbesondere des Blutes, wird durch diese Übung erleichtert.

- Beenden Sie die Tiefenentspannung langsam und achtsam. Lösen Sie sich zunächst von den inneren Bildern, und spüren Sie nochmals ganz bewusst die Schwere des Körpers. Vertiefen Sie den Atem dann allmählich, und strecken Sie die Arme langsam nach oben. Räkeln und dehnen Sie den ganzen Körper, bevor Sie schließlich die Augen öffnen und die Yogaübungsreihe beenden.

Genießen Sie, wie die Energie in Beckenbereich, Geschlechtsorgane, Nieren und Blase fließt.

Chakra-Yoga-Programm für das Nabelchakra

Übung 1: Entspannung und Aufwärmübungen
Beginnen Sie die Übungsreihe für das Nabelchakra zunächst mit einer kurzen Entspannung (siehe Seite 228f.). Führen Sie anschließend einige Aufwärmübungen durch (siehe Seite 230ff.), und gehen Sie dann zu den folgenden Übungen über.

Mit der Tiefenentspannung und den Aufwärmübungen beginnen Sie die sieben Yogaübungen für Ihr Nabelchakra.

Übung 2: Beinübung
- Legen Sie sich flach auf den Rücken.
- Mit dem nächsten Ausatmen ziehen Sie das rechte Bein an, umfassen das rechte Knie mit beiden Händen und ziehen das Bein langsam und sanft möglichst nah an die Brust heran.
- Der Kopf bleibt dabei entspannt auf dem Boden liegen.
- Atmen Sie in dieser Position siebenmal ein und aus. Lassen Sie das rechte Knie dann los, und legen Sie das Bein anschließend wieder flach auf dem Boden ab.
- Wiederholen Sie die Übung im Anschluss an eine kurze Entspannung auch mit dem anderen Bein.

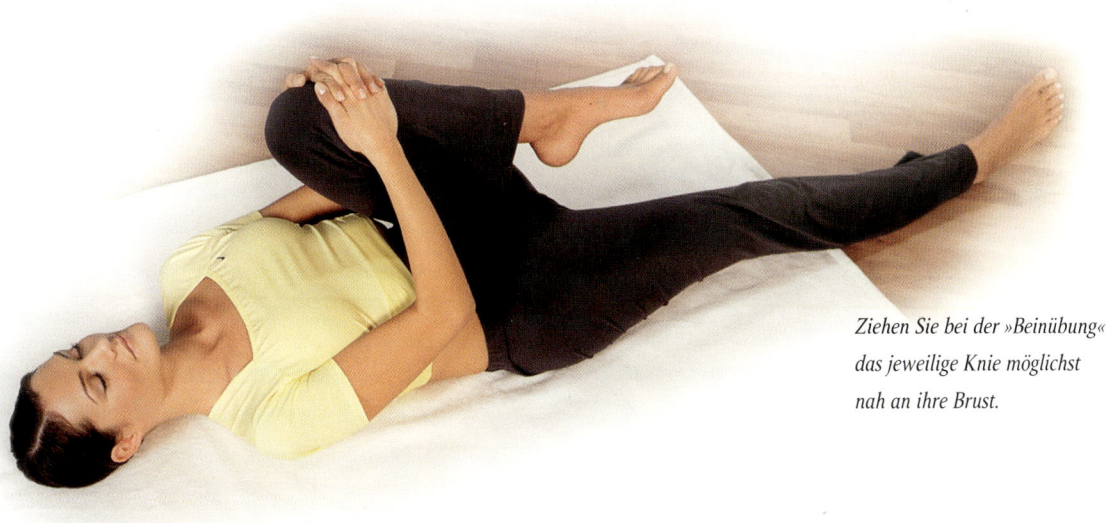

Ziehen Sie bei der »Beinübung« das jeweilige Knie möglichst nah an ihre Brust.

Übung 3: Schräge Stellung

- Setzen Sie sich mit geschlossenen, nach vorne gestreckten Beinen gerade auf den Boden.
- Legen Sie die Handflächen neben das Gesäß, die Finger zeigen dabei nach hinten. Mit dem Einatmen bringen Sie das Becken nach oben – spannen Sie dazu die Bein- und Bauchmuskeln an. In der Endstellung sollte der gesamte Oberkörper eine Linie bilden.
- Lassen Sie das Becken mit dem Ausatmen wieder sinken, und wiederholen Sie diese Übung insgesamt drei- bis viermal.

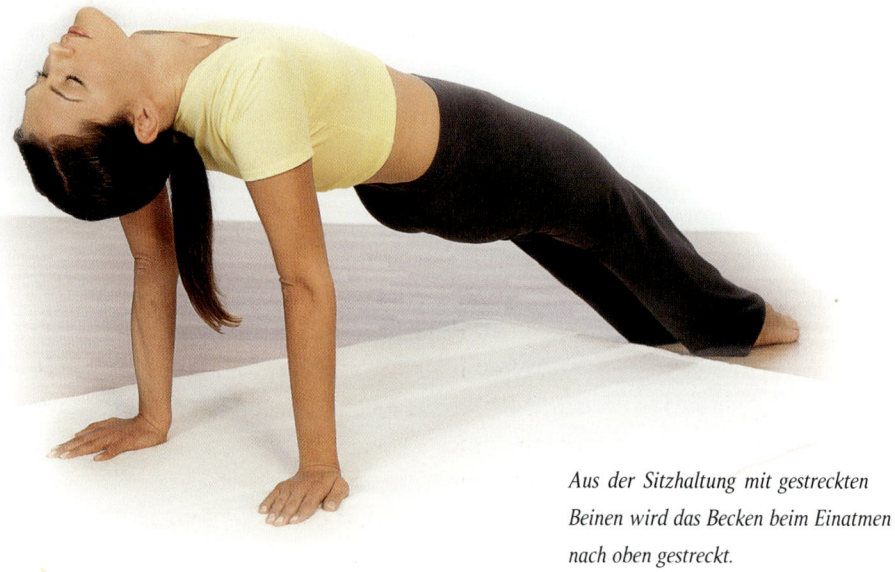

Aus der Sitzhaltung mit gestreckten Beinen wird das Becken beim Einatmen nach oben gestreckt.

Lenken Sie Ihre Konzentration bei diesen Übungen bewusst auf Ihr Nabelchakra, und achten Sie vor allem bei der »Bogenübung« auf Ihre natürliche Dehngrenze.

Übung 4: Bogen

- Legen Sie sich auf den Bauch – die Stirn berührt dabei den Boden, und die Beine sind leicht gegrätscht. Winkeln Sie die Knie ab, und führen Sie die Füße in Richtung Gesäß. Greifen Sie dann mit den Händen nach hinten, und umfassen Sie die Knöchel. Spannen Sie die Bauch- und Beckenmuskulatur an.
- Mit dem nächsten Einatmen heben Sie den Kopf und ziehen gleichzeitig die Beine etwas vom Boden ab. Konzentrieren Sie sich in dieser Bogenstellung auf Ihr Nabelchakra.
- Halten Sie die Stellung einige Atemzüge lang – beugen Sie die Wirbelsäule jedoch nur so weit, wie es Ihnen ohne Schmerzen möglich ist.

● Lassen Sie Beine und Kopf dann wieder sinken. Lösen Sie die Hände von den Knöcheln, und entspannen Sie sich auf dem Bauch liegend.

Die »Bogen-stellung« sollten Sie möglichst einige Atemzüge lang beibehalten.

Übung 5: Magenhub

● Stehen Sie aufrecht, die Füße sind schulterbreit auseinander gestellt, die Hände in die Hüften gestemmt, die Daumen zeigen nach vorne. Schließen Sie die Augen, und lassen Sie Ihren Geist zur Ruhe kommen.

Beim »Magenhub« ziehen Sie den Bauch in ausgeatmetem Zustand einige Sekunden lang stark ein.

● Atmen Sie einige Male entspannt durch. Atmen Sie dann ganz tief aus. Entspannen Sie Ihre Bauchmuskulatur am Ende der Ausatmung, und ziehen Sie den Bauch im ausgeatmeten Zustand kräftig ein. Stellen Sie sich dabei vor, Sie würden die Bauchwand gleichzeitig nach oben und hinten zum Rückgrat ziehen. Halten Sie diese Stellung vier Sekunden lang, ohne zu atmen.

● Entspannen Sie den Bauch wieder, lassen Sie die Bauchdecke nach außen sinken, und atmen Sie gleichzeitig ein.

Atmen Sie zwischendurch einige Male durch, und wiederholen Sie diese Übung dann noch zweimal.

Übung 6: Nabelchakra-Meditation

- Bleiben Sie in der sitzenden Haltung. Konzentrieren Sie sich auf Ihr Nabelchakra, und machen Sie sich bewusst, dass dieses Chakra Sie mit Ihren Gefühlen und mit der Kraft Ihrer Persönlichkeit verbindet.

Bei der Meditation richten Sie Ihre ganze Aufmerksamkeit auf das Nabelchakra und darauf, wie es Sie mit Ihren Gefühlen verbindet.

- Falten Sie die Hände vor der Brust. Legen Sie die Handflächen aufeinander, legen Sie den rechten Daumen über den linken; beide Daumen werden angewinkelt und zwischen die Handflächen gelegt. Durch dieses Mudra wird das Nabelchakra auf energetischer Ebene aktiviert.
- Atmen Sie tief durch die Nase ein. Mit dem Ausatmen sprechen Sie siebenmal das Mantra RAM (gesprochen LANG). Sprechen Sie das Mantra leise und weich. Verteilen Sie die sieben RAMs wie sieben Glockenschläge gleichmäßig über das Ausatmen, so dass Sie das letzte RAM mit dem letzten Rest Ihrer Atemluft aussprechen.
- Atmen Sie dann wieder langsam durch die Nase ein, und wiederholen Sie das Ganze siebenmal. Richten Sie Ihre Achtsamkeit während der gesamten Meditation auf das Nabelchakra.

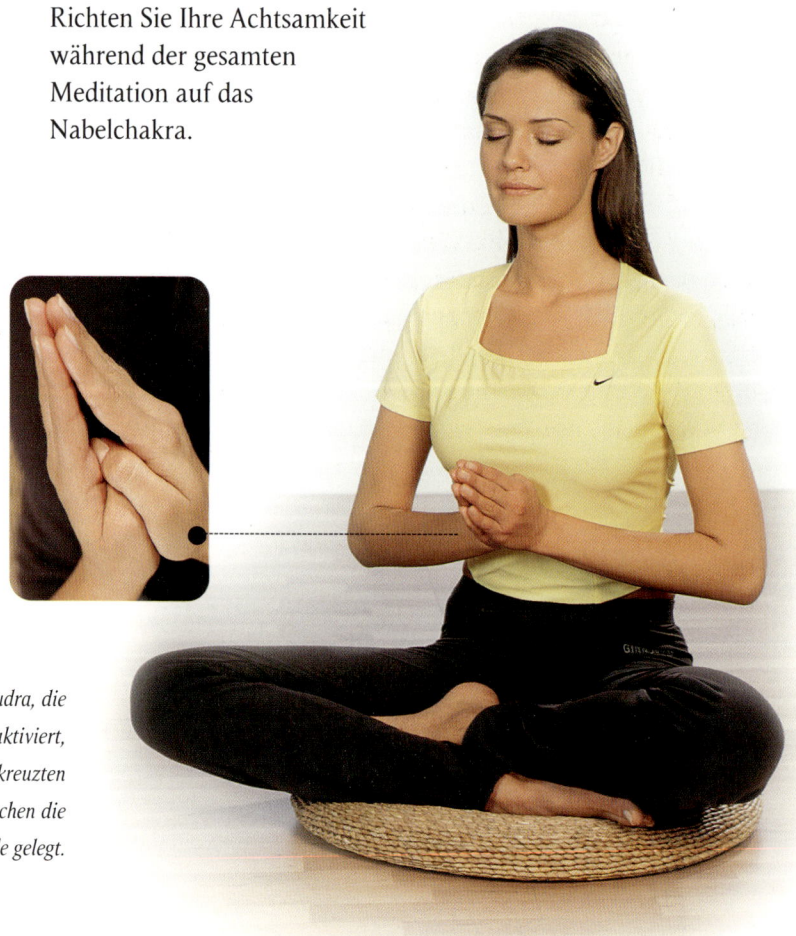

Für die Mudra, die das Nabelchakra aktiviert, werden die gekreuzten Daumen zwischen die gefalteten Hände gelegt.

Übung 7: Schlussentspannung

- Legen Sie sich auf den Rücken, um die Übungsreihe für das Nabel-chakra mit einer Tiefenentspannung zu beenden.
- Lockern Sie zunächst alle Muskeln Ihres Körpers, indem Sie jeden Muskel einige Male an- und wieder entspannen (»Tiefenentspan-nung«, Seite 228f.). Genießen Sie den gelösten, entspannten Zustand in Körper und Seele.
- Wenn Sie tief entspannt sind, dann können Sie die Macht Ihrer Vorstellungskraft besonders wirkungsvoll dazu nützen, um das Nabelchakra sanft anzuregen und den Energiefluss ganz bewusst in diesem Bereich auszubalancieren.
- Stellen Sie sich einen kleinen gelben Lichtwirbel vor, der drei Finger-breit oberhalb Ihres Bauchnabels in Ihrem Körper liegt. Visualisieren Sie, wie dieser Energiewirbel mit jedem Atemzug immer größer wird. Allmählich strahlt der gelbe Energiewirbel in die ganze Bauchhöhle hinein – durchstrahlt den Magen, die Bauchorgane und den Solarple-xus mit heilender, warmer Energie.
- Versuchen Sie zu spüren, wie wohltuend der ganze Oberbauch sich anfühlt, wenn Blockaden und Spannungen in diesem Bereich allmäh-lich aufgelöst werden.
- Beenden Sie die Tiefenentspannung in aller Ruhe, langsam und ein-fühlsam. Lösen Sie sich von dem inneren Bild des gelben Wirbels, und spüren Sie die Schwere Ihrer Muskeln noch mal ganz bewusst. Vertiefen Sie den Atem allmählich, und strecken Sie die Arme langsam nach oben. Räkeln und dehnen Sie den ganzen Körper, bevor Sie die Augen öffnen und die Yogaübungsreihe beenden.

Beenden Sie das Yogaprogramm mit einer ausgiebigen Entspannung, und fühlen Sie, wie Ihr Solarplexus mit strahlender Energie gefüllt ist.

Chakra-Yoga-Programm für das Herzchakra

Übung 1: Entspannung und Aufwärmübungen
Beginnen Sie die Yogaübungsreihe für das Herzchakra mit einer kurzen Entspannungsübung (siehe Seite 228f.). Führen Sie anschließend einige Aufwärmübungen durch (siehe Seite 230ff.), und gehen Sie erst danach zu den folgenden Übungen über.

Bevor Sie mit den Yogaübungen für Ihr Herzchakra beginnen, nehmen Sie sich Zeit für eine gründliche Entspannungsübung.

Übung 2: Kobravariation
- Legen Sie sich auf den Bauch; die Stirn berührt den Boden, die Arme liegen seitlich neben dem Körper, und die Handflächen zeigen nach oben. Atmen Sie einige Male entspannt durch. Führen Sie die Hände hinter den Rücken, und verschränken Sie sie über dem Gesäß.
- Mit dem nächsten Einatmen heben Sie Kopf und Brustbein leicht vom Boden ab und ziehen dann die Schultern etwas nach hinten, so dass sich der Brustkorb dehnt.
- Atmen Sie in dieser Haltung zweimal tief durch, lenken Sie Ihre Achtsamkeit dabei auf Ihr Herzchakra, und legen Sie Kopf und Arme dann wieder entspannt auf dem Boden ab.
- Entspannen Sie sich einen Moment lang, und wiederholen Sie die Übung insgesamt dreimal.

Ziehen Sie bei der »Kobraübung« die Schultern nach hinten und dehnen Sie damit den Brustkorb.

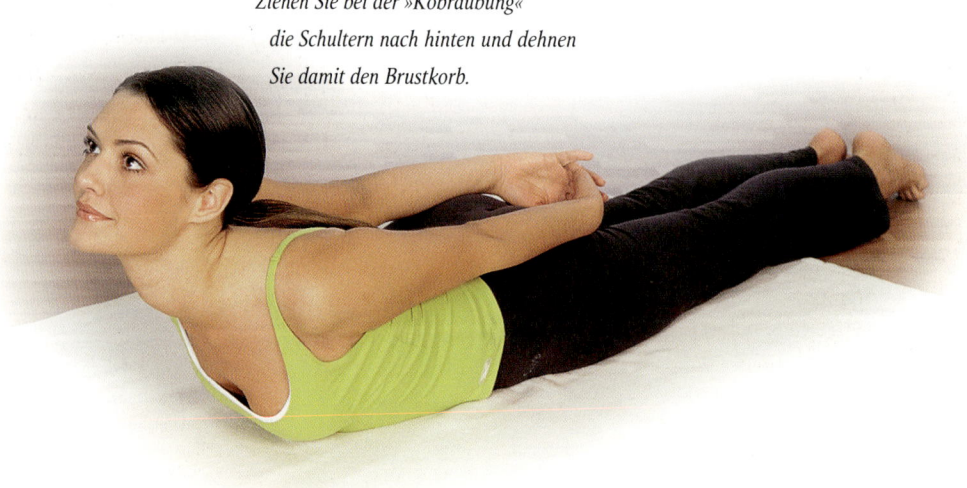

Übung 3: Dreieck

● Stehen Sie aufrecht und entspannt; die Beine sind leicht gegrätscht. Drehen Sie den linken Fuß nach links. Heben Sie den rechten Arm seitlich gestreckt nach oben, bis Ihr Oberarm Ihr rechtes Ohr berührt; die linke Hand liegt auf der Außenseite des linken Oberschenkels ①.

● Beugen Sie den Oberkörper langsam aus der Hüfte nach links, wobei Ihr Blick der rechten Hand folgt ②. Dehnen Sie den Oberkörper nur so weit nach links, bis die Finger der linken Hand auf Höhe des linken Knies liegen. Nur wenn Sie sehr flexibel sind, sollten Sie die linke Hand auf den Unterschenkel oder auf den Fußknöchel legen.

● Bleiben Sie für einige Sekunden in der Endstellung, und atmen Sie möglichst tief durch. Um wieder in die Mittelstellung zurückzukommen, heben Sie den rechten Arm zunächst so weit, bis er senkrecht nach oben gestreckt ist. Anschließend richten Sie den Oberkörper wieder langsam auf und drehen den linken Fuß wieder nach vorne.

● Nehmen Sie die Arme nach unten, entspannen Sie sich kurz, und führen Sie die Übung dann auch in die andere Richtung aus.

①

Zunächst wird der Arm gehoben, bis der Oberarm das Ohr berührt.

②

Beugen Sie dann ihren Oberkörper aus der Hüfte zur Seite und behalten dabei die gestreckte Hand im Blick.

Übung 4: Fischstellung

- Legen Sie sich auf den Rücken – die Beine sind dabei ausgestreckt und geschlossen. Heben Sie Ihr Gesäß etwas ab, und schieben Sie die Hände unter Ihre Oberschenkel, die Handflächen sollten dabei den Boden berühren ①.

- Dehnen Sie nun den Brustkorb, indem Sie Druck auf die Ellbogen ausüben, den Nacken nach hinten beugen und die Brust nach außen wölben ②. Die Ellbogen sollten unter dem Rücken möglichst nah zusammenkommen. In der Endstellung ruht das Gewicht des Oberkörpers auf Ellbogen und Kopf. Atmen Sie in dieser Stellung einige Male tief in die Brust hinein.

- Um die Übung zu beenden, legen Sie zunächst den Kopf wieder langsam und sanft auf den Boden, lösen dann die Arme und legen sie seitlich neben den Körper. Bleiben Sie noch kurz entspannt liegen.

Am Ende der »Fischstellung« bleiben Sie noch etwas am Boden liegen, um der Wirkung der Übung nachzuspüren.

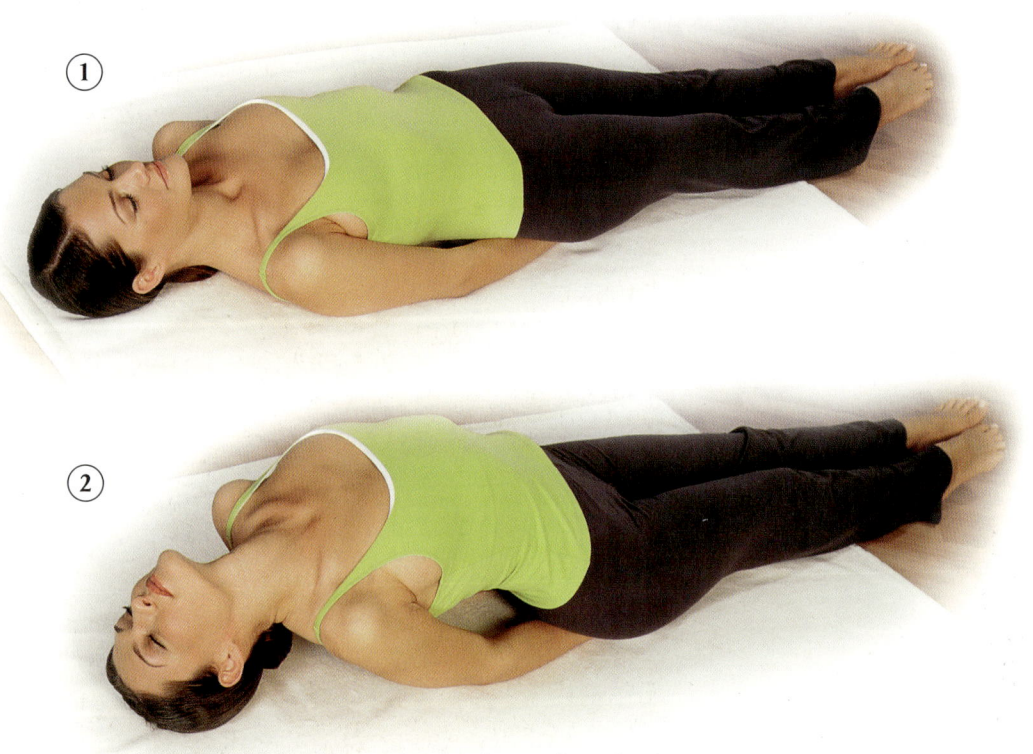

Die Brust wird nach außen gewölbt, so dass das Gewicht des Oberkörpers auf Ellenbogen und Kopf ruht.

Übung 5: Das Herz öffnen

- Die Atemübung für das Herzchakra wird mit einer Armbewegung verbunden. Atmen Sie bei dieser Übung nur durch die Nase.
- Stehen Sie aufrecht, die Beine sind weit gegrätscht, die Füße sind leicht nach außen gedreht. Nachdem Sie einige Male entspannt durchgeatmet haben, atmen Sie tief aus. Mit dem nächsten Einatmen heben Sie beide Arme senkrecht vor den Körper, die Hände sind ausgestreckt und einander zugewandt ①.
- Während Sie weiter einatmen, führen Sie die Hände so weit zur Seite, bis die Brust gedehnt ist. Gleichzeitig heben Sie den Kopf und blicken nach oben ②.
- Halten Sie den Atem in dieser Stellung sieben Sekunden lang an. Atmen Sie langsam aus. Sie lassen dabei die Arme seitlich sinken und bringen den Kopf in die natürliche Haltung .
- Wiederholen Sie diesen Zyklus drei- bis viermal, und verbinden Sie die Armbewegung fließend mit der Einatmung.

① ②

Beim Einatmen werden die Hände vor den Körper und zur Seite gestreckt, bis die Brust weit gedehnt ist.

Übung 6: Herzchakra-Meditation

- Nehmen Sie eine stabile Sitzhaltung ein (siehe Seite 236f.). Schließen Sie die Augen, und lassen Sie Ihre Gedanken und Ihren Atem zur Ruhe kommen. Konzentrieren Sie sich auf Ihr Herzchakra, und machen Sie sich bewusst, dass dieses Zentrum Sie mit der Kraft der Liebe verbindet und Ihnen hilft, Offenheit und Mitgefühl zu entwickeln.

- Die Mudra, die gezielt das Herzchakra aktiviert, ist bei Männern und Frauen unterschiedlich. Bei Frauen berühren sich Daumen und Ringfinger der linken Hand und Daumen und Mittelfinger der rechten. Männer nehmen die umgekehrte Handstellung ein.

- Atmen Sie tief durch die Nase ein. Mit dem Ausatmen sprechen Sie siebenmal leise und weich das Mantra YAM (gesprochen YANG).

Bei der Herzchakra-Meditation verbinden Sie sich mit der Kraft der Liebe.

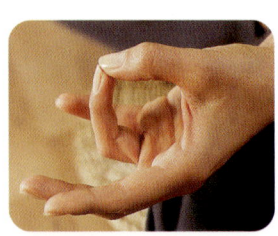

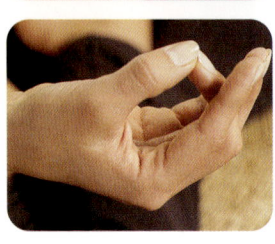

Daumen und Ringfinger der linken Hand und Daumen und Mittelfinger der rechten Hand berühren sich bei Frauen, bei Männern sind die Mudras der linken und rechten Hand vertauscht.

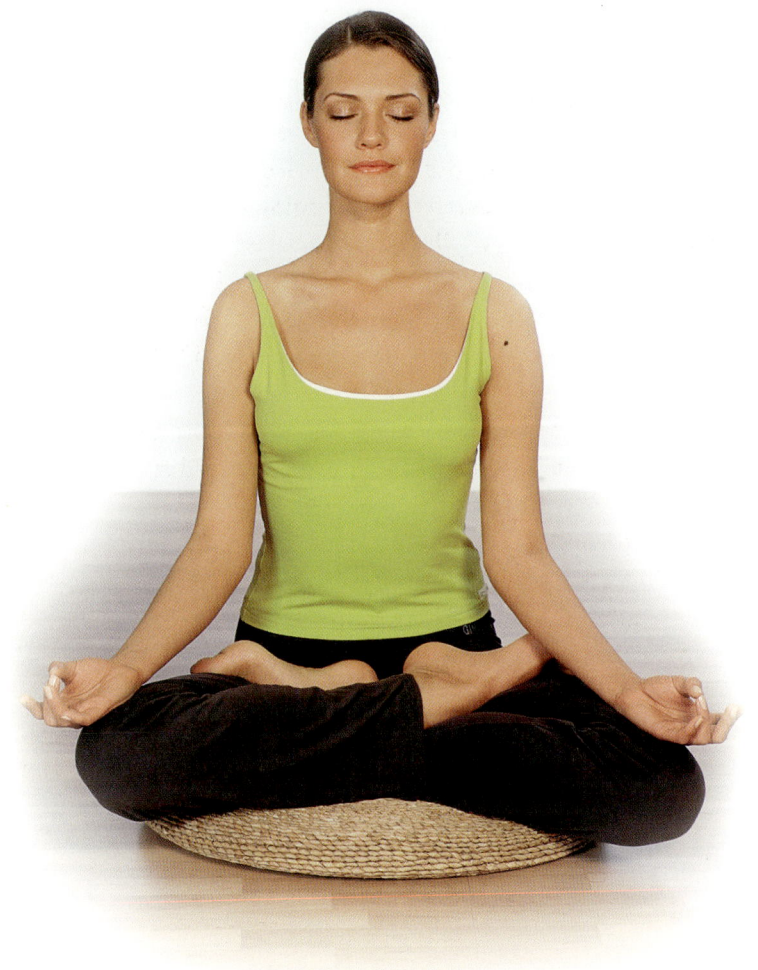

- Verteilen Sie die sieben YAMs wie Glockenschläge ganz gleichmäßig über das Ausatmen, so dass Sie das letzte YAM auch mit dem letzten Atemrest aussprechen.
- Atmen Sie dann wieder langsam durch die Nase ein, und wiederholen Sie die ganze Übung siebenmal.
- Richten Sie Ihre ganze Achtsamkeit während dieser Meditation auf Ihr Herzchakra.

Übung 7: Schlussentspannung

- Legen Sie sich auf den Rücken, um Ihr Programm für das Herzchakra mit einer tiefen Entspannung zu beenden. Nachdem Sie alle Muskeln Ihres Körpers entspannt haben (»Tiefenentspannung«, Seite 228f.), sollten Sie sich etwas Zeit nehmen, um diesen angenehmen Zustand in Körper und Seele in Ruhe bewusst zu genießen.
- In tiefer Entspannung können Sie die Kraft Ihrer Vorstellung besonders wirkungsvoll einsetzen, um das Herzchakra sanft anzuregen und den Energiefluss im Brustbereich zu harmonisieren. Stellen Sie sich dazu einen kleinen grünen Lichtwirbel vor, der genau zwischen den Brustwarzen in der Mitte des Brustkorbs liegt.
- Visualisieren Sie, wie dieser Energiewirbel mit jedem Atemzug ein wenig größer wird, bis er allmählich den ganzen Brustkorb mit grünen heilenden Strahlen erhellt. Stellen Sie sich dabei vor, dass diese harmonisierenden grünen Strahlen in Ihr Herz, Ihre Lungen, den oberen Rücken sowie in Ihre Arme und Hände hineinfließen. Genießen Sie das befreiende Gefühl, das dabei entsteht.
- Beenden Sie die Tiefenentspannung langsam und behutsam. Lösen Sie sich nach und nach von den inneren Bildern, und spüren Sie nochmals bewusst die Schwere des Körpers. Vertiefen Sie den Atem dann allmählich, und strecken Sie die Arme langsam nach oben. Räkeln und dehnen Sie den ganzen Körper, bevor Sie die Augen öffnen und das Yogaprogramm beenden.

Durch Ihre Vorstellungskraft können Sie Ihr Herzchakra zusätzlich anregen und harmonisieren.

Chakra-Yoga-Programm für das Halschakra

Übung 1: Entspannung und Aufwärmübungen

Beginnen Sie die Übungsreihe für das Halschakra mit einer kurzen Entspannung (siehe Seite 228f.). Führen Sie anschließend einige Aufwärmübungen durch (siehe Seite 230ff.), und gehen Sie dann zu den folgenden Übungen über.

Übung 2: Löwenstellung

Die Löwenübung reinigt das Halschakra und stärkt gleichzeitig den Hals- und Kehlkopfbereich.

Vergessen Sie nicht die Entspannungs- und Aufwärmübungen, bevor Sie mit der Löwenstellung Ihr Halschakra reinigen.

- Nehmen Sie den Fersensitz ein – dabei knien Sie auf dem Boden, und Ihr Gesäß liegt auf den Fersen auf. Legen Sie die Handflächen auf Ihre Knie, und konzentrieren Sie sich ganz auf Ihr Halschakra.

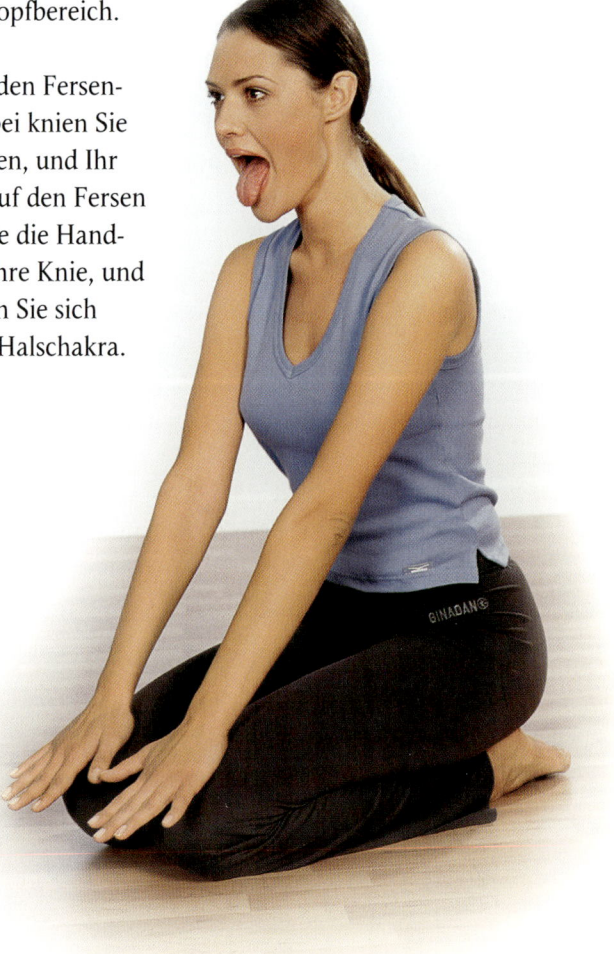

Die Löwenstellung wird im Fersensitz gemacht, auf dem Boden knieend, mit dem Gesäß auf den Fersen.

- Atmen Sie tief durch die Nase ein. Mit dem Ausatmen lehnen Sie sich nach vorne, strecken die Finger aus, spannen die Armmuskeln an, öffnen Augen und Mund, so weit es geht, und strecken die Zunge weit heraus. Stoßen Sie gleichzeitig ein lautes Löwenfauchen aus.
- Am Ende der Ausatmung schließen Sie den Mund und entspannen die Muskeln in Gesicht, Armen und Händen. Atmen Sie einige Male normal durch, und wiederholen Sie die Löwenstellung noch zweimal.

Lassen Sie beim Ausatmen ein lautes Löwenfauchen hören. Durch die Löwenübung stärken Sie den Kehlkopf- und Halsbereich.

Übung 3: Halbmondstellung

- Knien Sie sich auf den Boden, und setzen Sie den rechten Fuß nach vorne, so dass Ober- und Unterschenkel einen rechten Winkel bilden.
- Verlagern Sie Ihr Gewicht auf den vorderen rechten Fuß, dabei wird das linke Bein durchgestreckt. Die Arme hängen entspannt neben dem Körper, der Rücken ist aufrecht.

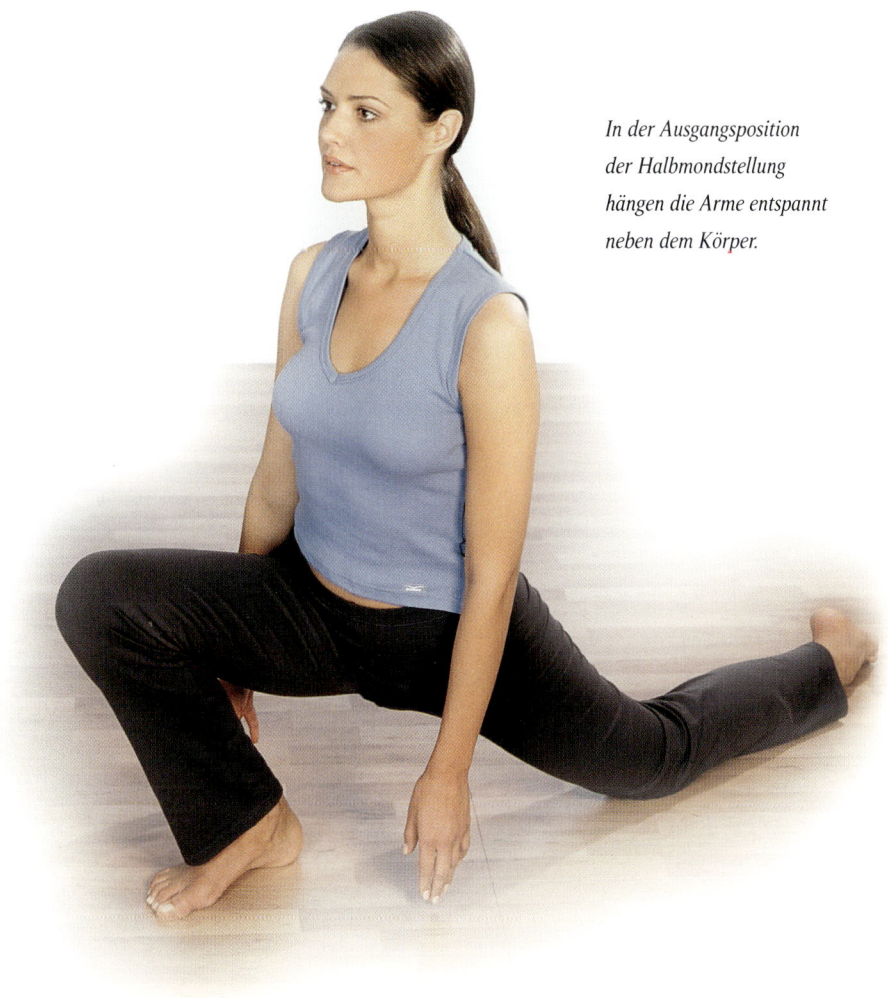

In der Ausgangsposition der Halbmondstellung hängen die Arme entspannt neben dem Körper.

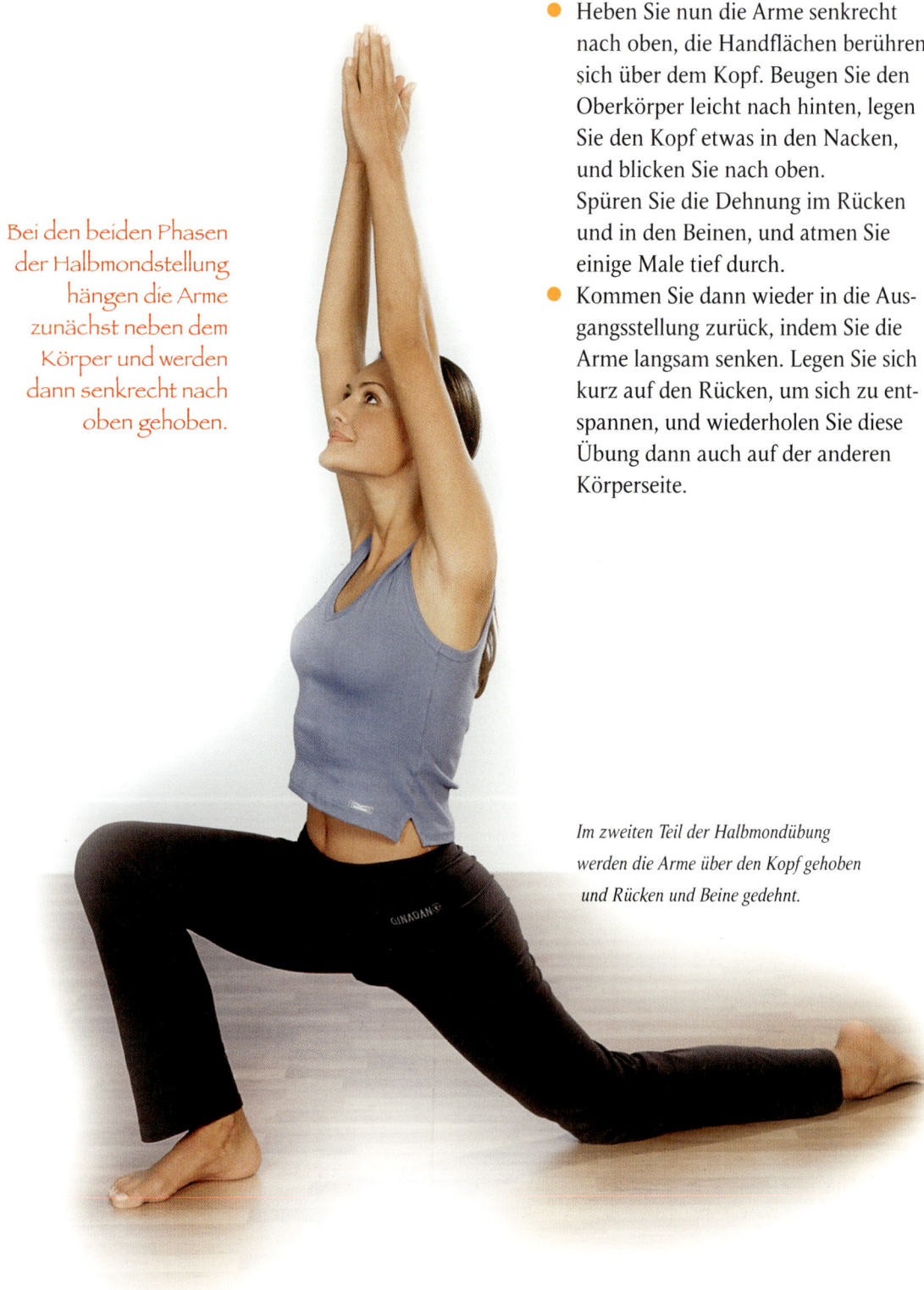

Bei den beiden Phasen der Halbmondstellung hängen die Arme zunächst neben dem Körper und werden dann senkrecht nach oben gehoben.

- Heben Sie nun die Arme senkrecht nach oben, die Handflächen berühren sich über dem Kopf. Beugen Sie den Oberkörper leicht nach hinten, legen Sie den Kopf etwas in den Nacken, und blicken Sie nach oben. Spüren Sie die Dehnung im Rücken und in den Beinen, und atmen Sie einige Male tief durch.
- Kommen Sie dann wieder in die Ausgangsstellung zurück, indem Sie die Arme langsam senken. Legen Sie sich kurz auf den Rücken, um sich zu entspannen, und wiederholen Sie diese Übung dann auch auf der anderen Körperseite.

Im zweiten Teil der Halbmondübung werden die Arme über den Kopf gehoben und Rücken und Beine gedehnt.

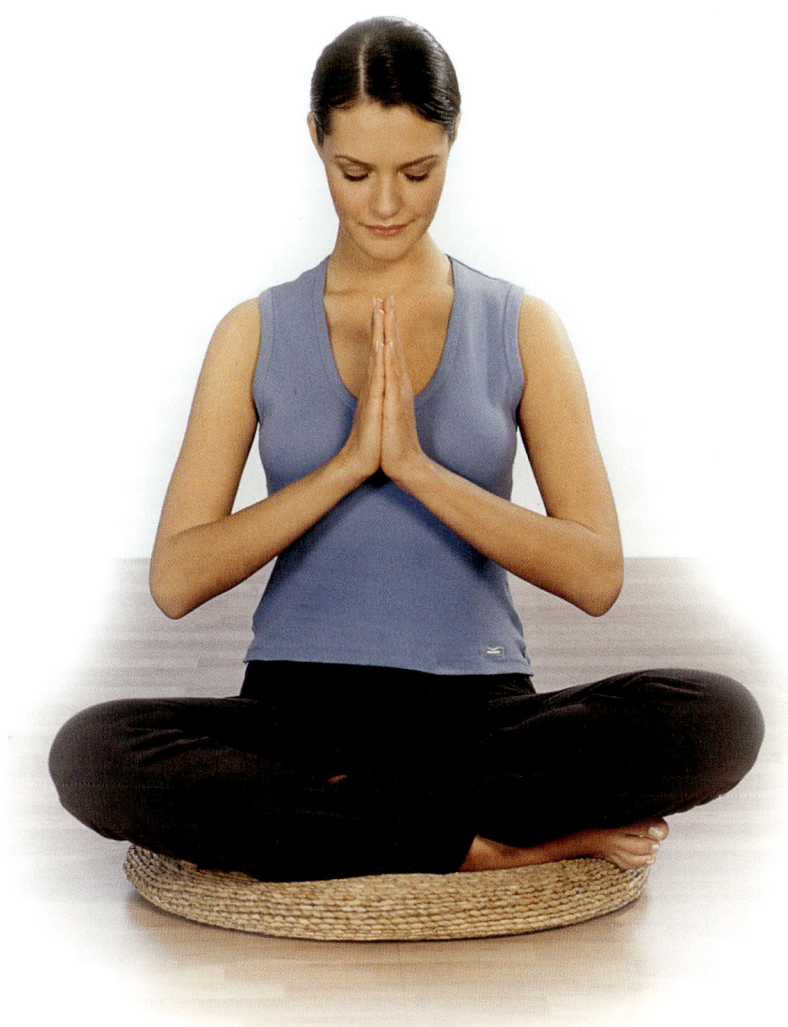

Zur Gebetsübung sitzen Sie im Schneider- oder Lotossitz mit geschlossenen Augen.

Halten Sie bei der Gebetshaltung den Atem nur einige Sekunden lang an, während Sie Ihr Kinn gegen die Halsgrube legen.

Übung 4: Gebetshaltung

- Sitzen Sie im Schneidersitz oder Halben Lotossitz (siehe Seite 236f.). Schließen Sie die Augen. Legen Sie die Handflächen mit nach oben gestreckten Fingern wie zum Gebet vor die Brust. Atmen Sie tief ein.
- Mit dem nächsten Ausatmen lassen Sie den Kopf langsam nach unten sinken, bis das Kinn das obere Brustbein berührt.
  Halten Sie den Atem einige Sekunden an, und pressen Sie das Kinn leicht gegen die Halsgrube. Lösen Sie dann den Druck, heben Sie den Kopf, und atmen Sie wieder langsam ein.
- Wiederholen Sie diese Übung insgesamt drei- bis viermal – atmen Sie ausschließlich durch die Nase ein und aus.

Übung 5: Summatmung

- Bleiben Sie in der Sitzhaltung. Bei der folgenden Atemtechnik wird ausnahmsweise durch den Mund eingeatmet. Pressen Sie die Zunge fest gegen den Gaumen. Atmen Sie dann langsam durch den Mund ein – dabei wird die Luft an der Zunge entlang eingesogen, so dass ein Zischlaut entsteht. Wenn die Einatmung beendet ist, schließen Sie den Mund und halten den Atem vier Sekunden lang an.

- Atmen Sie nun möglichst langsam durch die Nase aus – der Mund bleibt dabei geschlossen. Erzeugen Sie beim Ausatmen einen Summ-Laut, indem Sie auf »Mmm« ausatmen. Spüren Sie die lösenden Vibrationen, die dabei entstehen.

- Wiederholen Sie diesen Atemzyklus der Summatmung, »durch den Mund einatmen – durch die Nase ausatmen und dabei ein >Mmm< erklingen lassen«, insgesamt siebenmal.

Bei der Summatmung für Ihr Halschakra atmen Sie ausnahmsweise nur durch den Mund ein und durch die Nase aus.

Für die Mudra zur Hals-chakra-Meditation werden die Hände gefaltet und die Daumen zusammen nach oben gestreckt.

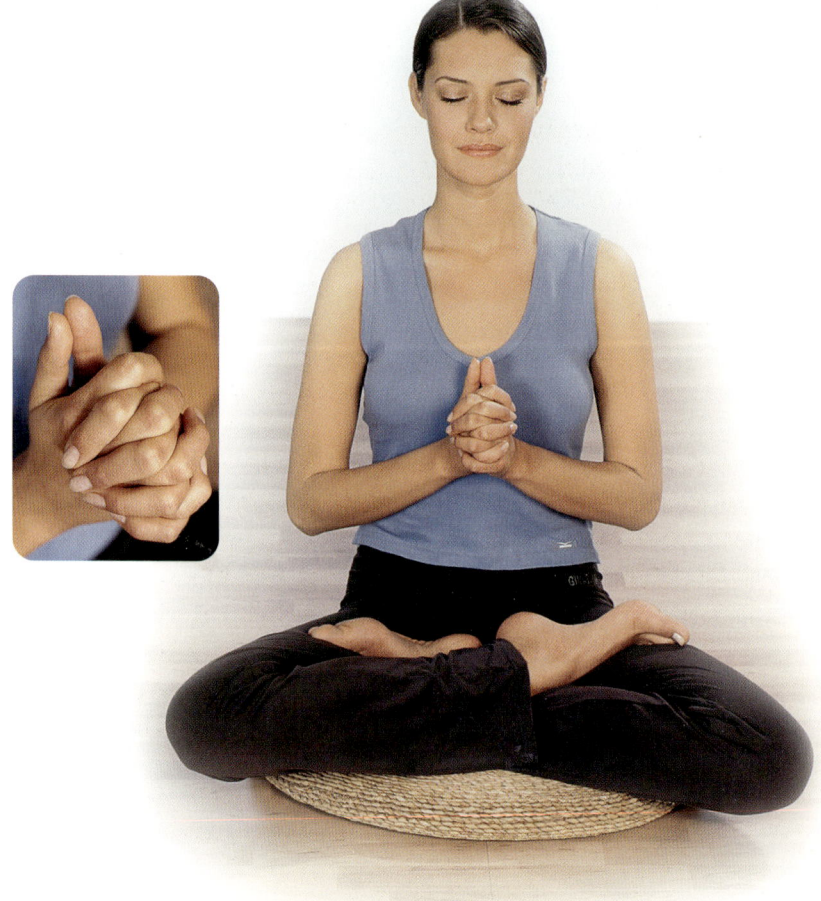

Übung 6: Halschakra-Meditation

- Konzentrieren Sie sich in sitzender Haltung ganz auf Ihr Halschakra, und machen Sie sich bewusst, dass dieses Chakra es Ihnen ermöglicht, Ihre Gedanken und Gefühle auszudrücken und mit anderen Menschen zu kommunizieren.
- Heben Sie die Hände vor den Körper. Legen Sie die nach oben gestreckten Daumen zusammen; die restlichen Finger werden gefaltet, wobei der rechte Zeigefinger oben ist. Halten Sie die Hände vor der Brust, die Oberarme liegen locker am Körper an. Durch das Mudra wird ein Energiekreislauf aufgebaut, der das Halschakra aktiviert.
- Atmen Sie tief durch die Nase ein. Mit dem Ausatmen sprechen Sie siebenmal das Mantra HAM (gesprochen HANG). Sprechen Sie das Mantra leise und weich. Verteilen Sie die sieben HAMs wie sieben Glockenschläge gleichmäßig über das Ausatmen, so dass Sie das letzte HAM mit dem letzten Rest Ihrer Atemluft aussprechen.
- Atmen Sie dann wieder langsam durch die Nase ein, und wiederholen Sie das Ganze siebenmal. Richten Sie Ihre Achtsamkeit während der gesamten Meditation auf das Halschakra.

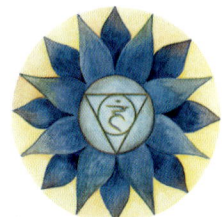

Machen Sie sich bewusst, dass Ihr Halschakra Ihnen die Kommunikation mit anderen Menschen ermöglicht.

Übung 7: Schlussentspannung

- Legen Sie sich auf den Rücken, um die Übungsreihe für das Halschakra mit einer Tiefenentspannung zu beenden. Lockern Sie zunächst alle Muskeln Ihres Körpers, indem Sie jeden Muskel einige Male an- und wieder entspannen (»Tiefenentspannung«, Seite 228f.). Genießen Sie den gelösten, entspannten Zustand in Körper und Seele.
- Wenn Sie tief entspannt sind, können Sie Visualisierungen besonders effektiv einsetzen, um das Halschakra sanft anzuregen und gleichzeitig den Energiefluss in diesem Bereich zu harmonisieren. Stellen Sie sich einen kleinen hellblauen Lichtwirbel vor, der mitten in Ihrem Kehlkopf liegt. Visualisieren Sie, wie dieser Energiewirbel mit jedem Atemzug immer größer wird. Allmählich strahlt der hellblaue Energiewirbel in den ganzen Hals- und Nackenbereich hinein. Spüren Sie, wie wohltuend sich dieses heilende hellblaue Licht auf Hals, Rachen, Luft- und Speiseröhre und auch auf die Atmung auswirkt.
- Beenden Sie die Tiefenentspannung langsam. Lösen Sie sich von der Visualisierung, und spüren Sie die Schwere Ihrer Muskeln bewusst. Vertiefen Sie den Atem dann allmählich, und strecken Sie die Arme langsam nach oben. Räkeln und dehnen Sie den ganzen Körper, bevor Sie die Augen öffnen und die Yogaübungsreihe beenden.

Chakra-Yoga-Programm für das Stirnchakra

Übung 1: Entspannung und Aufwärmübungen

Beginnen Sie die Übungsreihe für das Stirnchakra mit einer kurzen Entspannung (siehe Seite 228f.). Führen Sie anschließend einige Aufwärmübungen durch (siehe Seite 230ff.), und gehen Sie dann zu den folgenden Übungen über.

Nach der einleitenden Tiefenentspannung und den Aufwärmübungen regen Sie Ihr Stirnchakra zunächst durch Augenübungen an.

Übung 2: Augenübungen

- Setzen Sie sich in den Schneidersitz, und legen Sie die Hände entspannt auf die Oberschenkel.
- Regen Sie Ihr Stirnchakra erst durch Augenübungen an. Bewegen Sie die Augen wie im Folgenden beschrieben – achten Sie darauf, dass Sie nur die Augen bewegen –, der Kopf sollte regungslos bleiben.
- Führen Sie mit den Augen eine senkrechte Bewegung aus: Schauen Sie siebenmal abwechselnd nach oben zur Decke und nach unten zum Boden. Schließen Sie die Augen, und atmen Sie tief durch.

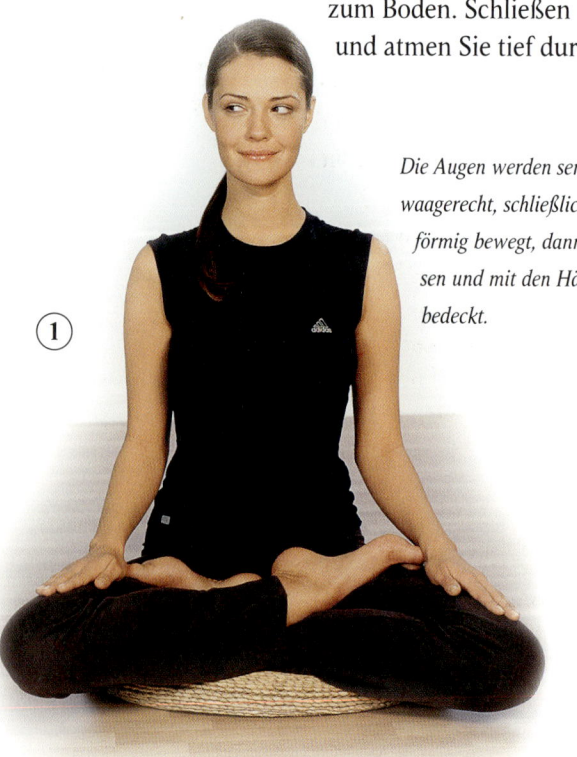

Die Augen werden senkrecht, waagerecht, schließlich kreisförmig bewegt, dann geschlossen und mit den Händen bedeckt.

① ②

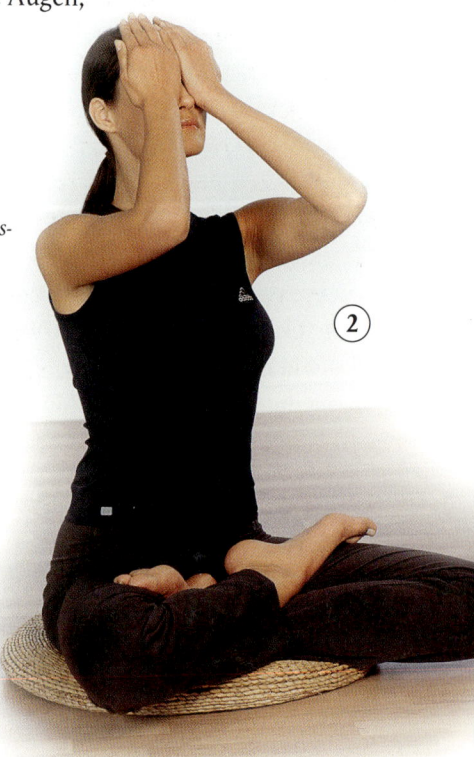

- Führen Sie nun eine waagerechte Bewegung aus: Schauen Sie sieben-
mal abwechselnd so weit Sie können nach links und rechts – bewegen
Sie den Kopf nicht mit (①). Schließen Sie anschließend die Augen,
und atmen Sie einmal tief durch.
- Führen Sie kreisende Bewegungen mit den Augen aus: Lassen Sie die
Augen siebenmal im Uhrzeigersinn und anschließend siebenmal
gegen den Uhrzeigersinn kreisen. Versuchen Sie möglichst große Krei-
se zu ziehen, und drehen Sie die Augen dabei langsam und bewusst.
- Schließen Sie abschließend nochmals die Augen. Reiben Sie die
Handflächen kräftig aneinander, bis sie ganz warm sind, und legen
Sie sie sanft auf die geschlossenen Augen (②). Genießen Sie die
Wärme, die von den Händen in den Bereich der Augen strömt, und
konzentrieren Sie sich dabei auf Ihr Stirnchakra.

Übung 3: Die Heuschrecke

- Legen Sie sich auf den Bauch, die Stirn berührt den Boden. Die Beine
berühren sich, und die Fußrücken liegen entspannt auf dem Boden.
Die Arme werden neben den Körper gelegt.
- Entspannen Sie sich kurz, und schließen Sie die Hände dann zu Fäus-
ten. Drücken Sie die Fäuste mit der Daumenseite nach unten neben
dcn Oberschenkeln gegen den Boden.
- Während Sie einatmen, heben Sie das linke Bein gestreckt etwas vom
Boden ab. Atmen Sie tief durch. Achten Sie darauf, das Bein nicht mit
Schwung, sondern nur durch die Anspannung der Muskeln zu heben.
Die Hüften sollten nicht vom Boden abgehoben werden.
- Legen Sie das Bein wieder auf dem Boden ab, und wiederholen Sie
die Übung auch mit dem rechten Bein. Führen Sie die Heuschrecke
mit jedem Bein zwei- bis dreimal durch, legen Sie die Hände dann
unter die Stirn, und entspannen Sie sich kurze Zeit, während Sie
den Wirkungen der Übung nachspüren.

*Nach den Augen-
übungen legen Sie
Ihre Hände auf Ihre
geschlossenen Augen
und fühlen den warmen
Energiestrom, der in
Ihre Augen fließt.*

*Bei der Heuschreckenübung
sollte das Bein nur durch
die Muskelanspannung
angehoben werden.*

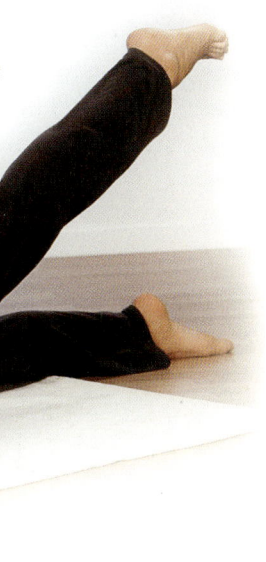

Übung 4: Schlafendes Kind

Die Übung »Schlafendes Kind« wird im Fersensitz ausgeführt. Legen Sie sich dazu ruhig ein kleines Kissen zwischen Gesäß und Füße.

● Knien Sie sich auf den Boden, und setzen Sie sich in den Fersensitz, wobei die Knie und die großen Zehen sich berühren. Falls Ihnen diese Sitzhaltung Probleme macht, können Sie ein kleines Kissen zwischen das Gesäß und die Füße legen. Halten Sie den Rücken möglichst aufrecht, und lassen Sie die Arme passiv seitlich hängen.
Schließen Sie die Augen, und atmen Sie in dieser Haltung einige Male tief in den Bauch.

● Mit der nächsten Ausatmung lassen Sie den Oberkörper langsam nach vorn sinken, bis die Stirn den Boden berührt. Handrücken und Arme liegen auf dem Boden. Atmen Sie entspannt, und spüren Sie den sanften Druck der Atembewegung gegen die Oberschenkel. Sie sollten mindestens 30 Sekunden in dieser Stellung bleiben.

● Richten Sie sich langsam auf, indem Sie den Rücken von der Lendenwirbelsäule aus über die Brust- und zuletzt über die Halswirbelsäule aufrollen. Führen Sie die Aufrollbewegung langsam und behutsam durch. Legen Sie sich kurz auf den Rücken, um sich zu entspannen.

Die Aufrollbewegungen werden behutsam Wirbel für Wirbel ausgeführt.

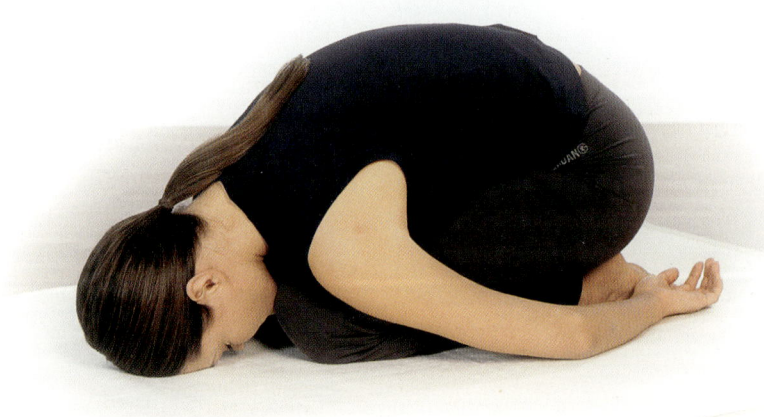

Übung 5: Wechselatmung I

● Führen Sie die Übung im Sitzen durch (Seite 236f.). Schließen Sie die Augen. Legen Sie die linke Hand auf den linken Oberschenkel.

● Winkeln Sie den rechten Unterarm ab. Strecken Sie Daumen, kleinen Finger und Ringfinger, während Sie Zeige- und Mittelfinger beugen.

● Bringen Sie die Hand zur Nase; mit dem rechten Daumen können Sie das rechte Nasenloch, mit kleinem Finger und Ringfinger das linke Nasenloch schließen. Verschließen Sie das rechte Nasenloch mit dem Daumen. Atmen Sie acht Sekunden durch das linke Nasenloch ein.

- Verschließen Sie das linke Nasenloch mit den Fingerkuppen von kleinem Finger und Ringfinger, lösen Sie gleichzeitig den Daumen, und atmen Sie durch das rechte Nasenloch 16 Sekunden lang aus.
- Ohne Pause atmen Sie nach dem Ausatmen anschließend wieder acht Sekunden durch das rechte Nasenloch ein. Nach der vollständigen Einatmung verschließen Sie das rechte Nasenloch wieder mit dem Daumen, lösen Ring- und kleinen Finger und atmen links 16 Sekunden aus. Hiermit ist ein Zyklus vollendet.
- Wiederholen Sie die Atmung *»links 8 Sekunden ein – rechts 16 Sekunden aus – rechts 8 Sekunden ein – links 16 Sekunden aus«* insgesamt siebenmal.
- Konzentrieren Sie sich währenddessen auf Ihr Drittes Auge, und stellen Sie sich vor, wie sich in diesem Zentrum heilendes Licht sammelt, das in den ganzen Körper ausströmt.

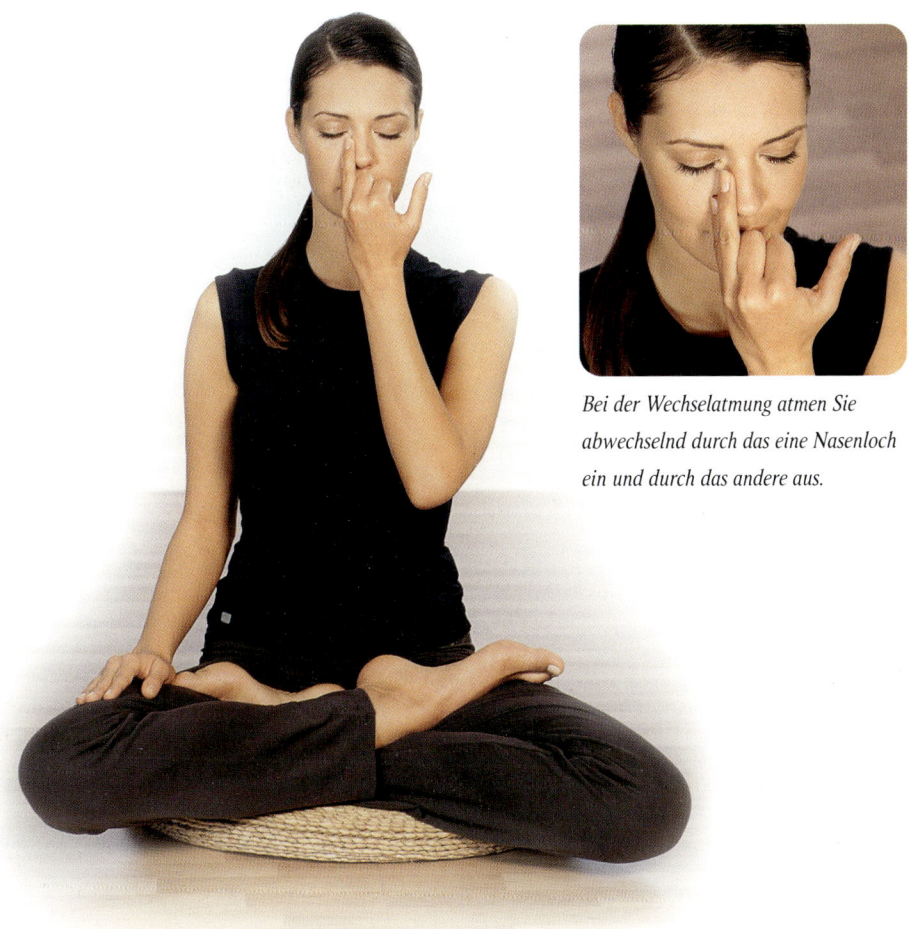

Bei der Wechselatmung atmen Sie abwechselnd durch das eine Nasenloch ein und durch das andere aus.

Übung 6: Stirnchakra-Meditation

Lenken Sie während der Wechselatmung Ihr Bewusstsein auf Ihr Stirnchakra, und spüren Sie das heilende Licht in Ihrem Dritten Auge.

- Bleiben Sie in der sitzenden Haltung. Konzentrieren Sie sich auf Ihr Stirnchakra, und machen Sie sich bewusst, dass dieses Zentrum Sie mit Intuition, Erkenntniskraft und Ihrem Selbstbewusstsein verbindet.
- Nehmen Sie folgende Handstellung ein: Die gestreckten Mittelfinger zeigen nach vorn, die Fingerkuppen berühren sich, ebenso die Daumenkuppen, die jedoch zum Brustbein zeigen; die restlichen Finger werden abgewinkelt und berühren sich jeweils am zweiten Fingerglied. Durch dieses Mudra wird das Stirnchakra angeregt. Halten Sie die Hände etwa eine Handbreit vor der Brust.
- Atmen Sie durch die Nase ein. Mit dem Ausatmen sprechen Sie siebenmal leise und weich das Mantra KSAM (gesprochen KSCHANG). Verteilen Sie die sieben KSHAMs wie Glockenschläge gleichmäßig über das Ausatmen, so dass Sie das letzte KSHAM mit dem letzten Rest der Atemluft sprechen. Atmen Sie wieder langsam durch die Nase ein, und wiederholen Sie das Ganze siebenmal. Richten Sie Ihre Achtsamkeit auf das Stirnchakra.

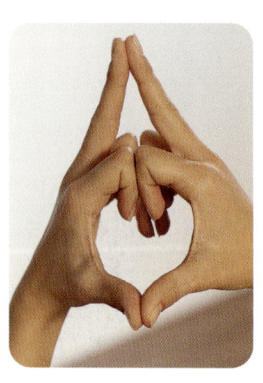

Mittelfinger und Daumen berühren sich an den Fingerkuppen, die übrigen Finger am zweiten Fingerglied.

Übung 7: Schlussentspannung

- Legen Sie sich entspannt auf den Rücken, um die Übungsreihe für das Stirnchakra mit einer Tiefenentspannung zu beenden.

- Lockern Sie zunächst alle Muskeln Ihres Körpers, indem Sie jeden Muskel einige Male an- und wieder entspannen (»Tiefenentspannung«, Seite 228f.).

- Genießen Sie dann diesen gelösten und entspannten Zustand in Körper und Seele.

- Wenn Sie tief entspannt sind, können Sie die Macht Ihrer Vorstellungskraft besonders wirkungsvoll einsetzen, um das Stirnchakra sanft zu aktivieren und dabei den Energiefluss zu harmonisieren. Stellen Sie sich in der Mitte Ihrer Stirn einen kleinen dunkelblauen Lichtwirbel vor.

- Visualisieren Sie, wie dieser Energiewirbel im Dritten Auge mit jedem Atemzug immer größer wird. Allmählich strahlt der dunkelblaue Energiewirbel in die ganze Stirn hinein.

- Spüren Sie, wie angenehm es ist, wenn diese heilenden Strahlen die Nebenhöhlen, die Augen und das Gesicht durchstrahlen und dabei Blockaden lösen.

- Beenden Sie die Tiefenentspannung langsam und einfühlsam. Lösen Sie sich von dem inneren Bild des dunkelblauen Wirbels, und spüren Sie die Schwere Ihrer Muskeln noch mal ganz bewusst.

- Vertiefen Sie den Atem dann allmählich, und strecken Sie die Arme langsam nach oben. Räkeln und dehnen Sie den ganzen Körper, bevor Sie die Augen öffnen.

Diese Meditation harmonisiert und aktiviert Ihr Stirnchakra, das Zentrum Ihrer Intuition und Erkenntniskraft und Ihres Selbstbewusstseins.

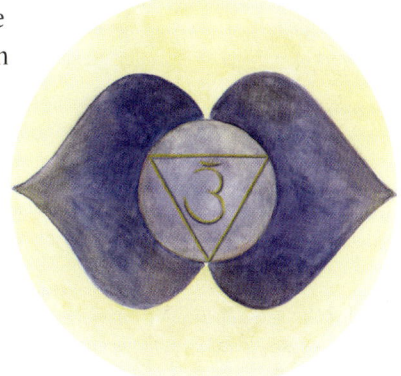

Chakra-Yoga-Programm für das Kronenchakra

Übung 1: Entspannung und Aufwärmübungen

Beginnen Sie die Übungsreihe für das Kronenchakra mit einer kurzen Entspannung (siehe Seite 228f.). Führen Sie anschließend einige Aufwärmübungen durch, (siehe Seite 230ff.), und gehen Sie dann zu den folgenden Übungen über.

Übung 2: Bergstellung

Die Yogaübungen für das Kronenchakra sind sanft und ungefährlich. Dennoch gilt: Erzwingen Sie nichts.

- Setzen Sie sich in den Schneidersitz. Schließen Sie die Augen, heben Sie die gestreckten Arme seitlich nach oben, bis sich die Handflächen über dem Kopf berühren. Die Finger weisen nach oben, die Wirbelsäule sollte leicht gestreckt werden.

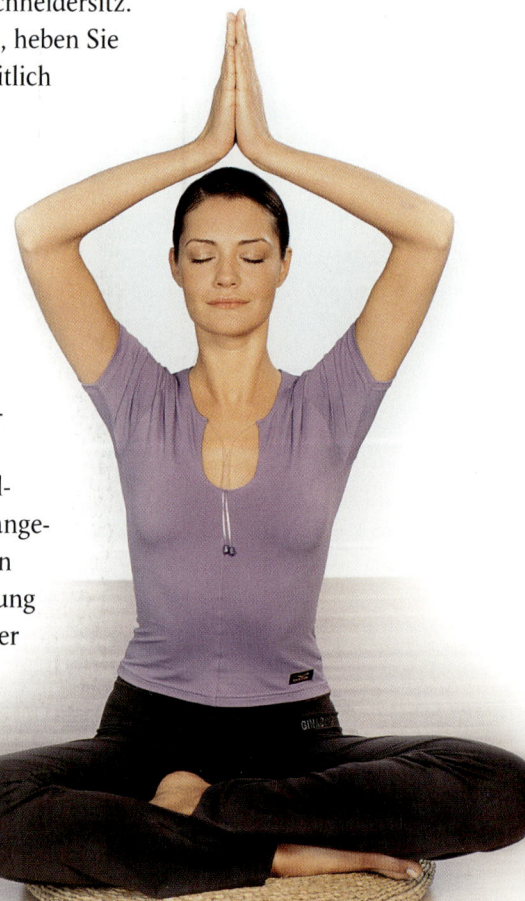

- Atmen Sie in dieser Haltung einige Male tief durch. Lösen Sie die Haltung, sobald sie sich unangenehm anfühlt. Versuchen Sie jedoch, die Bergstellung mit der Zeit immer länger zu halten.

Die Augen bleiben bei der »Bergstellung« geschlossen, die Wirbelsäule wird leicht gestreckt.

Übung 3: Der kleine Kopfstand

Da der Kopfstand nur mit Hilfe eines erfahrenen Lehrers ausgeführt werden sollte und – selbst wenn er korrekt ausgeführt wird – die Halswirbelsäule beansprucht, werde ich Ihnen eine vereinfachte Variation vorstellen.

- Vom Fersensitz ausgehend legen Sie die Handflächen schulterbreit
  auseinander vor den Körper. Legen Sie den Kopf mit dem Scheitel vor
  die Hände auf den Boden, so dass Kopf und Hände ein Dreieck bilden. Winkeln Sie die Zehen an, und strecken Sie die Beine durch; das
  Körpergewicht verlagert sich auf den Kopf und die Hände (①).
- Wenn es Ihnen anfangs nicht gelingt, den kleinen Kopfstand einzu-
  nehmen, reicht auch die bisher beschriebene erste Phase dieser
  Übung aus, um das Kronenchakra zu aktivieren. Bleiben Sie dann
  einfach in dieser Stellung, und atmen Sie siebenmal ein und aus.
- Um den kleinen Kopfstand einzunehmen, machen Sie zwei kleine
  Schritte in Richtung Kopf. Legen Sie das linke Knie auf den linken
  Ellbogen, das rechte Knie auf den rechten. Balancieren Sie auf
  Kopf und Händen; die Fußspitzen berühren sich (Seite 274 ②).

*Der kleine Kopfstand
erfordert eine gute
Körperbeherrschung.
Lassen Sie es ruhig
zunächst bei der ersten
Phase bewenden.*

①

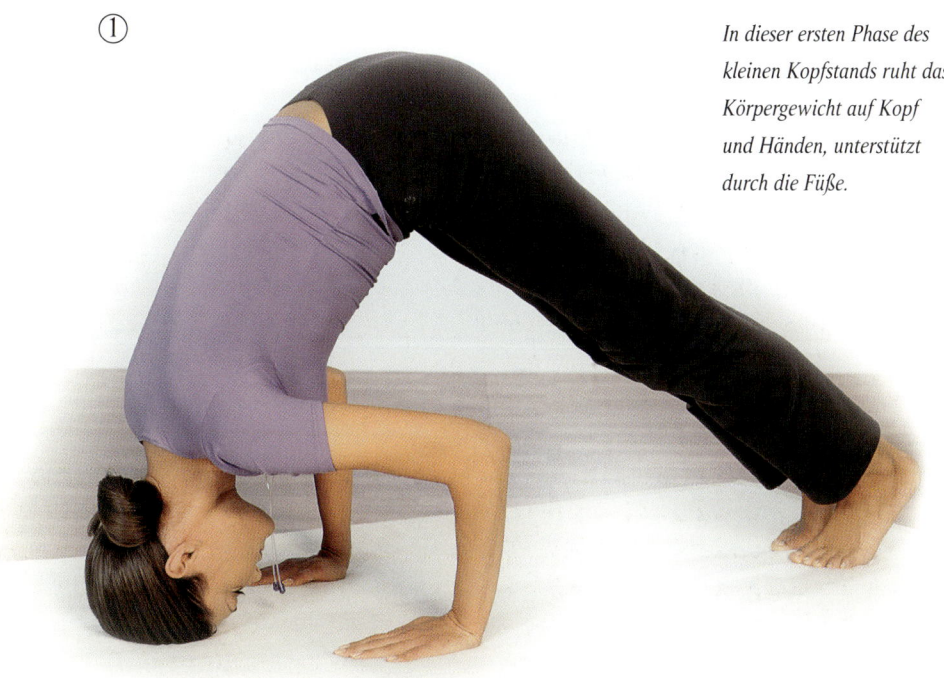

*In dieser ersten Phase des
kleinen Kopfstands ruht das
Körpergewicht auf Kopf
und Händen, unterstützt
durch die Füße.*

- Falls Sie nach hinten umfallen sollten, ziehen Sie einfach den Kopf zur Brust – Sie rollen dann weich ab.
- Bleiben Sie für die Dauer von sieben Atemzügen in dieser Haltung.
- Um die Übung zu beenden, wird erst das rechte, dann das linke Bein wieder abgesetzt – dann wird der Fersensitz wieder eingenommen.

Wenn es Ihnen gelingt, die zweite Phase des kleines Kopfstands einzunehmen, bleiben Sie sieben Atemzüge in der Haltung.

②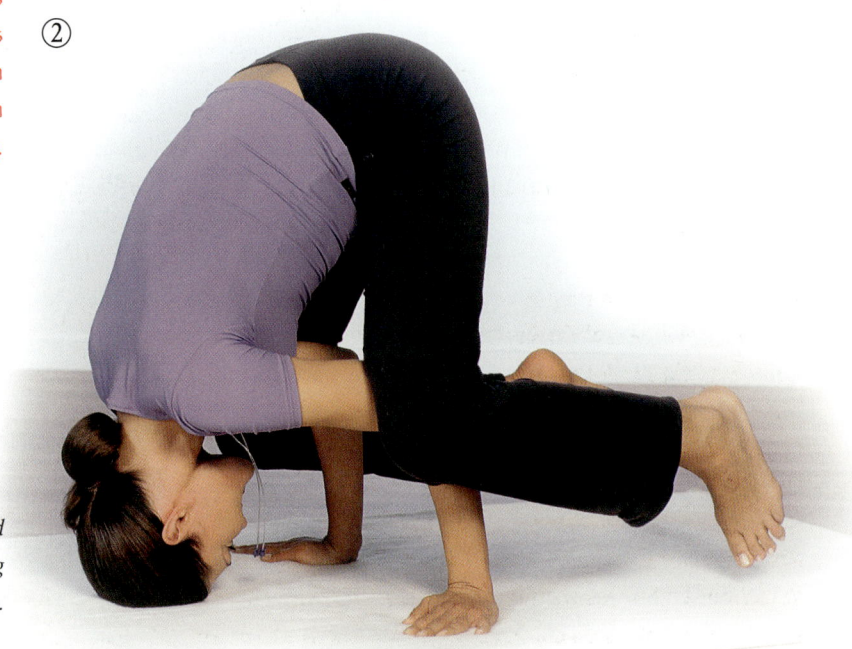

Der kleine Kopfstand ist eine Balanceübung auf Kopf und Händen.

Übung 4: Die Waage

- Stellen Sie sich aufrecht hin, die Beine sind geschlossen. Verlagern Sie nun erst einmal das Gewicht auf das rechte Bein, und winkeln Sie das linke Bein nach hinten ab.

Bei der »Waage« das Gleichgewicht zu halten ist nicht einfach. Im Idealfall sollten Sie eine halbe Minute in dieser Haltung bleiben.

- Umgreifen Sie dann mit der linken Hand den linken Fußknöchel, und ziehen Sie den linken Fuß leicht zum Gesäß, wobei das rechte Bein gestreckt und die Wirbelsäule gerade bleiben sollten. Achten Sie darauf, das angewinkelte Bein nicht zu weit nach hinten zu ziehen und das Becken gerade zu halten.
- Strecken Sie nun den rechten Arm schräg nach oben, und verlagern Sie den Oberkörper leicht nach vorn, wobei Sie das linke Bein etwas nach hinten ziehen. Versuchen Sie in der Endstellung das Gleichgewicht zu wahren, und bleiben Sie eine halbe Minute in der Haltung.

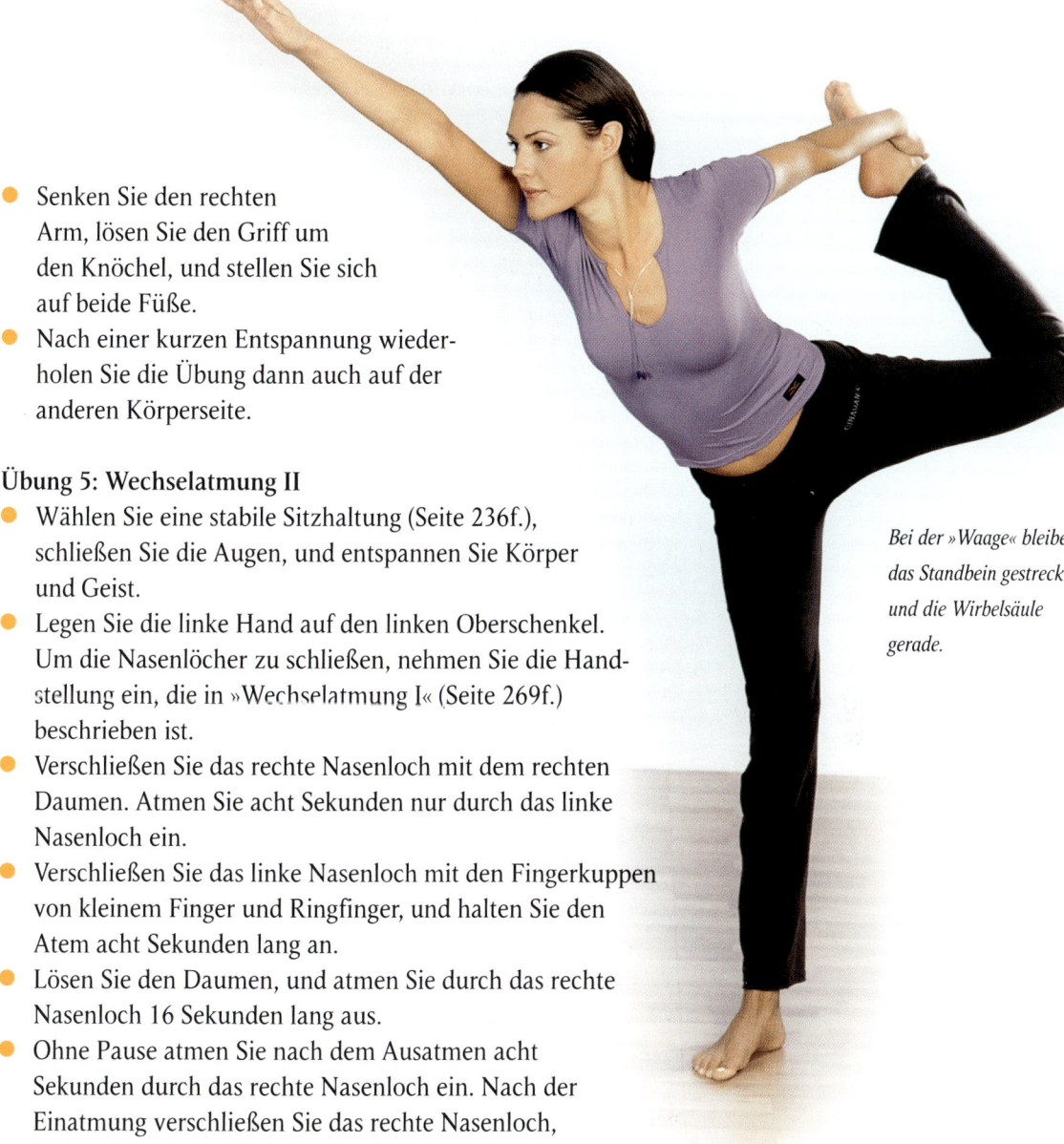

- Senken Sie den rechten Arm, lösen Sie den Griff um den Knöchel, und stellen Sie sich auf beide Füße.
- Nach einer kurzen Entspannung wiederholen Sie die Übung dann auch auf der anderen Körperseite.

Übung 5: Wechselatmung II

- Wählen Sie eine stabile Sitzhaltung (Seite 236f.), schließen Sie die Augen, und entspannen Sie Körper und Geist.
- Legen Sie die linke Hand auf den linken Oberschenkel. Um die Nasenlöcher zu schließen, nehmen Sie die Handstellung ein, die in »Wechselatmung I« (Seite 269f.) beschrieben ist.
- Verschließen Sie das rechte Nasenloch mit dem rechten Daumen. Atmen Sie acht Sekunden nur durch das linke Nasenloch ein.
- Verschließen Sie das linke Nasenloch mit den Fingerkuppen von kleinem Finger und Ringfinger, und halten Sie den Atem acht Sekunden lang an.
- Lösen Sie den Daumen, und atmen Sie durch das rechte Nasenloch 16 Sekunden lang aus.
- Ohne Pause atmen Sie nach dem Ausatmen acht Sekunden durch das rechte Nasenloch ein. Nach der Einatmung verschließen Sie das rechte Nasenloch, halten den Atem acht Sekunden lang an und atmen 16 Sekunden durch das linke Nasenloch aus.
- Wiederholen Sie den oben beschriebenen Atemzyklus »*links acht Sekunden ein – Atem acht Sekunden anhalten – rechts 16 Sekunden aus – rechts acht Sekunden ein – Atem acht Sekunden anhalten – links 16 Sekunden aus*« insgesamt siebenmal.

Bei der »Waage« bleiben das Standbein gestreckt und die Wirbelsäule gerade.

Übung 6: Kronenchakra-Meditation

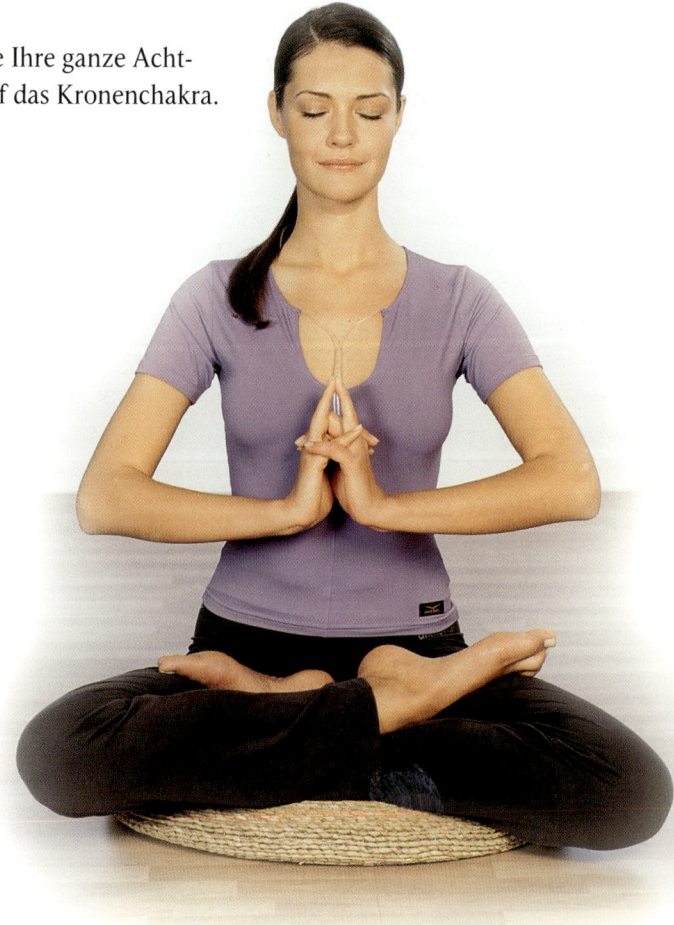

- Bleiben Sie in der sitzenden Haltung. Konzentrieren Sie sich auf Ihr Kronenchakra, und machen Sie sich bewusst, dass Sie sich über dieses Chakra mit dem Universum verbinden können.

- Durch die folgende Mudra wird ein Energiekreis geschlossen, der das Kronenchakra anregt: Legen Sie die gestreckten Ringfinger aneinander, die anderen Finger werden verschränkt, wobei der rechte Daumen über dem linken liegt. Halten Sie die Hände in Höhe des Magens in einigen Zentimetern Abstand zum Körper.

- Atmen Sie tief durch die Nase ein. Mit dem Ausatmen sprechen Sie dann siebenmal das Mantra OM. Sprechen Sie dieses Mantra leise und weich. Verteilen Sie die sieben OMs wie Glockenschläge gleichmäßig über das Ausatmen, so dass Sie das letzte OM mit dem letzten Rest Ihrer Atemluft aussprechen.

- Atmen Sie durch die Nase ein. Wiederholen Sie das Ganze siebenmal.

- Richten Sie Ihre ganze Achtsamkeit auf das Kronenchakra.

Während der Meditation lenken Sie Konzentration auf Ihr Kronenchakra und darauf, dass dieses Chakra Sie mit dem Universum verbindet.

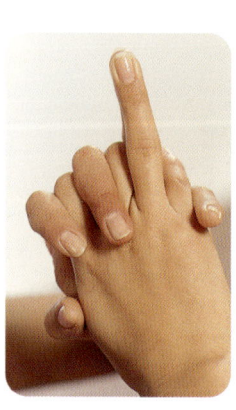

Bei der Kronenchakra-Meditation werden die Finger ineinander verschränkt, bis auf die Ringfinger, die gestreckt aneinander liegen.

Übung 7: Schlussentspannung

- Beenden Sie das Programm für das Kronenchakra, indem Sie sich auf den Rücken legen und die Tiefenentspannung durchführen. Lockern Sie dazu alle Muskeln Ihres Körpers, indem Sie sie abwechselnd an- und entspannen (»Tiefenentspannung«, Seite 228f.).
- Genießen Sie den gelösten, entspannten Zustand in Körper und Seele.
- In der tiefen Entspannung können Sie Ihre Vorstellungskraft effektiv einsetzen, um das Kronenchakra sanft anzuregen und den Energiefluss in diesem Bereich zu harmonisieren.
- Stellen Sie sich dazu auf dem höchsten Punkt Ihres Kopfes einen kleinen Lichtwirbel vor.
- Visualisieren Sie das Licht als kristallklares oder hellviolettes Licht. Stellen Sie sich vor, wie dieser Energiewirbel mit jedem Atemzug immer größer wird.
- Lassen Sie die heilende Energie, die vom Kronenchakra ausgeht, allmählich in den ganzen Kopf und schließlich in den gesamten Körper hineinstrahlen.
- Die Konzentration auf das Kronenchakra versorgt den gesamten Organismus mit heilender Energie.
- Versuchen Sie zu spüren, wie alle Ihre Zellen diese Energie förmlich in sich einsaugen.
- Beenden Sie die Tiefenentspannung dann langsam und einfühlsam. Lösen Sie sich von Ihren Visualisierungen, und spüren Sie noch einmal deutlich die Schwere Ihrer Muskeln.
- Vertiefen Sie den Atem dann allmählich, und strecken Sie die Arme langsam nach oben. Räkeln und dehnen Sie den ganzen Körper, bevor Sie die Augen ganz behutsam öffnen und diese Übungsreihe beenden.

Bei der ausgiebigen Tiefenentspannung stellen Sie sich vor, wie sich Ihr Körper vom Kopf ausgehend mit heilender Energie füllt.

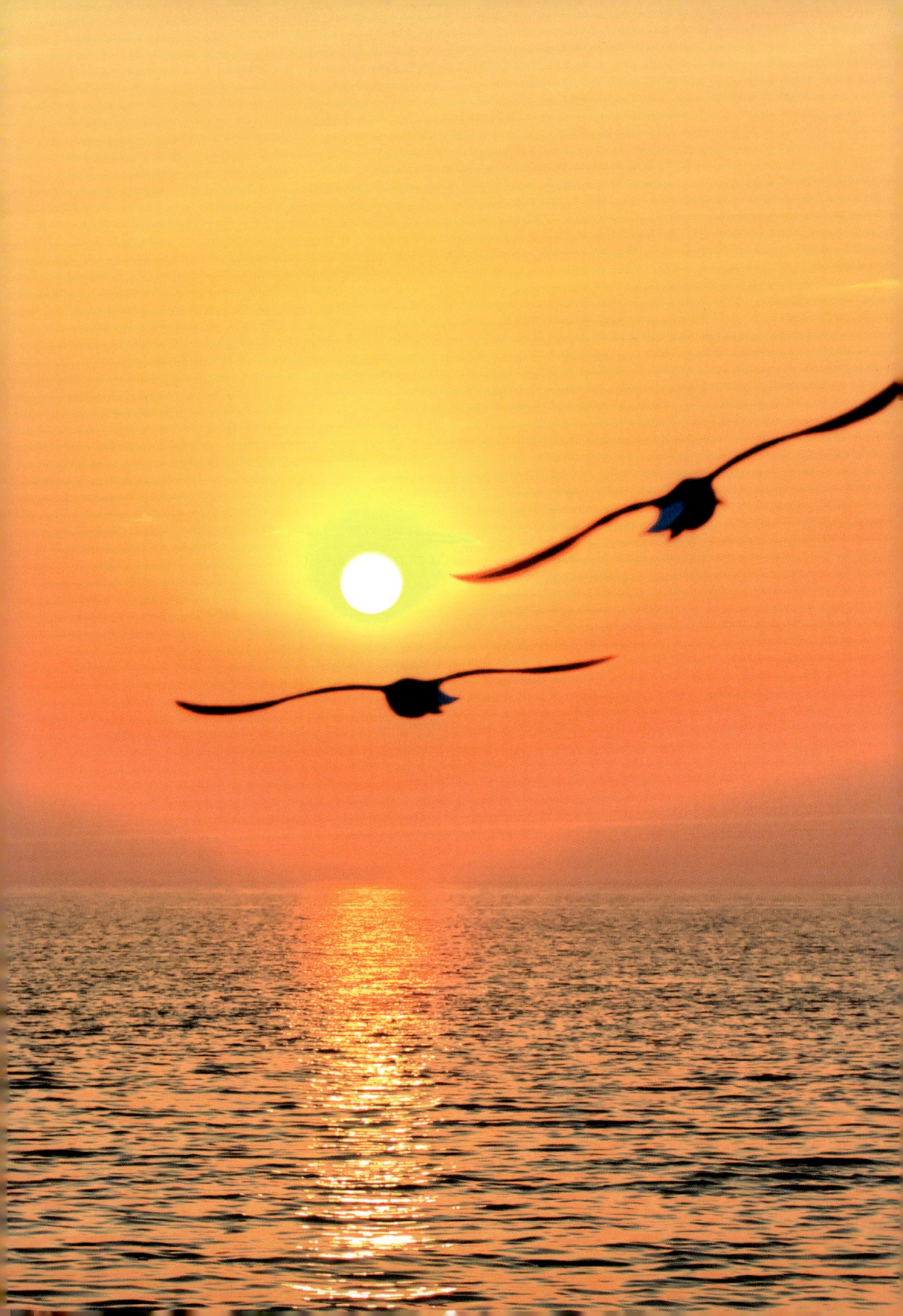

CHAKRA-Love

Es gibt nichts, was das Leben der Menschen mehr berührt als die Liebe: Auf einer weniger weit entwickelten Stufe ist es lediglich die körperliche Liebe, auf der höchsten Stufe der Entwicklung die allumfassende Liebe, die alles durchdringt und verändern kann. Aber selbst auf der elementaren Stufe ist die Liebe eine Kraft, die das Potenzial in sich trägt, große Veränderungen herbeizuführen und das Materielle mit dem Spirituellen zu verbinden. Wie sich die Kraft, die wir Liebe nennen, entfaltet, hängt von der Entwicklung und dem Energiezustand der Chakras ab. Umgekehrt kann die Entwicklung der Chakras auch durch die Kraft der Liebe beschleunigt und auf positive Weise beeinflusst werden.

Im Kapitel »Chakra-Love« soll auf die spirituelle Bedeutung der Kraft der Liebe eingegangen werden, sofern diese für die Chakra-Praxis von Interesse ist. In diesem Zusammenhang werden vor allem die praktischen Aspekte der Liebesenergie behandelt:

Kaum ein Wort wird so oft missbraucht, und über kaum ein Thema gibt es so viel zu sagen wie über die Liebe.

- … wie die Macht der Liebe große Veränderungen bewirken kann.
- … wie sich die Entwicklung der Chakras auf die Partnerwahl auswirkt.
- … welcher Partner am besten mit Ihnen harmoniert.
- … wie die Krisenphasen, die in jeder Partnerschaft vorkommen, mit der Entwicklung der Chakras zusammenhängen.
- … wie durch Blockaden in den Chakras Probleme wie Zeugungsunfähigkeit, Unfruchtbarkeit, Frigidität oder Impotenz entstehen, und
- … wie Sie diese Blockaden auflösen können.
- … wie Sie durch die Verbindung von Herz- und Sakralchakra Ihre Liebes-Energie erhöhen können.

Die Kraft der Liebe

Die Liebe ist die stärkste Energie im Menschen. Dank dieser Kraft können selbst einfachste Tätigkeiten zu spirituellem Handeln transformiert werden. Durch liebevolle Zuwendung kann die Energie aller Chakras auf eine höhere Ebene erhoben werden. In der menschlichen Aura wird die Energie der Liebe ebenfalls deutlich sichtbar – wer von Liebe durchdrungen ist, ist von einer besonders strahlenden Aura umgeben.

Das Herzchakra ist das Gefühlszentrum des Menschen und der Quell der Liebe. Es strahlt die Liebesenergie auf die anderen Chakras aus.

Die Energie der Liebe hat ihren Ursprung in zwei Chakras, die sich gegenseitig beeinflussen. Der eigentliche Quell der Liebe ist das Herzchakra. Vom Herzchakra ausgehend strahlt die alles durchdringende Liebesenergie auf alle anderen Chakras aus. Nicht umsonst gilt das Herzchakra als emotionales Zentrum des Menschen.

Das zweite Chakra, das die Kraft der Liebe trägt, ist das Sakralchakra. Das Sakralchakra ist das Zentrum der Sinnlichkeit und Sexualität – es bildet die Grundlage für das Potenzial, das im Herzchakra schlummert. Ist das Sakralchakra schwach entwickelt, wird der Liebesenergie, die das Herzchakra ausstrahlt, stets etwas Sinnenfernes und damit wenig Greifbares anhaften. Wenn jedoch Herz- und Sakralchakra harmonisch entwickelt sind, durchstrahlt die Kraft der Liebe den Menschen und die Welt, in der er lebt. Erst durch die Energie des Sakralchakras wird die Liebe sinnlich erfahrbar, können weiblicher und männlicher Pol verschmelzen. Sexualität ist insofern ein wichtiger Aspekt der Liebe zwischen Mann und Frau.

Solange der Liebe keine sinnliche Erfahrung zugrunde liegt, ist es schwierig, höhere Formen des Mitgefühls zu kultivieren. Der spirituelle Weg ist nicht zuletzt die Verwandlung von körperlicher Liebe in eine höhere Form der Energie. Wenn es im Folgenden um die körperliche Liebe zwischen zwei Menschen geht, sollten wir nicht vergessen, dass diese Manifestation der Liebe nur *eine* Ausdrucksform der höchsten Energie ist.

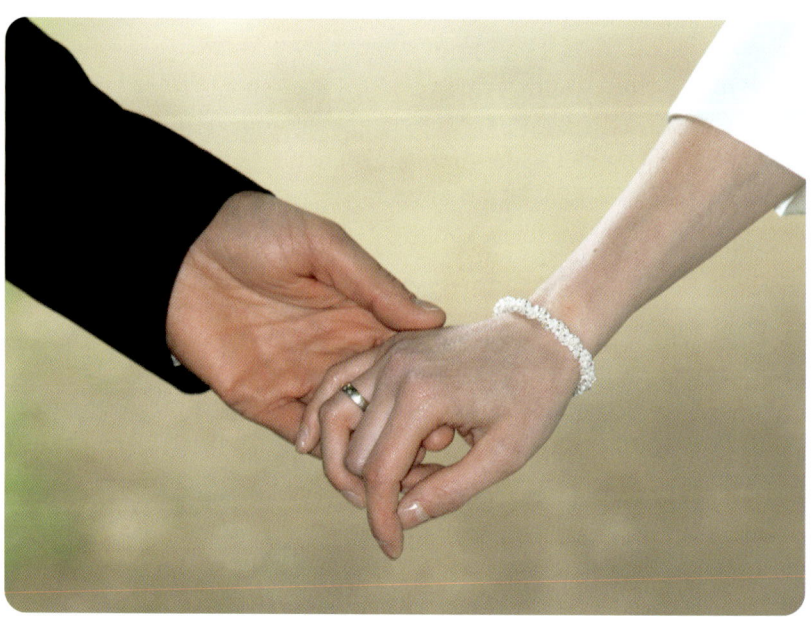

Bei der Suche nach dem idealen Partner kann die Kenntnis der Chakra-Persönlichkeit helfen.

Der Einfluss der Liebe auf die Chakras

Die Kraft der Liebe beeinflusst die verschiedenen Chakra-Ebenen auf verschiedene Art. Wirkt die Liebe auf die Energien des *Wurzelchakras* ein, so wird das Grundthema dieses Chakras – Verbindung mit der Erde – sich nicht nur auf das individuelle Überleben und die eigene Sicherheit beziehen. Die Kraft der Liebe wird sich in einer tiefen Verbundenheit zur Natur und zur Familie ausdrücken.

Die Energien des *Sakralchakras* sind besonders eng mit der Liebesenergie des Herzchakras verbunden. Wirken diese beiden Energien harmonisch zusammen, wird sich die Liebe umfassend entwickeln können: Die Sexualität wird mit Liebe erfüllt, statt von Trieben beherrscht zu sein. Die vollkommene Erfahrung der Liebe kann dann alle anderen Lebensbereiche durchdringen. Dazu trägt gerade das Grundthema des Sakralchakras – schöpferische Entfaltung – bei.

Wenn die Liebe auf das *Nabelchakra* ausstrahlt, wird das Streben nach Kontrolle und Einfluss, das das Nabelchakra so stark auszeichnet, in die wertvollsten Bahnen gelenkt. Die Willenskraft des Nabelchakras wird sich dann darauf beziehen, die Welt durch Mitleid und aktives, liebevolles Handeln zum Besseren zu verändern.

Im *Herzchakra* ist die Liebesenergie zu Hause; daher wird dieses Energiezentrum durch die Kraft der Liebe naturgemäß nicht transformiert. Wann immer die Kraft der Liebe wirkt, ist das Herzchakra geöffnet, und seine Energien können sich frei entfalten.

Für das *Halschakra* ist die Kraft der Liebe besonders transformierend, da dieses Chakra die Verbindungsstelle zwischen den oberen und den unteren Chakras und damit zwischen Materiellem und Spirituellem ist. Wirkt die Energie der Liebe auf das Halschakra, ist nicht nur das Fühlen, sondern auch das Denken und die Kommunikation von Liebe durchdrungen. Alltägliche Begegnungen gewinnen dadurch an Intensität.

Das *Stirnchakra* überschreitet die materielle Welt bereits. Für seine höhere Entwicklung ist die Kraft der Liebe eine unabdingbare Voraussetzung. Die spirituellen Erkenntnisse, die die Energien des Stirnchakras ermöglichen, sind nicht mit der Lebenswelt verbunden, solange sie nicht von der Kraft der Liebe durchdrungen sind. Im Gegensatz zu Wissen ist Weisheit, das zentrale Thema des Stirnchakras, ohne Liebe nicht denkbar.

Alle sieben Chakras werden von der Kraft und Energie der Liebe unterschiedlich beeinflusst.

Das *Kronenchakra* ist der Quell der von jeder Dualität befreiten Energien. Daher ist die Kraft der Liebe der Katalysator für die volle Entfaltung des Kronenchakras, der die beiden Pole des Männlichen und Weiblichen vereint. Die Kraft der Liebe ist der Nährboden, den die Energie des Kronenchakras zum Wachstum benötigt.

Liebe kann sich im Kleinsten wie im Größten manifestieren. Beginnen Sie nicht mit dem Größten: Bevor ein Mensch die ganze Welt, das Göttliche und die Gesamtheit des Seins liebt, sollte er üben, sich selbst, die kleinen Dinge, die er im Alltag tut, seine Freunde und seine Familie zu lieben.

> Die Liebe ist mit der positiven Entwicklung der Chakras und des menschlichen Lebens eng verbunden.

Chakra und Partnerschaft

Im Kapitel über die sieben Chakra-Persönlichkeitstypen war bereits die Rede davon, dass jedes Chakra, mit Ausnahme des Herzchakras, ein komplementäres Chakra besitzt (Seite 53). Dieses komplementäre Chakra ist sozusagen sein Spiegelbild. Ein Chakra bildet mit seinem komplementären Chakra eine Einheit, die sowohl den weiblichen als auch den männlichen Pol in sich trägt. Daher ergänzen sich diese beiden Chakras besonders gut. Man könnte sagen: »Gegensätze ziehen sich an.«

Das bedeutet aber nicht, dass eine Partnerschaft zwischen zwei Menschen, bei denen komplementäre Chakras dominieren, harmonisch verlaufen muss. Die Anziehung zwischen solchen Menschen beruht auf einem (meist unbewussten) Gefühl des Mangels. Der Partner hat eine hohe Anziehungskraft, weil er das hat, was einem selbst fehlt.

In der Tat sind solche Partner in spiritueller Hinsicht sehr gut füreinander und können sich in ihrer Entwicklung gegenseitig weit voranbringen. In der Praxis ist das oft aber nicht möglich – die Spannungen sind zu groß. Das gilt ganz besonders für die komplementären Chakras Wurzelchakra und Kronenchakra. Theoretisch ist eine solche Beziehung für beide vorteilhaft – aber in der Wirklichkeit wird es kaum dazu kommen: Während der eine Partner ganz im Materiellen wurzelt, lebt der andere vollkommen im Spirituellen. Beide fühlen sich zwar auf geheimnisvolle Weise vom anderen angezogen, doch sind zu wenig Gemeinsamkeiten vorhanden, die die Basis einer gesunden Partnerschaft bilden können.

Ähnlich verhält es sich bei den komplementären Chakra-Typen Sakralchakra und Stirnchakra: Auch hier sind die Gegensätze in der Regel zu groß. Bei den Komplementärchakras Nabelchakra und Halschakra hingegen ist

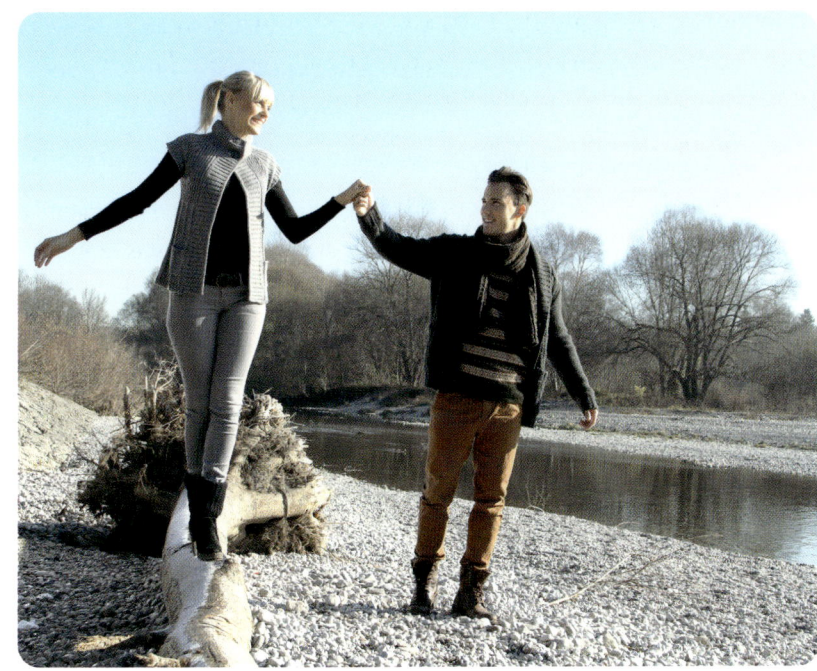

Die Kenntnis Ihrer dominierenden Chakras kann das gegenseitige Verstehen erleichtern.

der Abstand klein genug, um überwunden werden zu können – gleichzeitig ergänzen sich beide Chakras auf ideale Art und Weise. Partner, die diesen beiden Chakra-Typen angehören, werden schnell einen gemeinsamen Weg finden, den sie äußerst erfolgreich gehen können.

Einfacher ist das Prinzip »Gleich und Gleich gesellt sich gern« zu verstehen. Menschen, die demselben Chakra-Typus angehören, liegen gewissermaßen auf einer Wellenlänge, ihre Schwingungen sind harmonisch. Lediglich beim Wurzelchakra- und beim Kronenchakra-Typus gilt die Einschränkung, dass Partner desselben Chakra-Typus dazu neigen, in einen unproduktiven Stillstand zu verfallen.

Es kann hilfreich sein, die Aktivität der Chakras in jeder Partnerschaft zu berücksichtigen: Wenn Sie Ihr eigenes dominierendes Chakra und das Ihres Partners kennen, können Sie ein tieferes Verständnis füreinander entwickeln. Aus den vorherrschenden Chakras ergeben sich unterschiedliche Interessen und Neigungen, aber auch verschiedene Perspektiven. Wenn Sie herausfinden, wie sich Ihre Sichtweise von der Ihres Partners unterscheidet, können Sie Probleme leichter lösen. Mit Hilfe der Chakra-Tests (Seite 43ff.) können Sie und Ihr Partner etwas über Ihre Chakra-Aktivität erfahren.

Wer besser zueinander passt, zwei Partner mit dominanten komplementären Chakras oder gleichen Chakras, ist nicht immer eindeutig.

Der Wurzelchakra-Mensch ist ein Familienmensch und braucht einen gleichgesinnten Partner.

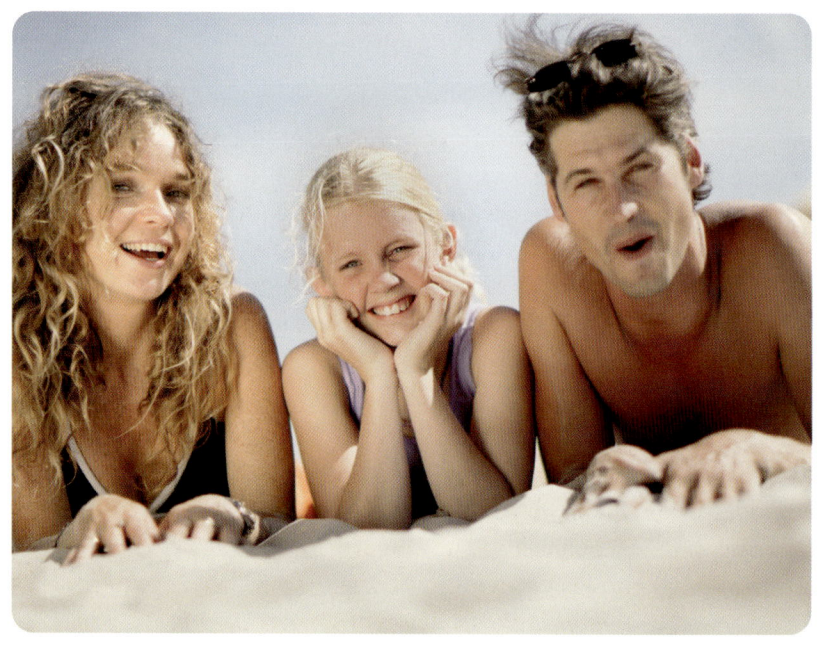

Der Wurzelchakra-Partner

Die beste Verbindung für den Wurzelchakra-Menschen ist die mit einem Menschen, bei dem das Herzchakra dominiert.

Für den Wurzelchakra-Menschen ist die Familie besonders wichtig. In einer Partnerschaft mit einem Menschen, der auf familiäre Bindungen wenig Wert legt, wird er/sie sich nie richtig wohl fühlen.

In der Liebe besteht das Problem des Wurzelchakra-Menschen darin, dass er in der Regel vorrangig an sich selbst denkt. Deswegen sind Partnerschaften zwischen zwei Wurzelchakra-Menschen problematisch, obwohl sie zunächst gut miteinander zu harmonieren scheinen. Ihre Hauptverbindung ist der Bezug zur Familie. Solange das Familienleben also ungestört verläuft, kann eine solche Partnerschaft durchaus harmonisch sein – wenn sie auch wenig Entwicklungsspielraum lässt.

Theoretisch wäre eine Partnerschaft zwischen Wurzel- und Kronenchakra-Menschen gut für beide. Am vorteilhaftesten für den Wurzelchakra-Menschen ist jedoch die Verbindung zu einem Herzchakra-Menschen (der ja mit jedem anderen Typus harmoniert). Hier kann sich der Wurzelchakra-Mensch entwickeln, ohne sich überfordert zu fühlen.

Am problematischsten ist eine Verbindung zwischen Stirnchakra- und Wurzelchakra-Menschen. In einer solchen Partnerschaft werden Streit und Missverständnis vorherrschen.

Der Sakralchakra-Partner

Für den Sakralchakra-Menschen ist Sexualität in der Beziehung überaus wichtig. Dementsprechend wird eine Partnerschaft zwischen zwei Menschen mit dominierendem Sakralchakra meist sehr leidenschaftlich und (zumindest anfangs) sehr erfüllend sein. Mehr Entwicklung bietet jedoch die Partnerschaft zwischen Sakral- und Herzchakra-Typus. In einer solchen Beziehung ergänzen sich die Aspekte der Liebe optimal.

Die Beziehung zu einem Stirnchakra-Menschen ist in vielerlei Hinsicht ebenfalls ideal – aus Sicht der Chakra-Lehre hat ein solches Paar die besten Entwicklungsmöglichkeiten. Eine solche Beziehung ist jedoch oft von Streitereien und Diskussionen geprägt, wobei die zahlreichen Reibereien dazu führen können, dass extreme Positionen aufgegeben werden und sich die Partner allmählich aufeinander zubewegen.

Am wenigsten harmoniert der Sakralchakra-Typus mit dem Kronenchakra-Typus. Die jeweiligen Perspektiven sind zu unterschiedlich, und es fällt beiden schwer, Brücken zu bauen.

Der Sakralchakra-Mensch hat viele Möglichkeiten für eine glückliche Beziehung. Vom Kronenchakra-Typus sollte er sich eher fernhalten.

Der Nabelchakra-Partner

In der Partnerschaft des Nabelchakra-Typus ist das gemeinsame Handeln ein zentrales Thema. Der größte Wunsch dieses Menschen ist es, gemeinsam mit seinem Partner aktiv zu werden und die Welt ein Stück weit zu verändern. Er harmoniert besonders gut mit Menschen seines eigenen Typus. Hier wird die gemeinsame Grundhaltung eine fruchtbare Basis für gemeinsame Unternehmungen bilden. Günstig ist auch die Verbindung zu Menschen, die vom Herzchakra dominiert werden, da sie einen besänftigenden, harmonisierenden Einfluss auf den Nabelchakra-Typus haben.

Die vorteilhafteste Beziehung ist jedoch die mit einem Halschakra-Menschen. Das Halschakra ist das Komplementärchakra zum Nabelchakra. Zugleich ergänzen sich Menschen dieser Chakras ideal und bringen jeweils das Beste im anderen zum Vorschein. Es gibt keinen Typus, dessen Beziehung zum Nabelchakra-Typus problematisch wäre. Allerdings bedarf es Aufmerksamkeit, um die Differenzen zwischen den Bedürfnissen des Nabelchakra-Menschen und solchen, die zum Sakral- oder Kronenchakra-Typus gehören, auszugleichen.

Die ideale Verbindung des Nabelchakra-Menschen ist die zu seinem Komplementärchakra, dem Halschakra-Typus.

Der Herzchakra-Partner

Herzchakra-Menschen sind durch die Kraft der Liebe charakterisiert. Daher gibt es keine prinzipiellen Disharmonien zwischen ihnen und Menschen jeden anderen Chakra-Typus. Die Liebe, die das Fühlen dieser Menschen bestimmt, umfasst jeden Menschen und grenzt niemanden aus.

Eine Beziehung zwischen zwei Herzchakra-Menschen ist ganz besonders harmonisch – harmonischer als jede andere Beziehung. Ein solches Paar hat die besten Aussichten, ein erfülltes, von Liebe durchdrungenes Leben zu genießen. Es wird auch die Menschen in seiner Umgebung positiv beeinflussen und ein ausgeprägtes soziales Netz aufbauen.

Der Herzchakra-Typus ist der ideale Partner. Meist gibt er allerdings mehr als er bekommt.

Besonders große Entwicklungsmöglichkeiten bestehen jedoch in der Beziehung zwischen einem Herzchakra-Typus und einem Sakralchakra-Typus, denn in diesem Fall treffen beide Aspekte der Liebe aufeinander und ergänzen sich gegenseitig auf optimale Weise.

Wenn Herzchakra-Menschen Verbindungen mit Partnern eingehen, die von den unteren beiden Chakras beherrscht werden, können sie diesen dabei helfen, höhere Entwicklungsstufen zu erreichen. Überhaupt gibt der Herzchakra-Typus in Beziehungen meist mehr als er nimmt.

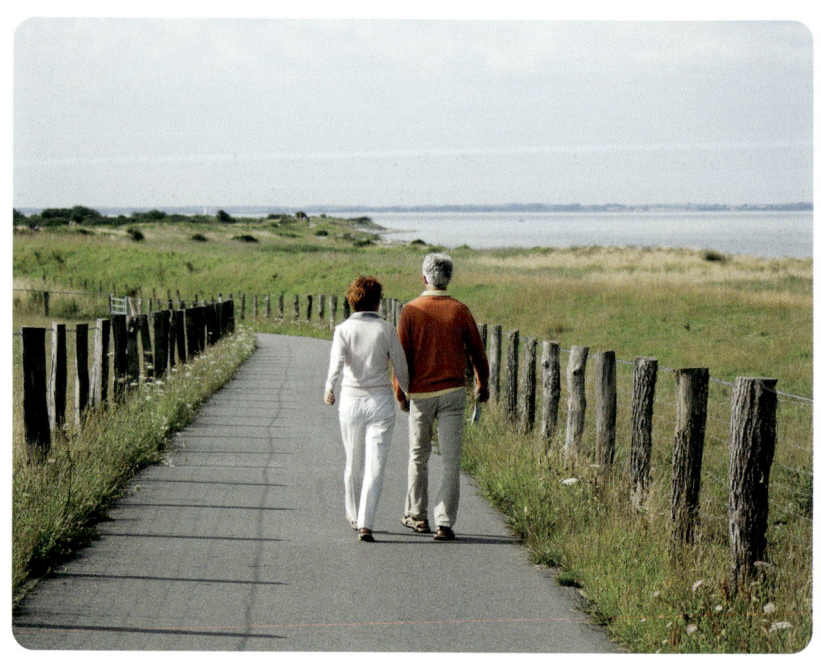

Die Liebe von zwei Herzchakra-Menschen kann auch die Umgebung positiv beeinflussen.

Der Halschakra-Partner

Für einen Menschen mit einem ausgeprägten Halschakra wird die Kommunikation in der Partnerschaft eine besonders wichtige Rolle spielen.
Eine problematische Beziehung ergibt sich daher für den Halschakra-Typus am wahrscheinlichsten dann, wenn er auf einen Partner trifft, der eher dem Wurzelchakra-Typus zuzuordnen ist. Der Wurzelchakra-Mensch ist in aller Regel zu sehr auf sich selbst bezogen, um das umfassende Kommunikationsbedürfnis befriedigen zu können, das für den Halschakra-Menschen geradezu existenziell wichtig ist.
Am harmonischsten gestaltet sich eine Partnerschaft zwischen dem Halschakra-Typus und dem Nabelchakra-Typus, denn diese beiden Komplementärchakras ergänzen sich auf ideale Weise.
Auch eine Verbindung zu einem Herzchakra-Partner bekommt dem Halschakra-Menschen sehr gut. Der positive Ausgleich, der in einer solchen Partnerschaft durch den Herzchakra-Typus entsteht, schützt den Halschakra-Menschen vor allem vor einem Missbrauch seiner ausgeprägten sprachlichen und kommunikativen Fähigkeiten – etwa in Form von Manipulation seiner Mitmenschen.

Der Halschakra-Mensch findet im Herzchakra-Typus einen Partner, der ihn vor der negativen Umkehr seiner Stärken schützt.

Der Stirnchakra-Partner

Der Stirnchakra-Typus erwartet in einer Partnerschaft hauptsächlich gegenseitiges tiefes Verständnis. Am ehesten funktioniert daher eine Partnerschaft mit einem anderen Stirnchakra-Menschen oder auch mit dem Kronenchakra-Typus.
In diesen Beziehungen findet der Stirnchakra-Mensch genug spirituellen Nährstoff, um sich rundum wohl und erfüllt zu fühlen.
Zwei andere Chakra-Typen harmonieren ebenfalls gut mit dem Stirnchakra-Typus: der Herzchakra-Partner, dessen Liebe jeden Chakra-Typus heilsam berührt, und der Sakralchakra-Typus, der Komplementärtypus des Stirnchakra-Menschen.
Die letzte Beziehungskonstellation wird aber oft mit Problemen behaftet sein, da das wechselseitige Verständnis vor allem auf sinnlicher Ebene zustande kommt. Die geistige Ebene, die für den Stirnchakra-Menschen so wichtig ist, kommt dabei leider oft zu kurz.

Gleich und Gleich gesellt sich gern: Stirnchakra-Menschen unter sich fühlen sich spirituell erfüllt und wohl.

Der Kronenchakra-Partner

Die Partnerschaft mit einem Kronenchakra-Menschen ist oft schwer: Zu sehr lebt er in einer spirituellen Welt, die anderen nicht leicht zugänglich ist. Interessanterweise ist es für Kronenchakra-Menschen nicht einmal einfach, sich mit ihrem eigenen Typus zu verbinden. Oft ist ihr Interesse an geistigen Welten so groß, dass sie Zurückgezogenheit und Einsamkeit jeder Beziehung vorziehen. Am ehesten wird eine Partnerschaft mit einem Stirn- oder Herzchakra-Menschen harmonisch verlaufen. Äußerst problematisch kann dagegen eine Beziehung zu einem Sakralchakra-Menschen sein, der in der Welt des Sinnlichen lebt.

All diese Kombinationen sind nur Grundtendenzen. Auch ein Paar, dessen Chakra-Harmonien sehr problematisch sind, kann eine erfüllte Partnerschaft genießen, wenn sich beide Partner dessen bewusst sind.

Krisen meistern dank Chakra-Einsichten

In jeder Partnerschaft treten Krisen auf. Es scheint allerdings, als seien immer weniger Paare bereit, Krisen gemeinsam zu bewältigen und an ihnen zu wachsen – Trennung und Leiden sind die Folge. Meist führt dieses Leiden nicht zu Wachstum und Reife, sondern ist nur Flucht, da die Trennung oft keine Reaktion auf eine Einsicht ist.

Man kann gut verstehen, dass Paare aus einer Beziehung flüchten wollen, die eintönig oder unangenehm geworden ist. Zum Zeitpunkt der Trennung scheint es meist keine Chance mehr zu geben: Der Partner scheint ein anderer geworden zu sein, oder man hat sich selbst verändert. Man möchte auf keinen Fall in einer stagnierenden Beziehung verharren.

Vor dem Hintergrund der Zusammenhänge und Entwicklungen der Chakra-Lehre sieht das anders aus. Wenn wir uns noch einmal die Entwicklungsphasen des Lebens in Erinnerung rufen (siehe Seite 85ff.) wird deutlich, dass zwangsläufig Veränderungen eintreten müssen.

Beide Beziehungspartner durchlaufen Phasen, in denen je ein Chakra und die damit verbundene Thematik besonderen Einfluss auf das Leben hat. Bei einem Übergang von einer Phase zur anderen ist die Wahrscheinlichkeit groß, dass es in der Partnerschaft zur Krise kommt. Nicht zufällig

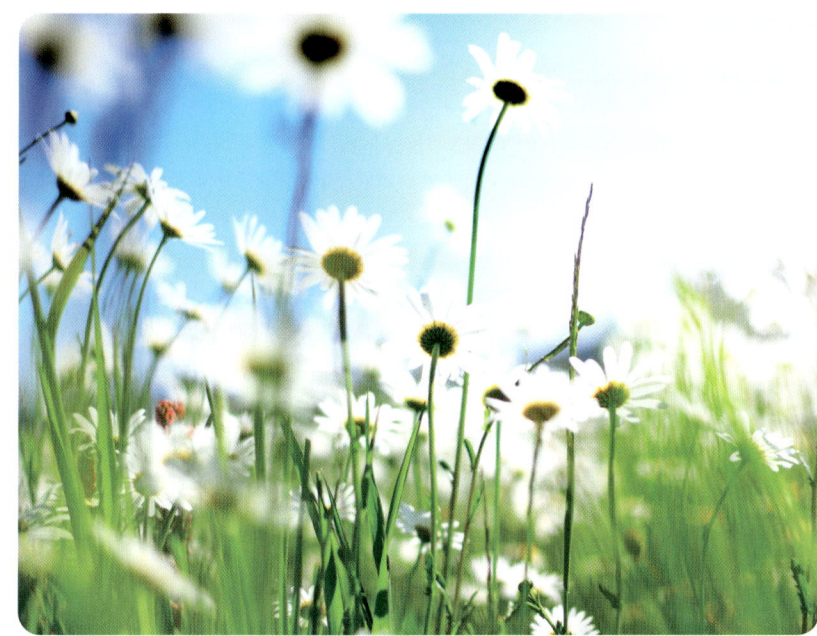

Ständiges Wachstum und Entwicklung wie in der Natur zeichnet auch unsere Beziehungen aus.

spricht man vom verflixten siebten Jahr – nach der Chakra-Lehre wechselt die Energie alle sieben Jahre in ein anderes Chakra über. Wenn Sie sich die Zusammenhänge bewusst machen, wird es Ihnen leichter fallen, Veränderungen bei Ihrem Partner oder sich selbst einzuschätzen und die Krisenphasen zu meistern. Denn dann erkennen Sie nicht nur die Notwendigkeit der Veränderung, sondern Sie sehen auch sofort, dass die Krise vorübergehend ist: Wenn auch der andere Partner seine Chakra-Phase wechselt, stellt sich wahrscheinlich wieder die ursprüngliche Harmonie in der Partnerschaft ein. Vielleicht wird die Harmonie sogar größer als zuvor sein, wenn eine Krise gemeinsam gemeistert wurde und beide Partner seelisch gewachsen sind.

Kennt man die Gesetzmäßigkeiten der menschlichen Entwicklungszyklen, lassen sich Krisen in der Partnerschaft eher meistern.

Chakra-Zyklen und Partnerschaft

Auf der Tabelle Seite 100 können Sie ablesen, wann in Ihrer Partnerschaft Krisen zu erwarten sind. Vielleicht stellen Sie sogar fest, dass Sie bereits eine solche Krise durchlebt haben. Eine Krise in der Partnerschaft wird dann sehr wahrscheinlich, wenn einer der beiden Partner in eine durch ein anderes Chakra bestimmte Lebensphase eintritt.

Am Beispiel von Maria und David lassen sich die Aufs und Abs innerhalb einer Beziehung gut ablesen.

Ein Beispiel:

Maria und David lernen sich kennen, als er 36 Jahre alt ist und sie 32. David hat gerade den Lebensabschnitt begonnen, in dem das Stirnchakra und sein Thema »geistige Erkenntnis« in den Vordergrund rücken. Marias Lebensabschnitt ist durch das Halschakra geprägt. David und Maria verstehen sich sehr gut – sie können gut miteinander kommunizieren, und Davids zunehmendes Engagement für spirituelle Themen ist Maria sehr sympathisch. Nach drei Jahren beginnt sich die Beziehung plötzlich zu verändern. Maria blickt nun mehr nach innen – sie tritt in eine neue Chakra-Phase ein – und erlebt eine leichte persönliche Krise, die jedoch von David gut aufgefangen wird. Die Liebe zwischen David und Maria wächst. Durch den Wechsel Marias in eine neue Lebensphase hat sich die Beziehung zwar verändert, aber sie ist dadurch positiver geworden.

Das ist nicht so erstaunlich, wenn man bedenkt, dass David und Maria nun in derselben Chakraphase sind, also viel leichter in Harmonie miteinander kommen können. Im siebten Jahr ihrer Partnerschaft kommt es allerdings zu ernsthafteren Problemen: David, so scheint es Maria, interessiert sich weniger für sie und schwebt in höheren Sphären. Oft scheint er depressiv zu sein. Maria leidet darunter und denkt sogar daran, sich von David zu trennen – doch da die beiden zwei Kinder miteinander haben, beschließt Maria resigniert, der Kinder wegen bei David zu bleiben. Sie glaubt aber kaum daran, dass die Liebe wieder aufleben könnte. Dreieinhalb Jahre später jedoch lösen sich alle Konflikte auf, und das Paar fühlt sich fast wie frisch verliebt.

Welches Chakra passt zu wem?

Chakra	Wurzel	Sakral	Nabel	Herz	Hals	Stirn	Kronen
Wurzel	+/–	O	O	+	–	– –	++/– –
Sakral	O	+	–	++	O	++/–	– –
Nabel	O	–	+	+	++	O	–
Herz	+	++	+	++	+	+	+
Hals	–	O	++	+	+	O	O
Stirn	– –	++/–	O	+	O	+	+
Kronen	++/– –	– –	–	+	O	+	+/–

++ ideal + gut O durchschnittlich – problematisch – – sehr problematisch

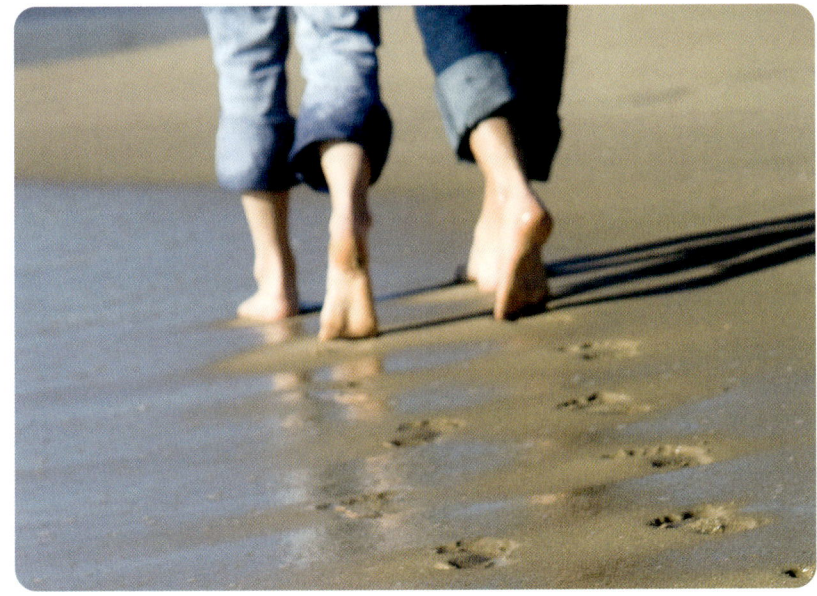

Durch die Kenntnis der Gesetzmäßigkeiten in einer Beziehung können Krisen zu Chancen werden.

Chancen durch Chakra-Einsichten

David trat, als er etwa 43 Jahre alt wurde, in die vom Kronenchakra bestimmte Lebensphase ein, was ihn von Maria entfremdete und fast zur Trennung geführt hätte. Ein paar Jahre später folgt ihm Maria in diese Lebensphase – das Paar lag nun wieder auf einer Wellenlänge, und alle Missverständnisse lösen sich auf. Es wäre beiden leichter gefallen, wenn sie die Mechanismen der Krise durchschaut hätten.

Sie können viel dazu beitragen, eine erfüllende, Krisen überdauernde Partnerschaft aufzubauen, die von gemeinsamem Wachstum und tiefer Liebe geprägt ist: indem Sie verstehen, auf welchen Gesetzmäßigkeiten Veränderungen in der Beziehung beruhen.

Allein die Einsicht in die Vorgänge, die den Krisen zugrunde liegen, erleichtert Ihnen das Verständnis für Ihren Partner; sie hilft Ihnen, eigene Veränderungen richtig einzuordnen und Veränderungen eher als Chance zur gemeinsamen Entwicklung zu begreifen als als Trennungsgrund.

Wenn Sie mit Ihrem Partner gemeinsam an der Entwicklung Ihrer Chakras und an deren Harmonie arbeiten – indem Sie Blockaden abbauen und gemeinsame Chakra-Übungen durchführen –, werden Sie potenzielle Krisen von vornherein abschwächen und in positive Wachstumsenergien transformieren können.

Mit dem Wissen der Chakra-Lehre von der menschlichen Entwicklung werden Sie Ihren Partner leichter verstehen können.

Impotenz und Unfruchtbarkeit überwinden

Die meisten Paare wünschen sich irgendwann ein Kind. Nicht immer gestaltet sich das so einfach. Gerade in hoch entwickelten Ländern beobachtet man eine Abnahme der Fruchtbarkeit bei Frauen und zunehmende Impotenz und Zeugungsunfähigkeit bei Männern. Impotenz wird oft nur auf die Erektionsfähigkeit bezogen. Aber Erektionsunfähigkeit oder, medizinisch gesprochen, erektive Dysfunktion, ist nicht dasselbe wie Zeugungsunfähigkeit. Sie ist in der Regel nur vorübergehend und – im Gegensatz zur Zeugungsunfähigkeit – auf Blockaden in höheren Chakras, vor allem des Hals- und des Stirnchakras, zurückzuführen. Diese Blockaden können durch Übungen durchaus aufgelöst werden.

Bei echter Zeugungsunfähigkeit des Mannes bzw. Unfruchtbarkeit der Frau ist fast immer das Sakralchakra blockiert. Etwa die Hälfte aller betroffenen Paare kann nach Auflösung der Blockaden und dem Stärken der Energien in diesem Chakra ein Kind bekommen. Das bedeutet aber auch, dass die andere Hälfte damit nicht zum Ziel kommt.

Ist der Misserfolg nachhaltig, dann haben die Chakra-Blockaden eine andere Qualität: Nicht das Sakralchakra ist bei den Partnern blockiert, sondern die Harmonie zwischen den Chakras der Partner reicht aller Wahrscheinlichkeit nach nicht aus, um die Energie für die Entstehung eines Kindes bereitzustellen.

Blockaden des Sakralchakras sind meist die Ursachen für die Zeugungsunfähigkeit beim Mann und für Unfruchtbarkeit bei der Frau.

Übung: Svadhistana-Adhara – eine Übung für die Fruchtbarkeit

Die Übung ist eine Hilfe, die Sakral- und Herzchakras beider Partner in Einklang zu bringen. Mit ihr können Zeugungsunfähigkeit und Unfruchtbarkeit überwunden werden. Bevor Sie die Übung machen, sollten Blockaden der Sakralchakras der Partner durch Chakra-Yoga und/oder Chakra-Heilanwendungen aufgelöst werden. Sonst ist die Übung nicht nur wirkungslos, sondern die Blockade eines Partners kann auf den anderen übertragen werden. Die Übung ist einfach und doch wirksam, um die Sakralchakras eines Paares zu harmonisieren. Sie erhöht die Wahrscheinlichkeit, dass ein kinderloses Paar ein Kind empfangen kann, ist aber auch für jedes andere Paar ebenfalls eine Bereicherung: Schwingen die Sakralchakras von Mann und Frau harmonisch miteinander, kehrt mehr Sinnlichkeit, Verständnis und Liebe in die Beziehung ein.

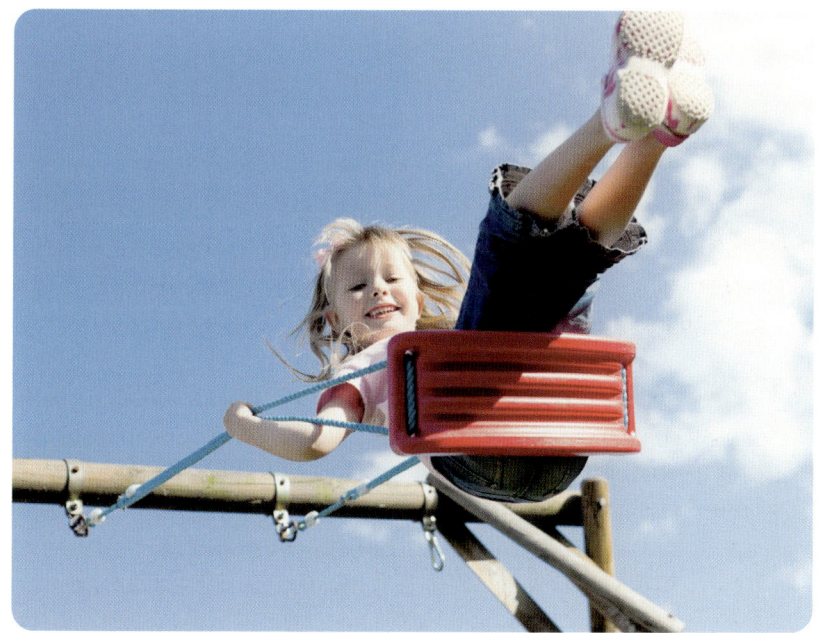

Viele Paare wünschen sich ein Kind, doch nicht immer erfüllt sich dieser Wunsch ohne Komplikationen.

- Mann und Frau sitzen einander gegenüber – wenn möglich im Lotossitz, sonst mit gekreuzten Beinen. Die Hände liegen etwas unterhalb des Nabels. Der Mann legt die linke über die rechte Hand, die Frau die rechte über die linke. Beide konzentrieren sich nun eine Zeit lang auf die Energien ihres Sakralchakras.
- Dann löst der Mann seine linke Hand und streckt sie mit der Handfläche nach vorn der Frau entgegen. Diese löst nun ihre rechte Hand und legt ihre Handfläche gegen die Handfläche des Mannes.
- Beim Ausatmen schiebt die Frau ihre Hand sanft nach vorn. Der Mann gibt der Bewegung nach und atmet ein. Dann atmet der Mann aus und schiebt die Hand sanft nach vorn; die Frau gibt der Bewegung nach und atmet ein.
- Das Gefühl, das dabei entsteht, ist, dass jeder Partner die Einatmung des anderen auslöst, ihn beim Einatmen unterstützt und ihm Energie gibt. In der Tat fließt dabei – über die Handchakras und die Aura – ein Energiestrom, der den Energiefluss in den Sakralchakras des Paares in eine gleiche Schwingung versetzt.
- Die Übung sollte über den Zeitraum von einem Monat täglich mindestens zehn Minuten lang durchgeführt werden, wenn sie dazu beitragen soll, Unfruchtbarkeit und Zeugungsunfähigkeit zu überwinden.

Mit der Übung für die Fruchtbarkeit lassen sich die Sakralchakras eines Paares harmonisieren.

Durch Chakra-Arbeit die Liebesenergie stärken

Die Energieform, die wir Liebe nennen, hat nach der Chakra-Lehre ihren Ursprung in zwei Chakras: die sinnliche Liebe im Sakralchakra und die spirituelle, universelle Liebe im Herzchakra. Aus der Verbindung beider Chakras entfaltet sich das ganze Potenzial der menschlichen Liebe.

Die Kraft der Liebe verändert die Welt durch emotionales Verstehen, durch Einfühlungsvermögen, Mitgefühl, tätige Hilfe, liebevolle Gedanken. Die Veränderungen durch die Liebe sind stets positiv und sehr vielfältig. Liebe bringt mehr Freude in die Welt: Wer die kleinen Dinge, die er alltäglich tut, mit Liebe tut, hat mehr Freude an seinem Tun. Sie vermindert das Leid in der Welt: Durch die Kraft der Liebe wird die Kraft von Gewalt und Hass gemildert. Sie bringt mehr Erkenntnis in die Welt: Nur was man mit den Augen des Herzens sieht, kann man wirklich erkennen.

Mit der Kraft der Liebe können Sie alles erreichen. Sie können Ihren Erfolg in der materiellen Welt erhöhen, wenn Sie das, was Sie tun, mit Liebe tun. Wenn Ihr Handeln von der Kraft der Liebe durchdrungen ist, wird Ihnen alles, was Sie tun, besser gelingen.

Sie können mit der Kraft der Liebe seelische Wunden heilen und Blockaden lösen. Wenn Sie sich alte emotionale Verletzungen ins Bewusstsein rufen und Ihre inneren Bilder mit der Kraft der Liebe aufladen, werden Sie feststellen, wie alte Wunden heilen und neue Kräfte in Ihnen aufsteigen.

Sie können die Macht der selbstlosen Liebe einsetzen, um eine engere Verbindung zu Mitmenschen herzustellen, und dadurch an Lebensfreude gewinnen. Stellen Sie sich Menschen vor, mit denen Sie Probleme haben, und versuchen Sie, in Ihr Bild von diesen Menschen die Kraft der Liebe fließen zu lassen. Sie werden feststellen, dass Sie diesen Menschen entspannter und gelassener gegenübertreten. Sie können die Welt verschönern, wenn Sie über die Kraft der Liebe meditieren und Liebe in die Welt strahlen. Sie verlieren dadurch keine Energie, sondern gewinnen neue.

Da die Kraft der Liebe so wichtig ist, tun wir gut daran, diese Kraft in uns zu wecken und wachsen zu lassen. Wenn Sie an Ihren Chakras arbeiten, tun Sie das ohnehin. Besonders das Auflösen von Blockaden im Sakral- und Herzchakra trägt dazu bei, die Kraft der Liebe zu vergrößern. Noch mehr können Sie erreichen, wenn Sie dafür sorgen, dass Herz- und Sakralchakra miteinander harmonieren. Es gibt eine Übung, die Ihnen dabei hilft.

> Nach der Chakra-Lehre hat die Liebe ihren Ursprung im Herz- und im Sakralchakra.

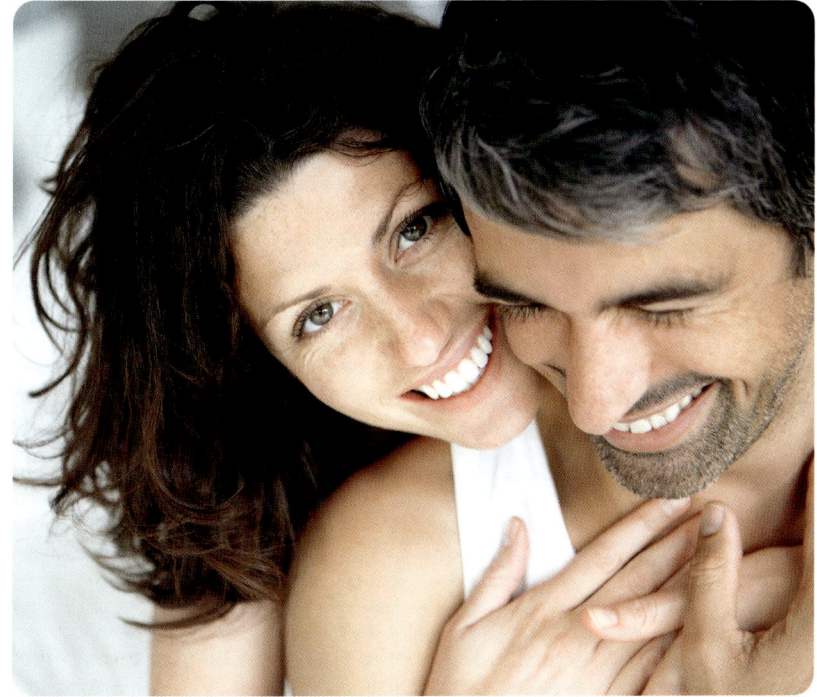

Im Zustand der Verliebtheit lässt sich erfahren, wie viel positive Energie die Liebe in uns freisetzt.

Übung: Herz- und Sakralchakra harmonisieren

Bei dieser Übung sitzen Sie am besten im Lotossitz. Wichtiger als das ist aber, dass Sie sich wohl fühlen; die Technik wird umso wirkungsvoller sein, je öfter Sie sie ausüben. Sie können sie also auch durchführen, wenn Sie auf einem Stuhl oder in der U-Bahn sitzen, wenn Sie im Bett liegen – und sogar, wenn Sie spazieren gehen.

Eine Voraussetzung dafür, dass die Übung ihre Wirkung auch entfalten kann, ist, dass weder Ihr Herzchakra noch Ihr Sakralchakra stark blockiert ist. Sollte das Gegenteil der Fall sein, sollten Sie zunächst von den Möglichkeiten zum Auflösen von Chakra-Blockaden Gebrauch machen, wie wir sie im Kapitel »Chakras und Gesundheit« (siehe Seite 107ff.) und im Kapitel »Chakra-Yoga« (Seite 223ff.) vorgestellt haben.

Spielen Herz- und Sakralchakra harmonisch zusammen, kann die Liebeskraft ihre größte Wirkung entfalten.

- Setzen Sie sich – möglichst im Lotossitz – hin, und atmen Sie einige Male entspannt ein und aus.
- Legen Sie Ihre rechte Hand (als Mann) oder Ihre linke Hand (als Frau) auf die Brust in der Höhe des Herzchakras und die andere Hand auf den Unterbauch, knapp unterhalb des Nabels, über das Sakralchakra.

- Schließen Sie sanft die Augen. Stellen Sie sich nun beim Einatmen vor, wie Energie vom Sakralchakra zum Herzchakra fließt – beim Ausatmen den umgekehrten Energiestrom, vom Herzchakra zum Sakralchakra.
- Führen Sie diese Übung für die Dauer von sieben Ein- und Ausatmungen durch.
- Jetzt wechseln Sie die Position Ihrer Hände, ohne dabei die Handflächen von Ihrem Körper zu nehmen. Die Hände bewegen sich also im Halbkreis von einem zum jeweils anderen Chakra. Die untere Hand kreist nun nach oben zum Herzchakra, die obere Hand nach unten zu Ihrem Sakralchakra.
- Visualisieren Sie dann beim Einatmen einen Energiestrom vom Herzchakra zum Sakralchakra und beim Ausatmen einen Energiestrom vom Sakralchakra zum Herzchakra. Auch diese Visualisierung führen Sie sieben Atemzüge lang durch.

Wiederholen Sie diese Energieübung, sooft sie Ihnen gut tut. Schon beim ersten Mal werden Sie nach dieser Übung eine angenehme Veränderung in Ihrem Körper, Ihrem Geist und Ihrer Seele feststellen können. Fahren Sie ruhig fort: Diesen positiven Veränderungen durch Chakra-Arbeit sind keine Grenzen gesetzt.

Mit der Übung zur Harmonisierung Ihres Herz- und Sakralchakras lässt sich die Kraft der Liebe vergrößern.

Der Weg des Herzens

Um die Kraft der Liebe kultivieren zu können, sollten die beiden Chakras, das Sakralchakra und vor allem das Herzchakra, von Blockaden befreit sein und ihr Energieniveau erhöht werden.

Nicht nur durch systematisches Üben in Form der Chakra-Arbeit und des Chakra-Yoga ist das möglich. Der natürlichste Weg besteht darin, die Eigenschaften in seinem Leben zu kultivieren, die mit der Kraft der Liebe assoziiert sind. Vor allem sind dies Mitgefühl, Nachsicht und Einsicht: In diesen besonderen Eigenschaften manifestiert sich die Kraft der Liebe, und durch das Kultivieren dieser Eigenschaften (oder besser Fähigkeiten) wird auch die Kraft der Liebe erhöht.

Nicht zufällig sind dies gerade die Eigenschaften, die den drei Hindernissen zur Erleuchtung, wie sie Buddha nannte, nämlich Gier, Hass und Unwissenheit, entgegengesetzt sind.

Mitgefühl

Mitgefühl ist die Kraft, die den Menschen wirklich zum Menschen macht. Mit seinen Mitmenschen mitzufühlen, ihr Leid als eigenes Leid und ihre Freude als eigene Freude zu erfahren, ist ein wichtiger Aspekt der weisen Liebe. Wahres Mitgefühl stellt uns vor Entwicklungsaufgaben; vor Aufgaben, an denen wir wachsen und unser Potenzial entwickeln können. An erster Stelle steht die Achtsamkeit: Wir können nur dann mit jemandem mitfühlen, wenn wir auf den anderen achten und ihn als Mitlebewesen wirklich wahrnehmen und erkennen.

Nur zu leicht ist Mitgefühl eine Illusion. Wir sehen beispielsweise einen Bettler und stellen uns vor, wie es wohl für uns wäre, mittellos zu sein. Um die aufsteigenden unangenehmen Gefühle loszuwerden, werfen wir ihm schnell eine Münze zu. Das ist weniger Mitgefühl als vielmehr bloße Selbstsucht: Wir fühlen uns unangenehm berührt und kaufen uns für einen niedrigen Preis los. Mitgefühl heißt vor allem, den anderen als Person so zu achten, wie wir uns selbst als Person respektieren. Erst dann sind wir in der Lage, wirklich mit dem anderen mitzufühlen.

Pflegen Sie die Eigenschaften, die mit der Kraft der Liebe verbunden sind, allen voran Mitgefühl, Nachsicht und Einsicht.

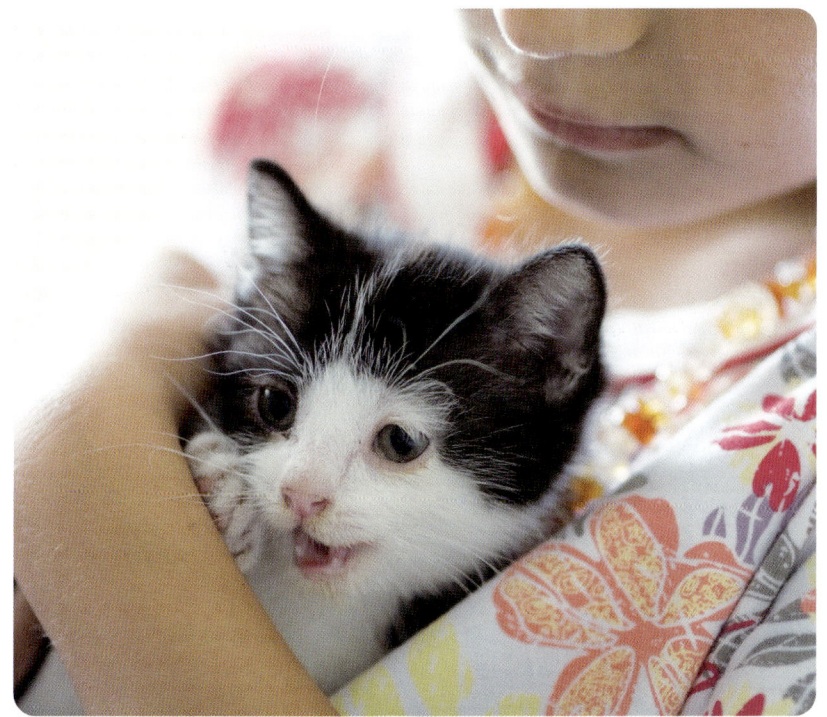

Erst die Achtung vor den Mitlebewesen und das aktive Mitfühlen machen den Menschen aus.

Die Kraft der Liebe kann wachsen, wenn wir begreifen, dass wir nicht der Mittelpunkt der Welt sind.

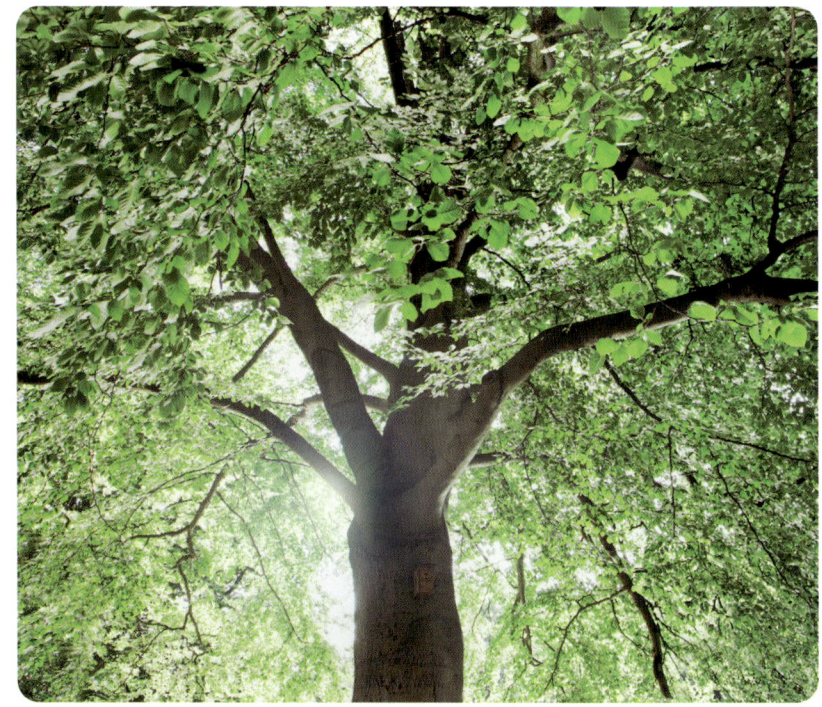

Nachsicht

Toleranz ist nicht Gleichgültigkeit. Erst wer den anderen ohne Vorbehalte annimmt, übt Toleranz.

Liebe heißt auch, vergeben zu können, sich selbst nicht zu wichtig zu nehmen und in der Vielfalt der Dinge das Gute und Schöne zu sehen. Sind wir nachsichtig gegenüber anderen Menschen, erhöhen wir unser Potenzial für die Kraft der Liebe.

Toleranz wird oft mit Gleichgültigkeit verwechselt. Doch nur wenn wir Situationen, Handlungen oder Menschen eben gerade nicht gleichgültig gegenüberstehen, können wir wirklich tolerant und nachsichtig sein.

Wenn uns beispielsweise gleichgültig ist, welche Religion ein Freund hat, haben wir gar nicht die Möglichkeit, in dieser Beziehung tolerant zu sein. Tolerant und nachsichtig zu sein heißt, dass wir jemanden *trotz* seiner anderen Einstellungen oder Fehler lieben oder annehmen können.

Auch Vergebung hängt mit Nachsicht zusammen. Wenn wir uns nicht im Mittelpunkt aller Dinge wähnen und begreifen, dass unsere Sicht der Welt nur unsere persönliche Sicht und nicht das Maß aller Dinge ist, können wir tolerant und nachsichtig sein. Nur dann können wir vergeben und die Kraft der Liebe wachsen lassen.

Einsicht

Einsicht scheint etwas Rationales und Intellektuelles und weniger etwas Emotionales und Gefühlvolles zu sein. Doch in der Tat wird wahre Einsicht in andere Menschen – in ihr Denken, Fühlen und Handeln – immer dazu führen, dass wir ihnen eher mit Liebe begegnen, ihnen leichter Fehler und schlechte Taten vergeben können. Wenn wir uns um Einsicht bemühen und versuchen, das Gute, das im innersten Wesen jedes Menschen vorhanden ist, zu erkennen, wird unsere Liebe zu unseren Mitmenschen steigen – so wird die Welt ein Stück wärmer werden.

Übung: Eine Meditation über die Liebe
Über die Kraft der Liebe zu meditieren ist eine Möglichkeit, die höheren Chakras intensiv mit der Energie des Herzchakras zu verbinden.

- Schließen Sie Ihre Augen, und konzentrieren Sie sich für eine Weile vollkommen auf Ihr Herzchakra. Stellen Sie sich vor, wie sich Ihr Herz mit einem warmen, strahlenden Licht füllt. Lassen Sie dieses Licht, das die Energie der Liebe in sich trägt, wachsen.
- Zunächst wächst das Licht der Liebe innerhalb Ihres Körpers und dann in Ihre Aura hinein. Lassen Sie das Licht sich immer weiter ausdehnen und zu Menschen fließen, die in Ihrem Leben eine besondere Rolle spielen. Umarmen Sie in Ihrer Vorstellung jeden dieser Menschen, und öffnen Sie ihm Ihr Herz. Lassen Sie das Licht weitere Kreise ziehen und immer mehr Menschen erfassen.
- Mit zunehmender Übung und zunehmender Energie des Herzchakras wird es Ihnen gelingen, das Licht der Liebe immer weiter auszustrahlen – nicht nur zu Ihrem Partner und Ihren besten Freunden, sondern auch zu Bekannten und schließlich in den Kosmos hinein.

Die Meditation über die Liebe wird von vielen Menschen weltweit ausgeübt und lässt die Kraft der Liebe in die ganze Welt strahlen.

Die Kraft der Liebe vieler Menschen durchdringt einander und verstärkt sich gegenseitig. Es gibt eine Meditationsform, die diese gemeinsame Kraft besonders stärkt und viele Menschen in Meditation miteinander verbindet – den »Kreis der Liebe«. Im Kreis der Liebe wird ein besonderes Mandala verwendet, dass es den Menschen erleichtert, sich auf dieselbe Schwingungsebene einzustimmen. Diese Meditationsform sei hier nur erwähnt. In den Literaturempfehlungen finden Sie »Das Mandala der Liebe«, ein Buch, das sich eingehend mit dieser Meditation, dem Kreis der Liebe, befasst und viele Impulse zur Entwicklung des Herzchakras anbietet.

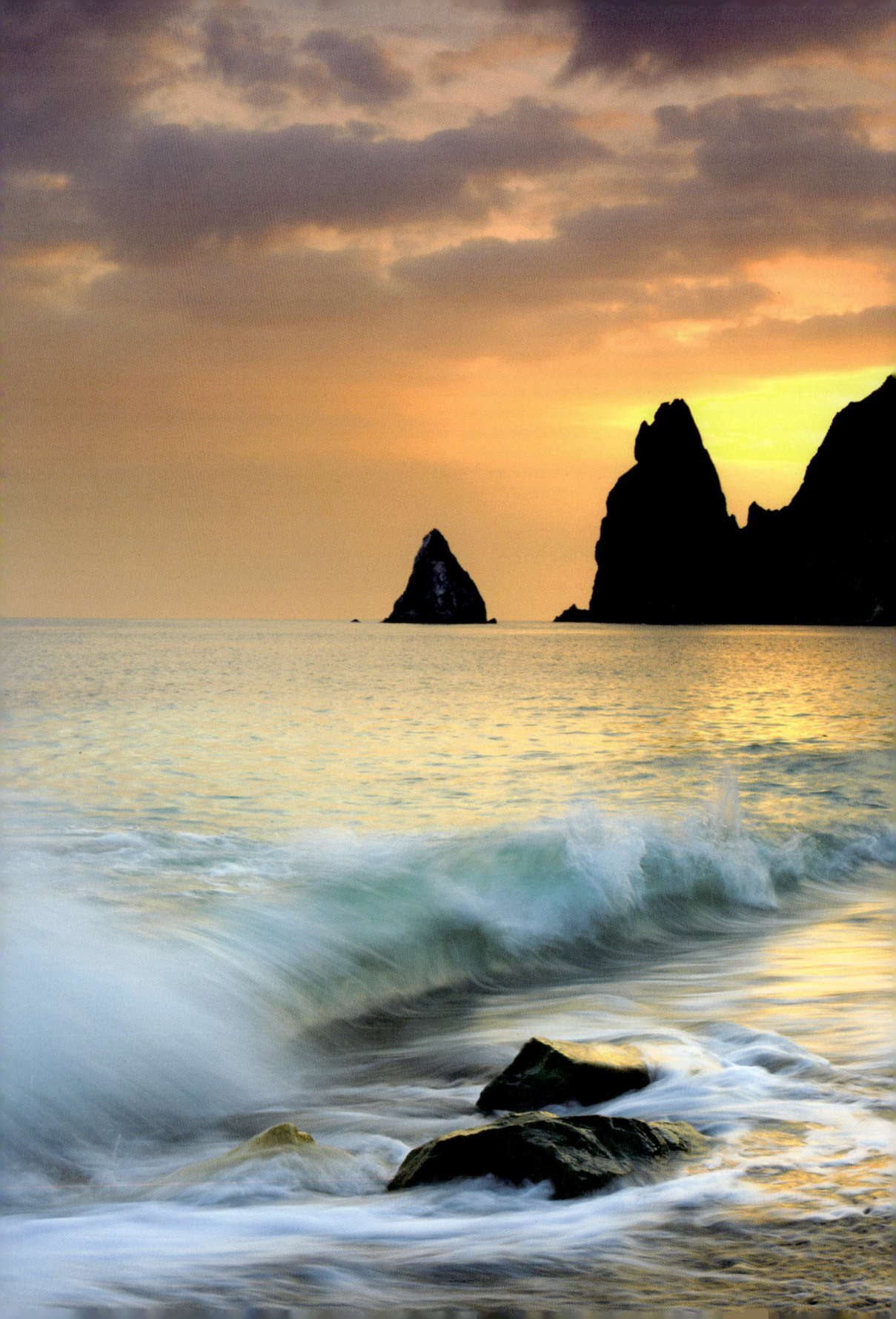

Auf einen Blick

Folgende Tabellen sollen einen Überblick über die verschiedenen Bedeutungen der Chakras, ihre wichtigsten Symbole, Zuordnungen zu Planeten, Vokale, Sinnesfunktionen und Naturentsprechungen geben.

- **Sinnesfunktion, Lageentsprechung, zentrale Themen** (Seite 302)
  Durch diese Verknüpfung der Chakras mit einem der Sinne ergeben sich zentrale Themenbereiche.
- **Farben, Götter, Planeten** (Seite 302)
  Jedem Chakra ist eine Farbe zugeordnet, die mit einer Gottheit und einem Planeten in Verbindung steht.
- **Körperfunktion, Drüsenfunktion, geistige Ebene** (Seite 303)
  Organe und Drüsen stehen mit den Chakras in Verbindung und erfüllen auf der geistigen Ebene eine Aufgabe.
- **Spirituelle Ebene, Naturentsprechungen, Elemente** (Seite 303)
  Die Aufgabe, die jedem Chakra auf der spirituellen Ebene zukommt, findet in der Natur und den Elementen ihre Entsprechung.
- **Mantras, Rhythmen, Tonarten** (Seite 304)
  Jedem Chakra ist ein Mantra, Rhythmus und ein Klang zugeordnet.
- **Entwicklungsphasen im Leben** (Seite 304)
  Die Lebenszyklen korrespondieren mit der Entwicklung der Chakras.
- **Körperliche Störungen, seelische Störungen** (Seite 305)
  Blockaden und energetische Unausgewogenheit in den Chakras führen zu Störungen an Körper und Seele.
- **Vokale, Musikinstrumente, Affirmationen** (Seite 305)
  Die Schwingungen von Vokalen, Instrumenten und Affirmationen wirken harmonisierend auf die Chakras.
- **Ätherische Öle, Edelsteine, Metalle** (Seite 306)
  Ätherische Öle und die spezifische Schwingung von Steinen und Metallen besitzen eine ausgleichende Wirkung auf die Chakras.
- **Gewürze, Heilkräuter, Bachblüten, Mondphasen** (Seite 306)
  Heilkräuter und Bachblütenessenzen unterstützen den Energiehaushalt in den Chakras. Zudem gibt es positive Phasen im Mondzyklus.
- **Bezeichnung, Bedeutung des Namens, Symbol** (Seite 307)
  Jeder Name eines Chakras besitzt im Sanskrit eine symbolische Bedeutung, für die es eine bildliche Darstellung gibt.

Sinnesfunktion, Lageentsprechung, zentrale Themen

Chakra	Sinnesfunktion	Lageentsprechung	Zentrale Themen
7. Chakra	Kosmisches Bewusstsein	Schädeldach, höchster Punkt des Kopfes	Spiritualität, Erleuchtung, Selbstverwirklichung
6. Chakra	7. Sinn, Intuition	In der Stirnmitte über der Nasenwurzel	Intuition, Wahrnehmung, Phantasie
5. Chakra	Hören	Kehlkopf	Kommunikation, Wahrheit, Inspiration
4. Chakra	Tasten	Brustmitte, auf der Höhe des Herzens	Liebe, Mitgefühl, Menschlichkeit
3. Chakra	Sehen	Oberhalb des Bauchnabels	Willenskraft, Persönlichkeit, Selbstkontrolle
2. Chakra	Schmecken	Unterhalb des Nabels	Sexualität, Sinnlichkeit, Fortpflanzung, Kreativität, Arterhaltung
1. Chakra	Riechen	Damm, zwischen Anus und Geschlechtsorganen	Lebenswille, Überleben, Sicherheit, Urvertrauen, Selbsterhaltung

Farben, Götter, Planeten

Chakra	Farben	Götter	Planeten
7. Chakra	Weiß, Violett, Gold	Shiva	Neptun
6. Chakra	Dunkelblau, Indigo	Paramashiva, Shakti-Hakini	Uranus
5. Chakra	Hellblau, Himmelblau	Sakina, Sadashiva, Indra	Saturn
4. Chakra	Grün, Rauchfarben	Isa, Kakini	Jupiter
3. Chakra	Gelb	Agni, Lakini, Rudra	Mars
2. Chakra	Orange	Vishnu, Rakini	Venus
1. Chakra	Rot	Brahma, Dakini	Merkur

Körperfunktion, Drüsenfunktion, geistige Ebene

Chakra	Körperfunktion	Drüsenfunktion	Geistige Ebene
7. Chakra	Gehirn, Gesamtheit des Organismus	Zirbeldrüse oder Epiphyse (Serotonin, Melatonin)	Selbstverwirklichung
6. Chakra	Kleinhirn, Nervensystem, Hormonsystem, Augen, Ohren, Nase, Nebenhöhlen	Hirnanhangdrüse oder Hypophyse (Vasopressin)	Phantasie
5. Chakra	Hals, Kehlkopf, Speise- und Luftröhre, Nacken und Schultern, Kiefer	Schilddrüse und Nebenschilddrüse (Thyroxin)	Kommunikation
4. Chakra	Herz, Lunge, Blut, Arme und Hände	Thymusdrüse (Immunsystem)	Mitgefühl
3. Chakra	Magen, Dünndarm, Leber, vegetatives Nervensystem	Bauchspeicheldrüse (Insulin, Verdauungsenzyme)	Emotionalität
2. Chakra	Geschlechtsorgane, Nieren, Blase, Blutkreislauf	Hoden und Eierstöcke (Keimzellen, Östrogene, Testosteron)	Körperbewusstsein
1. Chakra	Steißbein, Knochen, Dickdarm, Nägel, Zähne	Nebennieren (Kortison, Adrenalin, Noradrenalin)	Lebenswille

Spirituelle Ebene, Naturentsprechungen, Elemente

Chakra	Spirituelle Ebene	Naturentsprechungen	Elemente
7. Chakra	Erleuchtung	Berggipfel	–
6. Chakra	Weisheit	Nachthimmel, Sterne	–
5. Chakra	Wahrheit	Wolkenloser Himmel, ruhiges Meer, stehende Gewässer	Äther
4. Chakra	Liebe	Wald, Wiesen, unberührte Natur	Luft
3. Chakra	Ichgefühl	Sonnenlicht, Feuer, gelbe Blumen und Blüten	Feuer
2. Chakra	Kreativität	Mondlicht, fließendes Wasser	Wasser
1. Chakra	Urvertrauen	Sonnenauf- und Sonnenuntergang, rote Erde	Erde

Mantras, Rhythmen, Tonarten

Chakra	Mantra	Rhythmus	Tonarten
7. Chakra	OM	Stille	Stille
6. Chakra	KSHAM	Vielfältig	Außerhalb Dur/Moll
5. Chakra	HAM	Schwebend	Dur/Moll
4. Chakra	YAM	Ruhig	Moll
3. Chakra	RAM	Feurig	Dur
2. Chakra	VAM	Tänzerisch	Pentatonik
1. Chakra	LAM	Pulsierend	Obertonklänge

Entwicklungsphasen im Leben

Chakra	Entwicklungsphase	Positive Kräfte	Negative Kräfte
7. Chakra	Vollendung des 1. Zyklus (43. bis 49. Lebensjahr)	Spirituelle Kraft, Verbundenheit mit dem All, innere Schau	Aberglaube, Desinteresse, Illusion
6. Chakra	Erkenntnis (36. bis 42. Lebensjahr)	Heilende Energie, Selbstbewusstsein, Intuition, Vorstellungskraft	Machtstreben, Selbstüberschätzung, Verantwortungslosigkeit
5. Chakra	Entfaltung (29. bis 35. Lebensjahr)	Unterscheidungskraft, vielseitiges Interesse, Musikalität	Geltungsdrang, Rationalismus, Intoleranz
4. Chakra	Reife (22. bis 28. Lebensjahr)	Liebe, Mitgefühl, Menschlichkeit	Eigenliebe, Verbitterung, Überheblichkeit
3. Chakra	Frühes Erwachsenenalter (15. bis 21. Lebensjahr)	Sensibilität, Spontaneität, Emotionalität	Sentimentalität, Selbstmitleid, Eifersucht
2. Chakra	Jugend (8. bis 14. Lebensjahr)	Vitalität, Kreativität, Lebensfreude	Triebhaftigkeit, Zwanghaftigkeit, Schuldgefühle
1. Chakra	Kindheit (1. bis 7. Lebensjahr)	Lebensenergie, Ausdauer, Rhythmusgefühl, Naturverbundenheit	Selbstsucht, Triebhaftigkeit

Körperliche Störungen, seelische Störungen

Chakra	Körperliche Störungen	Seelische Störungen
7. Chakra	Krebserkrankungen, Immunschwäche, chronische Krankheiten	Depressionen, Verwirrung, Realitätsflucht
6. Chakra	Kopfschmerzen, Erkrankungen der Sinnesorgane	Konzentrations- und Lernschwäche, Ängstlichkeit
5. Chakra	Schilddrüsenerkrankungen, Nackenschmerzen, Sprachstörungen	Hemmungen, Mangel an Ausdrucksmöglichkeiten
4. Chakra	Blutdruckstörungen, Herz- und Lungenkrankheiten	Gefühlskälte, Kontaktschwierigkeiten, mangelnde Abgrenzung
3. Chakra	Verdauungsstörungen, Magenprobleme, Diabetes, Übergewicht	Aggressivität, Unsicherheit, Alpträume, Schlafstörungen
2. Chakra	Impotenz, Prostataprobleme, Frauenleiden, Nierenprobleme	Süchte, sexuelle Unlust, geistige Kraftlosigkeit
1. Chakra	Verstopfung, Kreuzschmerzen, Knochenerkrankungen	Existenzielle Ängste, Mangel an Vertrauen, Orientierungslosigkeit

Vokale, Musikinstrumente, Affirmationen

Chakra	Vokale	Musikinstrumente	Affirmationen
7. Chakra	Stille	Gong	»Ich bin bewusst in jedem Augenblick.«
6. Chakra	I	Holzblasinstrumente	»Ich öffne mich für mein inneres Licht.«
5. Chakra	E	Stimme	»Ich öffne mich für die Kraft der Wahrheit.«
4. Chakra	A	Streichinstrumente	»Ich schenke mir und anderen Liebe und Mitgefühl.«
3. Chakra	Å	Saiteninstrumente	»Ich vertraue meinen Gefühlen und meiner Spontaneität.«
2. Chakra	O	Schlaginstrumente	»Ich genieße das Leben mit allen Sinnen.«
1. Chakra	U	Trommeln	»Ich vertraue der Kraft der Erde und spüre meinen Körper.«

Ätherische Öle, Edelsteine, Metalle

Chakra	Ätherische Öle	Edelsteine	Metalle
7. Chakra	Weihrauch, Rosenholz	Diamant, Bergkristall, Amethyst	Gold
6. Chakra	Cajeput, Lemongrass, Veilchen	Blauer Saphir, Opal, blauer Turmalin	Platin
5. Chakra	Eukalyptus, Kampfer, Pfefferminze	Aquamarin, Topas, Lapislazuli	Silber
4. Chakra	Rose, Jasmin, Estragon	Smaragd, Chrysopras, Jade, Rosenquarz	Kupfer
3. Chakra	Lavendel, Kamille, Zitrone, Anis	Chrysoberyll, Bernstein, Tigerauge, Citrin, gelber Jaspis	Quecksilber
2. Chakra	Bitter Orange, Pfeffer, Myrrhe, Sandalwood	Hyazinth, Goldtopas, Aventurin, Koralle, Feueropal	Eisen
1. Chakra	Nelke, Rosmarin, Zypresse, Zeder, Vanille	Rubin, Hämatit, Granat	Blei

Gewürze, Heilkräuter, Bachblüten, Mondphasen

Chakra	Gewürze	Heilkräuter	Bachblüten	Mondphasen
7. Chakra	–	–	Wild Rose, White Chestnut	Neumond
6. Chakra	Kurkuma, Lorbeer	Johanniskraut, Fichte, Augentrost	Crab Apple, Vine, Walnut	Abnehmender Mond
5. Chakra	Sternanis, Gewürznelke	Pfefferminze, Salbei, Huflattich	Agrimony, Cerato, Mimulus	Abnehmender Mond
4. Chakra	Safran	Weißdorn, Thymian, Melisse	Red Chestnut, Willow, Chicory	Neumond, Vollmond
3. Chakra	Kardamom, Anis	Fenchel, Kamille, Wacholder	Impatiens, Scleranthus, Hornbeam	Zunehmender Mond
2. Chakra	Vanille, Pfeffer	Brennnessel, Schafgarbe, Petersilie	Oak, Olive, Pine	Zunehmender Mond
1. Chakra	Ingwer, Kalmus	Baldrian, Lindenblüten, Holunder	Clematis, Sweet Chestnut, Rock Rose	Vollmond

Bezeichnung, Bedeutung des Namens, Symbol

Chakra	Bezeichnungen	Namensbedeutung	Symbol
7. Chakra	Sahasrara-, Kronen- oder Scheitelchakra	Sahasrara = Tausendfältig	Lotusblüte (tausendblättriger Lotus)
6. Chakra	Ajna- oder Stirnchakra; Drittes Auge	Ajna = Wissen	Geflügelter Kreis (zweiblättriger Lotus)
5. Chakra	Vishuddha-, Hals- oder Kehlkopfchakra	Vishuddha = Reinheit	Kreis (sechzehn- blättriger Lotus)
4. Chakra	Anahata-, Brust- oder Herzchakra	Anahata = ohne Makel	Hexagramm (zwölfblättriger Lotus)
3. Chakra	Manipura-, Nabel- oder Solarplexuschakra	Manipura = leuchtendes Juwel	Dreieck (zehnblättriger Lotus)
2. Chakra	Svadhisthana-, Sakral- oder Sexualchakra	Svadhistana = Süße	Mondsichel (sechsblättriger Lotus)
1. Chakra	Muladhara-, Basis- oder Wurzelchakra	Mula = Wurzel Dhara = Stütze	Quadrat (vierblättriger Lotus)

Impressum

4. Auflage 2015
© 2012 by Irisiana Verlag,
einem Unternehmen
der Verlagsgruppe
Random House GmbH,
81673 München

Redaktion:
Claudia Hosbein
Projektleitung:
Antje Eszerski
Redaktionsleitung:
Dr. Reinhard Pietsch
Bildredaktion:
Gabi Feld
Umschlag: Geviert − Büro
für Kommunikationsdesign,
München, unter Verwen-
dung einer Illustration von
Anja Schwarz, München
Layout: Veronika Moga,
Till Eiden
DTP/Satz: Till Eiden,
Marcus Nerger
Infografik: Jan-Dirk
Hansen, Till Eiden
Illustrationen:
Anja Schwarz, München.
Illustrationen Seite 7, 12
und 177: Sabine Lauf,
München.

Druck und Bindung:
Těšínská Tiskárna a.s.,
Český Těšín

Printed in Czech Republic

ISBN 978-3-424-15180-0

085110311

Literatur

Chang, D.: Das große Buch der Massagetechniken. Bassermann, München 2006

Dürckheim, K. von: Hara − Die Erdmitte
des Menschen. O. W. Barth bei Scherz,
München 2005

Govinda, K.: Atlas der Chakras. Irisiana,
München 2013

Govinda, K.: Chakra-Meditationen CD.
Das praktische Programm zur Harmonisierung der Chakras. Irisiana, 2012

Govinda, K.: Chakra-Mudra-Karten.
Lotos, München 2007

Govinda, K.: Chakras − Der Einfluss
der sieben Chakras auf Gesundheit,
Ausstrahlung und Vitalität. Irisiana,
München 2013

Govinda, K.: Chakras-Set. Praktische
Anwendung der Chakras mit 56 Übungs-
karten. Irisiana, München 2013

Govinda, K.: Im Licht. Spirituelle Führung
bis zur Meisterschaft. Südwest,
München 2010

Govinda, K.: Tantra − Geheimnisse östlicher Liebeskunst. Irisiana, München 2013

Govinda, K.: Tantra Massage. Irisiana,
München 2012

Leadbeater, C.W.: Die Chakras. Aquamarin,
Grafing 2004

Patanjali: Die Wurzeln des Yoga. O. W.
Barth bei Scherz, München 2007

Seitz, A. K.: Kundalini-Yoga. Rowohlt,
Reinbek 1999

Simpson, Liz: The Book of Chakra Healing.
Sterling Publishing, New York 1999

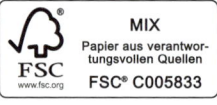

MIX
Papier aus verantwor-
tungsvollen Quellen
FSC® C005833

Verlagsgruppe Random House FSC® N001967
Das für dieses Buch verwendete FSC®-zertifizierte Papier
Profimatt liefert Sappi, Ehingen.

Hinweis für unsere Leser

Bildnachweis

Fotolia: 10 (mh-werbedesign), 42 (Stephan Leyk), 60 (Reicher), 68 (WavebreakmediaMicro), 97 (junamarina), 108
(emmi), 112 (ARochau), 114 (Kzenon), 118 (doris_bredow), 122 (LoSa), 142 (Günter Menzi), 154 (Christiane Sturm-
er), 160 (jacek_kadaj), 172 (alma_sacra), 182, 298 (Friedberg), 185 (ArTo), 210 (ArtmannWitte), 219 (Murat Subatli),
222 (Yuri Arcurs), 226 (jd-photodesign), 278 (Nachaliti), 280 (Farina3000), 283 (Werner Heiber), 286 (mickey hoo),
289 (Tom), 293 (Kzenon), 297 (chris-m), 300 (silver-john); Getty Images: 55, 186; Imagesource: 106; iStockphoto:
59 (GentleAssasin), 62 (gradyreese), 65 (zianlob), 73 (haynyah), 74 (annuker), 86 (jim kruger), 110 (courtneyk),
120 (kupicoo), 195 (SimmiSimmons), 291 (michaeljung), 295 (Yuri_Arcurs); Lizenzfrei: 16, 57, 76, 89, 90, 93, 116,
225, 284; Mendell Institute, Bruchsal: 180; panthermedia: 18 (Jan Bache), 20 (Wolfgang Dufner); shutterstock:
15 (Elena Elisseeva), 148 (Mny-Jhee); Südwest Verlag, München: 71 (jump/K), 127 (S. Sperl), 129 (M. Nagy), 12, 177,
204 (S. Lauf), 206 (S. Kracke), 296 (J. Heller)